Dr. Lisa Mosconi
Das Gehirn in der Menopause

DR. LISA MOSCONI

DAS GEHIRN IN DER MENOPAUSE

Wie wir die bisher unentdeckte Kraft der Wechseljahre für uns nutzen können

Aus dem amerikanischen Englisch
von Johanna Wais

dtv

5. Auflage 2026
Deutsche Erstausgabe

Titel der Originalausgabe:
The Menopause Brain: The New Science Empowering Women to
Navigate Midlife with Knowledge and Confidence, erschienen 2024
bei Avery, ein Imprint von Penguin Random House

Tumblingerstraße 21, 80337 München
produktsicherheit@dtv.de
Umschlaggestaltung: dtv nach einem Entwurf von Caroline Johnson
Umschlagmotive: Getty Images / DEV IMAGES / Moment;
Getty Images / ATU Images / The Image Bank; istockphoto.com / Paperkites,
WillSelarep, Snezhana Ryzhkova, HiddenCatch
Gesetzt aus der Minion Pro
Satz: Fotosatz Amann, Memmingen
Druck und Bindung: GGP Media GmbH, Pößneck
Printed in Germany · ISBN 978-3-423-26415-0

Für alle Frauen –
unsere Vorfahrinnen, unsere Nachfahrinnen und diejenigen,
die in diesem Moment mit mir gemeinsam neue Wege gehen.

INHALT

TEIL 3

HORMONELLE UND HORMONFREIE THERAPIEN

TEIL 4

LEBENSSTIL UND GANZHEITLICHE GESUNDHEIT

VORWORT

Ich bin so froh, dass Sie sich entschieden haben, *Das Gehirn in der Menopause* zu lesen. Gute Wahl. Sie tun sich und Ihrem Gehirn damit einen großen Gefallen! Nun, da Sie dieses Buch in der Hand halten, müssen Sie weder die Perimenopause noch die Menopause oder die Postmenopause allein durchstehen. Endlich erfahren Sie, was mit Ihrem Gehirn und Ihrem Körper geschieht – und warum. Was für ein Geschenk!

Dieses Buch ist so wichtig, weil jede Frau, die das entsprechende Alter erreicht, irgendwann in die Menopause kommen wird. Und jede Frau wird sich fragen, warum sich nicht nur ihre Periode und ihre Fruchtbarkeit verabschieden, sondern sie darüber hinaus möglicherweise auf einmal mit Herzklopfen, Angstzuständen, Depressionen, Konzentrationsschwierigkeiten, Hitzewallungen, Nachtschweiß, Stimmungsschwankungen und Schlafstörungen zu kämpfen hat. Die Liste der Symptome ist lang und vielfältig. Die Menopause ist das Resultat von Prozessen im Gehirn, die den Körper und die Psyche einer Frau völlig durcheinanderbringen. Tatsächlich können sich die wechselhaften Emotionen und Symptome anfühlen, als würde man den Verstand verlieren, solange einem niemand versichert, dass sie ganz normal sind. Genau das übernimmt dieses Buch.

Ich wünschte, es hätte schon existiert, als ich durch die Perimenopause und die Menopause ging, denn als »das große M« anklopfte, gab es für Millionen Frauen wie mich wenig Informationen, an denen wir uns hätten orientieren können. Die Frauen meiner Generation fühlten sich also ungesehen und nicht gehört von Ärztinnen und

Ärzten, die sich auf diesem Gebiet nicht auskannten und nicht auf Studien zurückgreifen konnten, mit deren Hilfe sie uns durch unsere verwirrenden, häufig chaotischen Symptome hätten begleiten können. Stattdessen standen wir die Turbulenzen durch, während wir in einer Gesellschaft lebten, die durchblicken ließ, dass Frauen in den mittleren Jahren dazu neigten, verrückt zu werden. Seitdem hat sich eine Menge getan, und dafür steht dieses Buch.

Vor ein paar Jahren hatte ich die Ehre, das Vorwort zu Lisas Buch *Das weibliche Gehirn* zu schreiben, und freue mich nun, es diesmal erneut tun zu dürfen. *Das Gehirn in der Menopause* enthält die aktuellste Forschung und ist die beste praktische Anleitung von einer der innovativsten und visionärsten Forscherinnen, die ich kenne und in der ich eine gute Freundin fürs Leben gefunden habe.

Lisa traf ich zum ersten Mal 2017, als ich wissenschaftliche Antworten auf die Frage suchte, warum Frauen ein doppelt so hohes Risiko haben an Alzheimer zu erkranken wie Männer, und warum es bei Schwarzen Frauen noch höher ist. Ich fand kaum Studien zu diesem Thema, und das motivierte mich dazu, meine Nonprofit-Organisation, das Women's Alzheimer Movement (WAM), zu gründen. Seitdem versuche ich, das weibliche Gehirn über die ganze Lebensspanne hinweg zu verstehen. Die Begegnung mit Lisa war für dieses Projekt ein Wendepunkt. Sie war eine der ersten Wissenschaftler*innen, die den Effekt der Menopause auf das weibliche Gehirn in der Lebensmitte untersucht und sich mit der Reaktion des Gehirns auf die Menopause insgesamt auseinandergesetzt hat. Lisa hatte gerade die erste Studie veröffentlicht, in der sie zeigte, dass das weibliche Gehirn in den Jahren vor und nach der Menopause anfälliger für Alzheimer wird. Sie war eine der ersten Forschenden, die nicht nur beschrieben haben, wie sich das Gehirn in den Wechseljahren physiologisch verändert und schrumpft, sondern sie hat auch die entsprechende Technik und die Forschungshypothesen entwickelt, um diesen Vorgang zu beobachten, während er stattfindet. Dank Lisa und anderer gleichgesinnter Wissenschaftlerinnen und

Wissenschaftler, die unzufrieden waren mit dem Mangel an Forschung zur Gesundheit des weiblichen Gehirns, bewegte sich etwas in der Wissenschaft und man begann, die besonderen Auswirkungen der Sexualhormone wie Östrogen auf die Gesundheit einer Frau zu studieren. Zu meiner Freude habe ich einen Teil dieser Forschung durch die WAM-Forschungsstipendien finanzieren können, die Wissenschaftler*innen fördern, die sich anschauen, inwiefern das Geschlecht einen Risikofaktor für Alzheimer darstellt.

Es ist eine traurige Tatsache, dass trotz der Häufigkeit und der möglicherweise ernsten langfristigen Folgen für die Gesundheit, die Forschung an den Wechseljahressymptomen historisch unterfinanziert und übergangen wurde, genau wie die Frauengesundheit insgesamt. Dieses Hinwegsehen hat besonders für Schwarze Frauen gesundheitliche Folgen: Ihr Weg durch die Menopause ist häufig noch länger und schwieriger. Diese Ignoranz ist durch nichts zu entschuldigen.

Meine Mission ist es, die verlorene Zeit aufzuholen und den Mangel an Finanzierung auszugleichen, die zu der historischen Lücke im Verständnis der weiblichen Gesundheit geführt hat. Deshalb haben wir uns 2022 mit einem der weltbesten Gesundheitsversorger, der Cleveland Clinic, zusammengetan. Mit Stolz kann ich sagen, dass WAM nach wie vor die wichtigste Organisation für Frauen und Alzheimer ist, nun noch stärker durch die Partnerschaft mit führenden Forschungsinstituten auf diesem Gebiet, die zugleich die aktuell bestmögliche medizinische Versorgung gewährleisten. 2020 schrieben wir gemeinsam Geschichte, als wir das erste Alzheimer's Prevention Center speziell für Frauen am Lou Ruvo Center for Brain Health in Las Vegas eröffneten. Nun arbeiteten wir gemeinsam daran, die Cleveland Clinic zu einem erstklassigen ganzheitlichen Zentrum für Frauengesundheit zu machen, in dem sich jede Patientin gesehen und gehört fühlt.

Mein Fokus liegt darauf, kontinuierlich weltweit all jene zu unterstützen, die wie Lisa erforschen, was im weiblichen Gehirn in der

Lebensmitte abläuft, und zugleich sicherzustellen, dass Frauen überall die wertvollen Informationen erhalten, die sie benötigen, um ihre Gesundheit in diesen kritischen Jahrzehnten in die eigenen Hände zu nehmen. Nicht nur Frauen brauchen diese Informationen, auch ihre Ärztinnen und Ärzte, ihre Freunde und Freundinnen und Familien. Dieses Buch ist ein Wegweiser für uns alle, und ich hoffe, es wird auch von Menschen gelesen, die Medizin lehren und praktizieren. Ich ermuntere Frauen, sich klarzumachen, dass sie ihre eigene Gesundheit beeinflussen können. Und ich hoffe, dass sie, ausgestattet mit den Informationen aus diesem Buch, gemeinsam mit ihren Ärztinnen oder Ärzten einen Plan erarbeiten können, um die bestmögliche medizinische Versorgung für ihre Bedürfnisse zu erhalten. Das haben sie verdient, und es unterstützt sie dabei, ein langes, gesundes Leben zu führen.

Bewaffnen Sie sich selbst mit diesem Wissen, teilen Sie es mit Frauen, denen Sie auf dieser Reise begegnen. Werden Sie eine »Architektin des Wandels« – eine Person, die für die Veränderung sorgt, die wir in der Welt sehen wollen. Ihr Gehirn ist Ihr kostbarstes Gut. Sorgen Sie gut für es, damit es Ihnen Ihr Leben lang erhalten bleibt. Ich verspreche Ihnen, das ist die beste Investition in Ihre zukünftige Gesundheit, die Sie machen können.

Maria Shriver

TEIL 1

DAS GROSSE M

1

SIE SIND NICHT VERRÜCKT

»VERLIERE ICH DEN VERSTAND?«

Zwischen dreißig und sechzig wachen wohl viele Frauen eines Morgens auf und fühlen sich wie überfahren. Seien es unkontrollierbares Schwitzen, ein ständig benebeltes Gehirn oder Angstzustände – jede von uns kann sich mit einer Reihe gewöhnungsbedürftiger Veränderungen konfrontiert sehen, und zwar so plötzlich, dass einem buchstäblich schwindelig wird.

Es kann ein Gefühl der Desorientierung sein, vielleicht sind Sie auf einmal zunehmend geistesabwesend, betreten beispielsweise ein Zimmer und fragen sich, warum. Gegenstände finden sich am falschen Platz, Milchtüten landen in Schränken und Müslischachteln im Kühlschrank. Auch die Kommunikation kann zur Herausforderung werden. Etwa dann, wenn sie panisch werden, weil Sie nicht auf das Wort kommen, das Ihnen auf der Zunge liegt, oder plötzlich keinen blassen Schimmer mehr haben, was Sie eben gesagt haben. Auch Ihre Emotionen können völlig durcheinander sein: Mal ergreift Sie eine tiefe Dunkelheit, die sie grundlos zum Weinen bringt – und Augenblicke später fühlen Sie sich gereizt oder richtig wütend. Und gerade, wenn Sie hoffen, dass eine Nacht guten Schlafs diese Probleme lösen könnte, liegen Sie unruhig im Bett, und finden nur sporadisch oder überhaupt keinen Schlaf. Angesichts der Plötzlichkeit und Intensität dieser unerwarteten Veränderungen ist es kein Wunder, dass es vielen von uns so vorkommt, als würde uns der eigene Körper betrügen. Wir geraten in einen Strudel der Selbstzweifel, stellen uns selbst und die eigene Gesundheit infrage – die körperliche und sogar die geistige.

Vielleicht haben Sie – noch – keines dieser Symptome am eigenen Leib erlebt. Aber Sie haben wahrscheinlich trotzdem schon von ihnen gehört. Von Freundinnen, von Ihrer Mutter, vom nächtlichen Googeln, wenn Sie nicht schlafen konnten … wieder einmal. Wir haben jetzt einen Namen dafür: Es ist das Menopausengehirn. Oft ist die Erklärung für die Symptome, unter denen so viele Frauen in der Mitte ihres Lebens leiden, nichts weiter – aber auch *nichts weniger* – als die Menopause.

Die Menopause ist in unserer Gesellschaft eines der bestgehüteten Geheimnisse. Es existiert nicht nur keine vernünftige Aufklärung oder Unterstützung rund um diese Übergangsphase – häufig wird nicht einmal innerhalb der Familie darüber gesprochen. Doch selbst wenn ein paar Informationen oder Erfahrungen weitergegeben werden, geht es dabei in aller Regel nicht um den wichtigsten Aspekt dieser Veränderung: darum, wie sich die Menopause auf *das Gehirn* auswirkt.

Sofern wir die Menopause als Gesellschaft überhaupt verstanden haben, erstreckt sich unser Wissen nur auf die Hälfte des Phänomens – nämlich jene Hälfte, die unsere Fortpflanzungsorgane betrifft. Die meisten wissen, dass die Menopause das Ende des weiblichen Monatszyklus und damit ihrer Möglichkeiten Kinder zu gebären markiert. Doch wenn die Eierstöcke den Laden dicht machen, hat dieser Prozess viel weiterreichende und tiefergehende Auswirkungen als nur das Ende der Fruchtbarkeit. Die Menopause beeinflusst das Gehirn genauso stark wie die Eierstöcke – unmittelbar und intensiv, und auf Arten und Weisen, über die wir erst jetzt begonnen haben, echte Daten zu erfassen.

Was wir wissen, ist, dass all diese verwirrenden Symptome – die Hitzewallungen, die Gefühle von Angst, Depressionen, die Gedächtnislücken – tatsächlich auf die Menopause zurückzuführen sind. Die Krönung ist, dass sie ihren Ursprung keineswegs in den Eierstöcken haben. Sie werden von einem völlig anderen Organ eingeleitet: *dem Gehirn.* Es sind in Wahrheit *neurologische* Symptome, die von den Veränderungen des Gehirns durch die Menopause herrühren. So sehr Ihre Eierstöcke an diesem Prozess mitwirken – Ihr Gehirn sitzt am Steuer.

Bestätigt das Ihre schlimmsten Befürchtungen? Verlieren Sie wirklich den Verstand? Keineswegs. Ich versichere Ihnen hier und jetzt: Sie werden *nicht* verrückt. Das Wichtigste: Sie sind damit nicht allein und alles wird wieder in Ordnung kommen. Zwar wirkt sich die Menopause tatsächlich auf das Gehirn aus, doch das bedeutet nicht, dass all unsere Probleme »nur Kopfsache« sind. Ganz im Gegenteil.

DAS HEIMLICHE AUSMASS UND DIE VERBORGENEN AUSWIRKUNGEN DER MENOPAUSE

In unserer vom Jugendwahn geprägten Kultur wird die Menopause entweder ignoriert, gefürchtet oder belächelt. Nicht nur fehlt die Anerkennung dieser Umbruchphase als wichtiges Ereignis im Leben einer Frau; sie wurde historisch auch in ein äußerst negatives Licht gestellt und ist von Stigmatisierungen wie Altersdiskriminierung, dem vermeintlichen Rückgang der Lebenskraft oder gar dem Ende unserer weiblichen Identität begleitet. Vor allem umgibt die Menopause jedoch Stille, manchmal sogar regelrechte Geheimhaltung. Generationen von Frauen haben unter Falschinformationen, Scham und Hilflosigkeit gelitten. Aus Angst verurteilt zu werden, zögern auch heute noch viele, über ihre Symptome zu sprechen, oder sie versuchen, sie zu verbergen. Den meisten ist nicht einmal klar, dass das, was sie durchmachen, überhaupt mit der Menopause zusammenhängt.

Diese Verwirrung ist nicht nur unfair, sie stellt auch ein enormes Problem für das öffentliche Gesundheitswesen dar, mit weitreichenden Konsequenzen. Schauen wir uns die Zahlen an:

- Die Hälfte der Bevölkerung sind Frauen.
- Alle Frauen erleben die Menopause.
- Mehr als die Hälfte aller Frauen in Deutschland ist über 47 Jahre alt und befindet sich in der Perimenopause, Menopause und Postmenopause. Das entspricht einem Viertel der Gesamtbevölkerung.
- Diese Phasen machen etwa 40 Prozent eines Frauenlebens aus.
- Alle Frauen, ob in der Menopause oder nicht, besitzen ein bisher weithin ignoriertes Organ: das Gehirn.
- Über Dreiviertel aller Frauen entwickeln während der Wechseljahre *neurologische Symptome.*

Allein aufgrund dieser Zahlen sollte die Menopause Bestandteil gesellschaftlicher Diskussionen und Gegenstand umfangreicher Forschung sein. Stattdessen fixiert sich die gegenwärtige Wahrnehmung der Wechseljahre, seien es die unangenehmen Symptome oder die Angst vor dem vermeintlichen Nachlassen unserer weiblichen Kräfte, lediglich auf die vielen Schwierigkeiten dieser Phase. Aus wissenschaftlicher und medizinischer Perspektive ist die Menopause nach wie vor eine Disziplin ohne Namen.

Das Problem des Frauenbilds in der westlichen Medizin

Aufgrund mangelnder Informationen trifft die Menopause viel zu viele Frauen unvorbereitet. Sie fühlen sich im Stich gelassen von ihrem Körper *und* ihrem Gehirn – ganz zu schweigen von ihren Ärztinnen oder Ärzten. Während Hitzewallungen im Allgemeinen als »Nebenwirkung« der Wechseljahre erkannt werden, stellen die meisten Mediziner*innen nach wie vor keinen Zusammenhang zwischen der Menopause und anderen Symptomen wie Ängsten, Schlaflosigkeit, Depression oder Gehirnnebel her. Dies gilt besonders für Frauen unter fünfzig, die in der Regel mit einem Rezept für Antidepressiva nach Hause geschickt werden. Ihre Beschwerden werden als psychisch abgetan, als eine Art weibliche Sinnkrise. Warum ist das so?

Die westliche Medizin ist bekannt dafür, nicht ganzheitlich, sondern in abgeschotteten Teilbereichen zu arbeiten und den menschlichen Körper ausschließlich in seinen einzelnen Bestandteilen zu untersuchen. Menschen mit einem Augenproblem gehen beispielsweise zu einer Augenärztin, Menschen mit Herzproblemen zu einem Kardiologen, selbst wenn die Herzprobleme die Augenprobleme verursacht haben. Das Ergebnis dieser extremen Spezialisierung ist, dass die Menopause in die Schublade »Problem mit den Eierstöcken« gesteckt und deshalb der Frauen- und Geburtsheilkunde zugeordnet wurde. Alle, die jemals eine gynäkologische Praxis besucht haben, wissen: Dort wird nicht das Gehirn angeschaut. Wie in anderen Disziplinen ist man auch in der Gynäkologie auf bestimmte Körperteile spezialisiert – in diesem Fall auf das Fortpflanzungssystem – und nicht dafür ausgebildet, das Gehirn betreffende Symptome zu diagnostizieren oder zu behandeln. Viele Frauen- und Geburtsheilkundler*innen sind nicht einmal dafür ausgebildet, Wechseljahressymptome zu behandeln. Heutzutage erhalten weniger als ein Fünftel der niedergelassenen Frauenärzt*innen in den USA formelle medizinische Schulungen – die ohnehin häufig nur wenige Stunden umfassen – für das Klimakterium. Daher überrascht es wohl nicht, dass 75 Prozent der Frauen, die Hilfe für ihre Wechseljahresbeschwerden suchen, keine erhalten.[1] In Deutschland sieht die Situation bezüglich Ausbildung und Fortbildung etwas anders aus, aber auch hier gibt es Verbesserungspotenzial und in manchen Regionen eine Unterversorgung.[2]

Auf der anderen Seite beschäftigen sich Mediziner*innen, die auf das Gehirn spezialisiert sind – unter anderem Neurologinnen und

Psychiater – auch nicht mit der Menopause. Angesichts dieser Tatsache ist es kein Wunder, dass die Wirkungen der Menopause auf die Gesundheit des Gehirns vernachlässigt wurden. Diese Themen sind sozusagen durch das Raster der starr umgrenzten medizinischen Disziplinen gefallen.

Eben hier ist die Gehirnforschung gefragt. Mein wissenschaftlicher Background mag ein wenig ungewöhnlich wirken – ich bin Spezialistin auf den Gebieten Neurowissenschaft (der Lehre davon, wie das Gehirn funktioniert) und Nuklearmedizin (ein Zweig der Radiologie, in dem bildgebende Verfahren genutzt werden, um das Gehirn zu untersuchen) –, aber was meine Arbeit wirklich einzigartig macht, ist Folgendes: Sie ist ganz darauf ausgerichtet, die Gehirne von *Frauen* zu studieren. Genauer gesagt bin ich Professorin für Neurologie und Radiologie am Weill Cornell Medical College in New York, wo ich an eben jener Schnittstelle zwischen Gehirn und Frauengesundheit forsche. Zu diesem Zweck habe ich 2017 die Women's Brain Initiative ins Leben gerufen, ein klinisches Forschungsprogramm, das sich ausschließlich der Frage widmet, inwiefern sich die Gesundheit des weiblichen Gehirns von der des männlichen unterscheidet. Mein Team studiert nichts anderes als weibliche Gehirne – wie sie funktionieren, was sie auf einzigartige Weise stark macht, was verletzlich. Zugleich bin ich Leiterin des Alzheimer's Prevention Program am Weill Cornell Medicine / NewYork-Presbyterian Hospital, was es mir erlaubt, meine Forschung am weiblichen Gehirn mit der klinischen Praxis zu verflechten, kognitive und psychische Gesundheit auf lange Sicht auszuwerten und zu unterstützen.

Wenn man verstehen will, wie das weibliche Gehirn gesund bleibt, kommt man nicht umhin, sich mit den Hormonen und Hormonschwankungen zu beschäftigen, denn sie haben einen enormen Einfluss auf das Gehirn – vor allem in den Wechseljahren. Das hat mir meine jahrelange Forschung verdeutlicht. Einer meiner ersten Schritte, nachdem ich diese Programme initiiert hatte, war es daher, zum Telefon zu greifen und die Abteilung für Frauengesundheit und Geburtsheilkunde anzurufen. Von diesem Tag an haben wir mit einigen der besten Spezialist*innen für das Klimakterium sowie herausragenden gynäkologischen Chirurg*innen und Onkolog*innen zusammengearbeitet. Gemeinsam haben wir uns daran gemacht, die Frage zu beantworten, an der sich noch nicht genügend Menschen in der Medizin versuchen: *Wie wirkt sich die Menopause auf das Gehirn aus?*

DAS GEHIRN IN DER MENOPAUSE

Als ich begann, mich mit den Wechseljahren auseinanderzusetzen, wurden mir schnell zwei wichtige Dinge klar: Zum einen gab es sehr wenige neurologische Studien, die sich überhaupt mit der Menopause beschäftigten. Zum anderen konzentrierten sich die paar, die es taten, auf Frauen, die die Menopause schon lang hinter sich hatten und häufig über sechzig oder siebzig Jahre alt waren. Mit anderen Worten, die Menopause war im Hinblick auf ihre *nachträgliche* Wirkung auf das Gehirn untersucht worden – mehr wie ein Ergebnis als wie ein Prozess.

Mein Team und ich haben uns stattdessen darauf fokussiert, was in der Zeit vor und während den Wechseljahren im Gehirn passiert. Um Ihnen ein Gefühl dafür zu geben, wie düster die Lage aussah, als wir begannen: Es gab nicht eine einzige Studie, die weibliche Gehirne vor und nach der Menopause untersucht hatte. Also krempelten wir die Ärmel hoch, starteten den Gehirnscanner und machten uns daran, in dieses neue Gebiet vorzudringen. Bisher haben wir große Fortschritte erzielt und zeigen können, dass Frauengehirne anders altern als die von Männern, und dass dabei die Menopause eine entscheidende Rolle spielt.

Unsere Studien haben sogar gezeigt, dass die Menopause ein *neurologischer Prozess* ist, der das Gehirn auf ziemlich einzigartige Weise

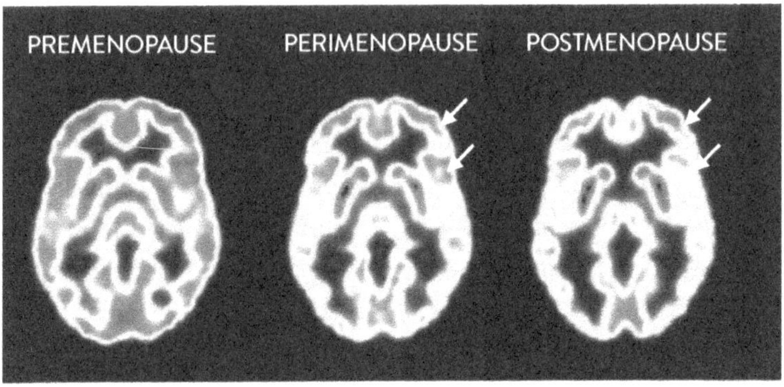

Abbildung 1. Hirnscans vor und nach der Menopause

beeinflusst. Damit Sie einen Eindruck davon bekommen, sehen Sie oben einen Gehirnscan, der mittels Positronen-Emissions-Tomografie durchgeführt wurde, einem bildgebenden Verfahren, das die Stoffwechselvorgänge im Gehirn misst. Helle Farben weisen auf ein hohes Energieniveau hin, die dunkleren Flecken auf ein niedrigeres. (Um die Aufnahmen in Farbe zu sehen, gehen Sie auf meine Website: https://www.lisamosconi.com/projects.)

Die Aufnahme links zeigt ein Gehirn voller Energie. Das perfekte Beispiel für das Bild eines weiblichen Gehirns zwischen vierzig und fünfzig – klar und hell. Als wir dieses Gehirn das erste Mal scannten, war die Frau dreiundvierzig. Zu diesem Zeitpunkt hatte sie noch einen regelmäßigen Zyklus und keine Wechseljahrssymptome.

Schauen Sie sich nun die Aufnahme mit der Überschrift *Postmenopause* an. Dies ist dasselbe Gehirn nur acht Jahre später, kurz nachdem diese Frau die Wechseljahre hinter sich gebracht hatte. Sehen Sie, wie viel dunkler dieses Bild im Vergleich zu dem ersten ist? Die reduzierte Leuchtkraft zeigt einen Rückgang von Stoffwechselaktivitäten im Gehirn um 30 Prozent an.

Das war keineswegs ein Einzelfall. Viele Frauen, die an unseren Forschungsprogrammen teilnahmen, wiesen ähnliche Veränderungen auf, Männer im selben Alter hingegen nicht.[3] Was Sie hier sehen, sind also umfassende Veränderungen, die speziell das weibliche Gehirn im Klimakterium zu betreffen scheinen. Und eben diese Veränderungen können dafür verantwortlich sein, dass Sie sich ausgelaugt oder einfach nur nicht ganz wohlfühlen (wie viele Frauen bestätigen können, ist die Erschöpfung in den Wechseljahren nicht von Pappe). Nicht nur unser Energielevel sinkt, sie können sich auch auf die Körpertemperatur, die Stimmung, den Schlaf, das Stressempfinden und die kognitive Leistung auswirken. Und wissen Sie was? Die meisten Frauen *spüren* diese Entwicklungen. Wenn ein ausgeprägter biologischer Umbruch stattfindet, durch den die Gehirnchemie eine andere wird, merken Sie das.

Die erwähnte Studie stellte bloß die Spitze des Eisbergs dar. Mit der Zeit ergaben unsere Untersuchungen einen Schatz an Daten, der bewies, dass sich in der Menopause nicht nur der Stoffwechsel im Gehirn ändert, sondern auch die Struktur des Gehirns, die Vernetzungen der Hirnregionen sowie die Hirnchemie insgesamt.[4] All das kann eine ziemlich überwältigende körperliche und geistige Erfahrung bewirken. Ohne einen Gehirnscanner ist vielleicht weniger offensichtlich, dass diese Umstellung nicht nach der Menopause geschieht, sondern bereits vorher, in der Perimenopause, beginnt. Die Perimenopause ist so etwas wie die Vorband der Menopause. Die Periode wird unregelmäßiger, Symptome wie Hitzewallungen treten erstmals auf. Unsere Forschung zeigt, dass genau in dieser Zeit auch das Gehirn seine größten Veränderungen durchmacht. Das lässt sich am besten so erklären: In der Menopause befindet sich das Gehirn in einem Anpassungszustand, fast einem Umbau, und es muss erst einmal Wege finden, um mit der neuen Situation zurechtzukommen – wie eine Maschine, die früher mit Benzin gelaufen ist und deren Antrieb nun auf Strom umgestellt wird. Vor allem sind diese Forschungsergebnisse wissenschaftliche Belege dafür, was unzählige Frauen schon immer gesagt haben: *Die Menopause verändert das Gehirn.* Hat man Ihnen also jemals weismachen wollen, Ihre Symptome seien stressbedingt oder »gehören zum Frausein einfach dazu«: Hier ist der Beweis, dass Ihre Erfahrungen wissenschaftlich valide und begründet sind. Im Gehirn spielt die Musik, nicht in Ihrer Fantasie.

Wie die Wissenschaft helfen kann

Über die Jahre habe ich mit zahlreichen Frauen in der Menopause gesprochen, sie alle befanden sich in einem anderen Stadium der Verzweiflung. Dabei ging es besonders um die Symptome, die das Gehirn betreffen (ob ihnen das bewusst war oder nicht). Viele haben mir gesagt, eine ihrer größten Herausforderungen sei es gewesen, Informationen zu finden, die sie nicht nur verstehen, sondern auf die sie auch vertrauen konnten. Ihr Bedürfnis nach Wissen und Unterstützung mitzubekommen hat mir klargemacht, dass jede Frau korrekte und umfangreiche Informationen über die Menopause verdient. Methoden zur Kontrolle der Wissenschaft wie das Peer-Review-Verfahren garantieren, dass die Ideen Hand und Fuß haben, aber akademische Journale sind nicht geeignet, die gewonnenen Erkenntnisse an die Hunderte von Millionen von Frauen außerhalb der wissenschaftlichen Blase weiterzugeben.

Das Gehirn in der Menopause ist entstanden, weil ich mich verpflichtet fühle, Frauen das Wissen zu vermitteln, das sie benötigen, um informiert und zuversichtlich in die Menopause zu gehen. Zu verstehen, was im eigenen Körper und Gehirn vor, während und nach der Menopause passiert, ist essenziell, um *sich selbst* in diesen Zeiten zu verstehen. Genauso wichtig ist es, den veränderten Bedarf an Gesundheitsfürsorge in die Hand zu nehmen und sich die eigene Handlungsfähigkeit während dieser wichtigen Übergangsphase im Leben zurückzuerobern.

Bislang wurde die Menopause als eine Reihe unglückseliger, beängstigender Hindernisse dargestellt, die sich uns nach und nach in den Weg stellen. Das meiste, was über die Menopause geschrieben wurde, von wissenschaftlicher Literatur bis zu Onlinequellen, konzentriert sich darauf, wie man mit ihr zurechtkommen oder sich sogar gegen sie wehren kann. Auch bei der Mehrheit der Forschung zu dem Thema stand im Mittelpunkt, was in dieser Phase schiefgehen und wie man es »reparieren« kann. »Wo ist das Problem?«, fragen Sie sich vielleicht. Hinter diesem Ansatz steckt die Annahme, dass alles, worauf wir hoffen können, ist, die Menopause zu überleben. Indem die westliche Medizin dieses Lebensereignis ausschließlich im biologischen Kontext behandelt hat, hat sie seine Schattenseiten hervorgehoben und seine Bedeutung minimiert. Betrachtet man die Menopause jedoch aus einer ganzheitlichen Perspektive, ist dabei viel mehr im Spiel. In Wahrheit bewirken die hormonellen Veränderungen, die zur Menopause und ihren Symptomen führen, gleichzeitig die Entwicklung neuer spannender neurologischer und mentaler Skills – die unsere Gesellschaft rundheraus ignoriert. Die Kraft der Wechseljahre gehört zu den Highlights, die es nie in die Schlagzeilen schaffen. Dieses Buch will ein Bewusstsein für die Kraft der Menopause schaffen und Frauen damit neue Wege eröffnen, durch die Menopause und letztendlich das Frausein selbst zu navigieren.

Zu diesem Zweck besteht das Buch aus vier Teilen:

Teil 1, »Das große M«, enthält die grundlegenden Elemente, die nötig sind, um aus klinischer Perspektive zu verstehen, was die Menopause ist und was nicht; wie sie sich auf das Gehirn auswirkt und inwiefern wir diesen wichtigen Zusammenhang vernachlässigen.

Teil 2, »Die Gehirn-Hormon-Verbindung«, bespricht die Rolle der Hormone für die Gehirngesundheit und inwiefern dieses Zusammenspiel essenziell ist, um die Menopause zu verstehen. Hier stellen wir die Menopause in einen breiteren Kontext und tauchen ein in unser Wissen über die Vorgänge in Körper und Gehirn. Dabei geht es nicht nur um das »Was«, sondern auch um das »Warum« der Menopause. Dafür schauen wir uns die drei großen Umbruchphasen im Leben einer Frau an: Pubertät, Schwangerschaft und Perimenopause. Dies sind jeweils entscheidende Lebensabschnitte, in denen unser Gehirn, unsere Hormone und das Wechselspiel zwischen beiden sich dramatisch verändern. Die Ähnlichkeiten zwischen diesen drei Phasen zu kennen ist wichtig, um die Menopause wieder als natürlichen Abschnitt im Leben einer Frau zu sehen, als eine Zeit, die verletzlich, aber auch stark machen und positive Veränderungen bewirken kann. Geht es Ihnen jedoch im Augenblick darum, Lösungen zu finden und Möglichkeiten, sich besser zu fühlen, überspringen Sie diesen Teil und gehen Sie direkt zu Teil 3, indem wir uns auf praktische Strategien und Handlungsempfehlungen konzentrieren. Teil 2 wartet auf Sie und ist bereit, wann immer Sie es sind!

Teil 3, »Hormonelle und hormonfreie Therapien«, ist ein Deep Dive in die Hormonersatztherapie sowie in andere hormonelle und hormonfreie Behandlungsmöglichkeiten in den Wechseljahren. Wir werden uns mit der Hormontherapie bei Brustkrebs und Eierstockkrebs und den Auswirkungen des »Chemobrains« befassen. Hier und im Verlauf des Buches verwende ich den Ausdruck »Frau«, um mich auf Menschen zu beziehen, die mit einem sogenannten weiblichen Fortpflanzungssystem (Brüste und Eierstöcke) geboren wurden. Doch nicht alle, die ins Klimakterium kommen, identifizieren sich als Frauen, und nicht alle, die sich als Frauen identifizieren, erleben die Wechseljahre. Um die diversen Erfahrungen und Identitäten im Kontext der Menopause anzuerkennen, werden wir die geschlechtsangleichende Therapie für trans* Personen besprechen, in der Methoden zur Unterdrückung der Östrogenproduktion zum Einsatz kommen.

Teil 4, »Lebensstil und ganzheitliche Gesundheit«, geht auf wichtige, anerkannte Praktiken in Bezug auf Lebensstil und Verhalten ein, die abseits von verschreibungspflichtigen Medikamenten gegen die Symptome der Wechseljahre helfen und die kognitive und emotionale Gesundheit unterstützen. Auch wenn Sie vielleicht das Gefühl haben, dass Ihr Gehirn völlig durcheinander ist, haben Sie immer noch die Gestaltung Ihres Lebensstils, Ihres Umfelds und Ihre innere Haltung in der Hand – und all das kann umgekehrt Ihr

Erleben der Menopause beeinflussen. Es gibt also die Möglichkeit, sich selbst zu empowern, indem man die Menopause nicht nur akzeptiert, sondern sie tatsächlich selbst in die Hand nimmt. Auf diese Weise eröffnet sich uns eine Fülle neuer Möglichkeiten.

Letztendlich ist dieses Buch ein Liebesbrief an die Weiblichkeit und ein Aufruf an alle Frauen, die Menopause ohne Angst oder Scham zu akzeptieren. Das ist die Voraussetzung dafür, unsere ganz eigene Art der Brainpower zu feiern, schätzen zu lernen, wie intelligent und anpassungsfähig unser Körper und unser Gehirn im Laufe unseres – bestenfalls bis zum Ende gesunden und genussvollen – Lebens sein können. Ich hoffe, die Informationen aus diesem Buch werden viele Diskussionen anregen, nicht nur über das facettenreiche Thema Wechseljahre, sondern auch darüber, wie wir einen wichtigen Teil unserer Gesellschaft ausgeblendet und marginalisiert haben. Das ist wesentlich, um nicht nur auf eine neue Weise über die Menopause zu sprechen, sondern auch, um uns, dem »vergessenen Geschlecht«, wieder eine Stimme zu geben – jeder einzelnen von uns und uns als Hälfte der Weltbevölkerung.

2

KLARTEXT: BIAS GEGEN FRAUEN UND DIE MENOPAUSE

SEXISMUS UND NEUROSEXISMUS

Dieses Buch erzählt von den zahlreichen Höhen und Tiefen der Wechseljahre, und zwar aus Perspektive einer Neurowissenschaftlerin, die schon lange zu diesem Thema forscht. Bevor wir jedoch auf die Menopause blicken, wie sie in der Zukunft betrachtet werden könnte oder sollte, ist es sinnvoll (und ja, leider auch ein wenig erschreckend), einmal zurückzublicken und die bisher verbreiteten kulturellen und klinischen Sichtweisen auf die Menopause eingehend zu beleuchten.

Seien Sie gewarnt, wenn wir einige der wichtigsten Entwicklungsschritte im Zusammenhang mit diesem Thema nachzeichnen, kann das durchaus auf die Stimmung schlagen. Schließlich liegen die Gründe, weshalb wir die Menopause mit »Ovarialinsuffizienz«, »ovariellen Funktionsstörungen«, »Östrogenmangel« und einer Reihe weiterer Krankheitsbilder gleichsetzen, in unserer Sozialgeschichte und der konventionellen Medizin. Aber halten Sie durch, ich verspreche Ihnen, die moderne Wissenschaft hat eine ganz andere Geschichte zu erzählen.

Doch zunächst zum dunklen Teil der Geschichte: Je tiefer wir uns mit dem Thema Menopause und ihrer Historie beschäftigen, desto klarer wird, dass viele der herabsetzenden Stereotype rund um die

Menopause einem allgemeineren negativen Verständnis von Frauen* als dem »schwachen Geschlecht« entspringen. Beginnen wir mit dem uralten Vorurteil, Frauen seien körperlich empfindlicher als Männer: Mit dem »Körper« sind auch unsere Gehirne und unser Intellekt gemeint, und zwar in Form dessen, was wir heute als *Neurosexismus* bezeichnen – den Mythos, dass die Gehirne von Frauen denen von Männern unterlegen seien. Bevor wir also auf die Komplexität der medizinischen Vorstellungen der Wechseljahre eingehen, müssen wir uns der Komplexität der Vorstellungen über Frauen insgesamt widmen.

So erstaunlich fehlerhaft die Doktrin der weiblichen Unterlegenheit auch ist, sie ist nicht weniger als das Rückgrat der modernen Wissenschaft. Charles Darwin, der Vater der modernen Biologie, schrieb: »Der hauptsächliche Unterschied in den intellectuellen Kräften der beiden Geschlechter zeigt sich darin, dass der Mann zu einer größeren Höhe in Allem, was er nur immer anfängt, gelangt, als zu welcher sich die Frau erheben kann, mag es nun tiefes Nachdenken, Vernunft oder Einbildungskraft, oder bloß den Gebrauch der Sinne und der Hände erfordern.«[1] Diese Theorie nahm im neunzehnten Jahrhundert Fahrt auf, verbreitete sich und galt spätestens dann als bestätigt, als männliche Wissenschaftler eine »faszinierende Entdeckung« machten. Sie stellten fest, dass die Köpfe von Frauen nicht nur anatomisch kleiner waren als die von Männern, sondern auch, dass ihre Gehirne weniger wogen als männliche –

* Der Einfachheit halber und basierend auf der herkömmlichen biologischen Definition des weiblichen Geschlechts, verwende ich in diesem Buch den Ausdruck »Frau«, um mich auf Personen zu beziehen, die mit zwei X-Chromosomen geboren wurden und ein weibliches Fortpflanzungssystem (mit Brüsten und Eierstöcken) besitzen. Es gibt jedoch Menschen, die in diese biologische Kategorie fallen, sich aber nicht als Frauen identifizieren, genauso wie es solche gibt, die nicht mit diesen Charakteristika geboren wurden, und sich dennoch als Frauen oder als weiblich definieren. Kapitel 12 konzentriert sich auf die diversen Erfahrungen von Menschen außerhalb der traditionellen biologischen Definitionen.

und in der damaligen Epoche galt in der Biologie und Evolutionstheorie die Prämisse »je größer, desto besser«. Dass das weibliche Gehirn kleiner war als das männliche, war also eine bequeme Begründung dafür, dass Frauen auch weniger klug sein mussten. Für die damaligen Gelehrten war damit klar, dass Frauen die Begabung für eine ganze Reihe von Aufgaben fehlen musste. Ein führender Evolutionsbiologe und Physiologe der damaligen Zeit, George J. Romanes, behauptete: »Angesichts der Tatsache, dass das durchschnittliche Gewicht des weiblichen Gehirns ungefähr 140 Gramm weniger beträgt als das des männlichen, können wir auf rein anatomischer Basis von einer deutlichen Unterlegenheit der intellektuellen Kraft der Frau ausgehen.«[2] Diese Annahmen waren keineswegs Einzelfälle; zu jener Zeit war für die meisten Intellektuellen eine Interpretation, die nicht an den bestehenden Verhältnissen rüttelte, willkommen. Die »fehlenden 140 Gramm« des weiblichen Gehirns dienten dazu, die Unterschiede in der gesellschaftlichen Stellung von Männern und Frauen zu bestätigen und Letzteren weiterhin den Zugang zu höherer Bildung oder anderen Rechten, die sie unabhängig gemacht hätten, zu verwehren.

Ich lehne mich einmal weit aus dem Fenster und vermute, dass das Folgende allen klar ist: Die Tatsache, dass der Körper eines Mannes im Durchschnitt größer und schwerer ist als der einer Frau, hätte ohne die Aufwendung von allzu viel Hirnschmalz (ha ha) zu der Schlussfolgerung führen können, dass ihre Köpfe ebenfalls diesem Verhältnis entsprechen. Wenn jemand einen größeren Körper hat, sollten der Schädel und das darin liegende Gehirn ebenfalls größer sein. Berücksichtigt man die Schädelgröße, lösen sich die legendenumwobenen Unterschiede aufgrund der verschieden schweren Gehirne wieder in die Luft auf, aus der sie gegriffen wurden.

Dennoch wurden die Gehirne von Frauen jahrhundertelang gewogen und für mangelhaft befunden, und Frauen deshalb aus Universitäten und von prestigeträchtigen Jobs ferngehalten. Schließlich taten sich Wissenschaftlerinnen und Menschenrechtsaktivistinnen zusammen, um solche vorurteilsbehafteten Deutungen an den Pranger zu stellen und zu zeigen, dass sie vor allem eins waren: politische Waffen, um den Kampf der Frauen um Gleichberechtigung zu untergraben. Dank ihrer Anstrengungen wurde die Theorie vom Zusammenhang zwischen Gehirngewicht und Intelligenz im frühen zwanzigsten Jahrhundert vollständig widerlegt. Mit Aufkommen der Gehirnbildgebung konnte mit vielen der grundlegenden Annahmen, die hinter dem Neurosexismus stecken, aufgeräumt und ein für alle Mal für gleiche Voraussetzungen gesorgt werden. Oder etwa nicht?

Heute haben offen sexistische Aussagen zwar keinen Platz mehr in der wissenschaftlichen Gemeinschaft, dennoch ist der Neurosexismus nach wie vor nicht verschwunden. Die Sache ist die: In mancherlei Hinsicht unterscheiden sich weibliche Gehirne tatsächlich von männlichen.[3] Wir gehen gleich darauf ein. Erst einmal möchte ich aber betonen, dass diese Unterschiede viel zu selten dafür genutzt werden, die medizinische Versorgung zu modernisieren, und stattdessen viel zu häufig dafür, herabwürdigende Genderstereotype zu verstärken. Bewusst oder unbewusst werden wir von Geburt an in Geschlechterrollen gezwängt, untermauert durch populärwissenschaftliche Behauptungen über unser vermeintlich von der »Venus« beziehungsweise vom »Mars« stammendes Verhalten aufgrund unserer verschiedenen Gehirne. Das alles fängt damit an, dass wir unsere Babys traditionell entweder rosa oder blau ausstatten, und es endet mit der Verbreitung starrer, abwertender Vorurteile, die Frauen gnadenlos die Rolle des weniger bedeutenden Geschlechts zuweisen.

Aktuell stehen wir also vor einer dreifachen Herausforderung: Sexismus, Ageismus und *Menopausismus*. Vom Augenblick unserer Geburt an vermittelt uns die Gesellschaft, wir als Frauen seien weniger wert, und zwar aus keinem anderen Grund als der Tatsache, dass Männer größer und stärker sind. Diese Grundüberzeugungen verbreiten sich auf mehr oder weniger subtile Weise, auf dem Spielplatz, im Klassenzimmer und am Arbeitsplatz. Sie erreichen ihren Höhepunkt, wenn wir im mittleren Alter sind und die Menopause ist sozusagen der Todesstoß. Nachdem sich Frauen bereits jahrzehntelang entwertende Botschaften anhören mussten, wird nun auch die Menopause als eigentlich physiologischer Prozess zu einem weiteren Beleg für das Argument, die Frau sei ein schwaches und empfindliches Geschlecht. Ganz abgesehen von der weitverbreiteten Überzeugung, mit zunehmendem Alter würden Frauen an Attraktivität verlieren, ist eine unfruchtbare Frau – durch die graue Brille des Patriarchats betrachtet – eine zusätzliche unwillkommene gesellschaftliche Bürde. All diese Vorstellungen untermauern das Argument, Frauen seien körperlich, geistig, persönlich und sogar beruflich unterlegen.

Während auf der einen Seite ein Mangel an zuverlässiger Forschung zur Menopause herrscht, besteht auf der anderen Seite ganz sicher kein Mangel an irreführenden Behauptungen oder sogar Frauenfeindlichkeit rund um dieses Thema. In der Populärkultur wurden Frauen in den Wechseljahren häufig auf erschütternde Weise launenhaft oder rasend vor Wut dargestellt. Wir alle kennen das Stereotyp der streitlustigen klimakterischen Frau, die, gequält von Hitzewallungen und Stimmungsschwankungen, ihrem armen, verzweifelten Ehemann das Leben zur Hölle macht. Diese Sichtweise ist nicht neu. Sie hat ihre Wurzeln in einem jahrhunderte-, ja, jahrtausendealten tiefsitzenden patriarchalen Misstrauen gegenüber dem weiblichen Körper. Bereit, sich das genauer anzuschauen?

DIE MENOPAUSE UND DIE ANTI-MENOPAUSEN-BEWEGUNG

Die ersten wissenschaftlichen Verweise auf die Menopause stammen aus dem Jahr 350 vor der Zeitenwende, als Aristoteles erstmals beobachtete, dass bei Frauen irgendwann zwischen dem vierzigsten und fünfzigsten Lebensjahr die Periodenblutung aufhört.[4] Allerdings war die Lebenserwartung damals nicht so hoch und nur die wenigsten Frauen durchliefen die gesamten Wechseljahre und hätten davon berichten können. Abgesehen davon war im antiken Griechenland genau wie in vielen anderen alten Zivilisationen der Wert einer Frau an ihre Fähigkeit Kinder zu gebären geknüpft. Diejenigen, die das nicht länger konnten, waren offensichtlich zu uninteressant, um studiert zu werden.

Abgesehen von einigen vagen Erwähnungen blieb die Menopause in der Medizin bis zum neunzehnten Jahrhundert praktisch unsichtbar. Erst als männliche Ärzte das weibliche Gehirn »entdeckten«, stolperten sie auch über ein anderes beunruhigendes Phänomen: die Menopause. Vielleicht lag es am allgemeinen Fortschritt oder daran, dass Frauen nun lang genug lebten, dass die Wechseljahre nun nicht mehr ignoriert werden konnten – jedenfalls wurde den Ärzten schließlich klar, dass die Menopause kein unglücklicher Einzelfall war. Bereits damals waren in ganz Europa umgangssprachliche Ausdrücke für die Menopause wie »die Hölle der Frauen« und »der Tod des Geschlechts« verbreitet.[5] Das Wort *Menopause* existiert allerdings erst seit 1821, als sich der französische Arzt Charles de Gardanne den Begriff auf der Grundlage der griechischen Wörter *men* (Monat) und *pauein* (aufhören oder anhalten) ausdachte, um den Zeitpunkt zu bezeichnen, an dem die Periode einer Frau endet.

Ganz im Sinne des damaligen Zeitgeists führte die Erkenntnis, dass die Menopause etwas war, womit es sich zu beschäftigen lohnte, die Mediziner dazu, sie in ein Framework einzuordnen … so wurde aus der Menopause eine Krankheit. Eine bemerkenswerte Anzahl medizinischer Probleme, von Skorbut bis Epilepsie und Schizophrenie, wurden diesem verwirrenden neuen Leiden zugeschrieben. Das sollte nicht verwundern, wenn man bedenkt, dass allgemein die Vorstellung herrschte, zwischen Gebärmutter und Gehirn bestehe eine geheimnisvolle Verbindung, die Frauen anfällig für Wahnsinn oder *Hysterie* machte (vom Griechischen *hystera*, Uterus). Beispielsweise glaubte man, das, was wir heute als Prämenstruelles Syndrom (PMS) bezeichnen, werde entweder durch eine »Erstickung« des mit Blut volllaufenden Unterleibs verursacht oder gar durch die Wanderung der Gebärmutter im Körper nach oben, um die Frau *selbst* zu ersticken. Dieser ungesunde Zusammenhang, behaupteten sie, führte eindeutig auch zu der »klimakterischen Geisteskrankheit« nach der Menopause.

In der Folge entstanden drastische und oft hochgefährliche Praktiken, um den rebellischen wandernden Unterleib in den Griff zu bekommen. Hypnose, Vibrationsgeräte und das Ausspülen der Vagina mit einem Wasserstrahl sind nur ein paar der gut dokumentierten Techniken. Vaginale Injektionen mit Opium, Morphium und Rezepturen auf Bleibasis ebenfalls. Dann kamen die Ärzte auf eine noch radikalere Lösung: Operation. Die Begründung? Eine kranke Gebärmutter entfernte man besser. Heute wissen wir, dass eine *Hysterektomie* (die chirurgische Entfernung des Uterus und der Eierstöcke) eine Frau beinahe über Nacht in die Menopause versetzt und ihre Symptome damit potenziell verschlimmert. Während die Operation auf der einen Seite die Probleme also verschärfte, war die Alternative die Unterbringung in einer Anstalt. Es gibt zahlreiche Berichte darüber, wie Frauen mit Wechseljahrssymptomen fälschlich als »verrückt« oder »dement« diagnostiziert und in psychiatrischen Einrichtungen weggesperrt wurden.[6] In Wahrheit endeten diese Frauen wahrscheinlich oftmals aufgrund der Behandlungen ihre eigenen Ärzte so tragisch.

Wir spulen vor ins zwanzigste Jahrhundert: Frauen hatten nun eine höhere Lebenserwartung, das Wahlrecht und die Menopause war nun kein Grund mehr, Frauen in die Psychiatrie einzuweisen, nein, sie war sogar von medizinischem Interesse. Einer der Faktoren, die am meisten zu diesem Paradigmenwechsel beigetragen haben, ist die Entdeckung des Hormons Östrogen im Jahr 1934. Der Begriff Östrogen stammt allerdings bemerkenswerterweise von dem griechischen Wort *oistros*, was Raserei oder wahnsinniges Begehren bedeutet – und unterstreicht damit die historische Tendenz, die weibliche Physiologie aus der Perspektive psychischer Instabilität zu betrachten. Doch als die Wissenschaft Fortschritte machte, wurde auch der Zusammenhang zwischen dem Verlust von Östrogen und der Menopause hergestellt – und die Menopause erneut als Krankheit, diesmal aufgrund von Östrogenmangel, definiert.[7] Infolgedessen setzte sich Östrogen in der kollektiven Vorstellung als magisches Jugendelixier fest und wurde damit zu einem lukrativen Medikament. Pharmafirmen ergriffen die Gelegenheit, und die Östrogenersatztherapie wurde schnell die Behandlung der Wahl für die Menopause. Im Anschluss an Dr. Robert A. Wilson, Autor des Bestsellers *Die vollkommene Frau*, erklärte man die Menopause zu einer »natürlichen Plage« und bezeichnete Frauen im Klimakterium als »verkrüppelt« und »kastriert«. Aber, schrieb Wilson, mithilfe eines Östrogenersatzes würden die Brüste und Genitalien der Frau nicht verschrumpeln und es würde viel mehr Spaß machen, mit ihr zusammenzuleben, weil sie nicht dumm und unattraktiv würde.«[8] Später stellte sich, vielleicht wenig überraschend, heraus, dass das einflussreiche Buch von Pharmakonzernen unterstützt worden war. Wenn auch nicht die gesamte Propaganda gesponsert war, sie verbreitete sich einfach wie ein Lauffeuer in der Gesellschaft. David Reuben hatte in seinem Buch *Everything Yo Always Wanted to Know About Sex but Were Afraid to Ask* (1969) Folgendes zu sagen: »Hören die Eierstöcke auf zu arbeiten, hört die Frau auf, eine echte Frau zu sein.« Er fügte hinzu: »Eine Frau nach der Menopause ist so männlich, wie sie nur sein kann«, und korrigierte dann: »nicht wirklich männlich, allerdings auch keine voll funktionsfähige Frau mehr.« Nach und nach etablierte sich die Idee, die Menopause sei ein dem Östrogenmangel geschuldetes Syndrom. Dieser Annahme begegnet man auch heute noch in medizinischen Lehrbüchern und in der Praxis.

Auf der anderen Seite sind die tatsächlichen Mechanismen durch die sich Östrogen auf die psychische Gesundheit auswirkt, eine verblüffend moderne Entdeckung. Erst in den späten 1990ern gelang der Wissenschaft ein entscheidender Durchbruch. So stellte man fest: Unsere sogenannten Sexualhormone sind nicht nur essenziell für die Fortpflanzung, sondern auch für die *Hirnfunktionen*.[9] Mit anderen Worten, die untrennbar mit unserer Fruchtbarkeit verknüpften Hormone, allen voran Östrogen, sind genauso wesentlich für die allgemeine Aktivität unseres Gehirns. Damit Sie verstehen, wie kurz diese Entdeckung nur zurückliegt: Bereits dreißig Jahre zuvor war die Menschheit auf dem Mond gelandet. In diesen dreißig Jahren auf der Erde nahmen unzählige Frauen Hormone, obwohl niemand eine Ahnung hatte, wie Östrogen auf all das wirkt, was oberhalb des Halses sitzt.

MEDIZIN UND BIKINIMEDIZIN

Das bringt uns zurück ins einundzwanzigste Jahrhundert. Heute wird die Menopause strikt in der Frauenheilkunde verortet, und der Zusammenhang zwischen dem Fortpflanzungssystem und dem Gehirn wird zwar nicht länger dämonisiert, er wird aber auch nicht mehr thematisiert. Die meisten Wissenschaftler*innen sind sich einig, dass Sexualhormone wichtig für die Gesundheit des Gehirns sind, glauben aber gleichzeitig, dass sich die Gehirne von Männern und Frauen abgesehen von ein paar Fortpflanzungsfunktionen weitgehend gleichen.

Lassen Sie mich Ihnen damit eine der größten Herausforderungen des Gesundheitssystems der Gegenwart vorstellen: die Bikinimedizin. Die Bikinimedizin reduziert die Gesundheit einer Frau auf, wie der Name schon sagt, jene Körperregionen, die von einem Bikini bedeckt werden. Aus medizinischer Perspektive heißt das, nur die Fortpflanzungsorgane machen eine Frau zur »Frau«. Abgesehen von diesen Organen werden Männer und Frauen studiert, diagnostiziert und behandelt, als gäbe es zwischen ihnen keine Unterschiede. Das widerspricht, wie sich herausstellt, nicht nur der Realität, sondern ist zudem schädlich für die Medizin und die Wissenschaft, wenn es darum geht, das weibliche Gehirn, auch das in der Menopause, zu schützen.

Einfach ausgedrückt galt, wenn man einmal von den weiblichen Fortpflanzungsorganen absieht, in der medizinischen Forschung überwiegend der männliche Körper als Prototyp. Darüber hinaus wurden seit den 1960er-Jahren nach Vorschrift der US-amerikanischen Behörde für Lebens- und Arzneimittelzulassung (FDA) gebärfähige Frauen von Arzneimitteltests und klinischen Studien ausgeschlossen.[10] Die Begründung: Jeglicher mögliche Schaden für einen Fötus sollte vermieden werden. Der Ausdruck *gebärfähige Frau* wurde jedoch so interpretiert, dass er nicht allein Schwangere meinte, sondern »jede Frau, die potenziell in der Lage ist, schwanger zu werden«, einbezog. Das bedeutete, dass *jegliche* Frau, von der Pubertät bis zur Menopause, unabhängig von ihrer sexuellen Aktivität, ihrem Gebrauch von Verhütungsmitteln, ihrer sexuellen Orientierung und sogar ihrem Kinderwunsch von medizinischen Tests ausgeschlossen blieb. Jahrhundertelang waren Frauengehirne als mangelhaft abqualifiziert worden – nun wurden sie aus vollkommen anderen Gründen unsichtbar gemacht.

Der alle Frauen betreffende Bann galt bis weit in die 1990er. Das bedeutet, Jahrzehnte medizinischer Forschung beruhen nahezu ausschließlich auf männlichen Stichproben. Schockierenderweise ist das bis heute ein Thema: Nach wie vor werden zahllose Medikamente auf den Markt gebracht, ohne jemals an einer Frau getestet worden zu sein, häufig nicht einmal an weiblichen Tieren.[11] Die große Mehrheit präklinischer Studien wird immer noch ausschließlich an männlichen Versuchstieren durchgeführt, mit dem Argument, die Schwankungen der Sexualhormone könnten die »empirischen Ergebnisse durcheinanderbringen«.[12] Dieses zutiefst verzerrte Unisex-System hat die Medizin mit Daten versorgt, in denen die Hälfte der Weltbevölkerung entweder nicht oder bestenfalls nicht vollständig abgebildet ist.

In Anbetracht all dieser Tatsachen, der Verteufelung der Menopause durch ein männlich dominiertes medizinisches System, ein System, das die Studien des weiblichen Gehirns nur hinauszögerte, und in dem Forschung überwiegend an Männern stattgefunden hat, Männern, die keine Menopause haben, überrascht es wirklich nicht, dass die Auswirkungen der Menopause auf das Gehirn ein Mysterium geblieben sind – ein Mysterium, das mit Stigma und Stereotypen »aufgeklärt« wurde statt mit Fakten und Informationen. Es liegt auf der Hand, dass dies katastrophale Folgen für die medizinische Forschung insgesamt und für die Frauengesundheit im Besonderen hatte.

Die Konsequenzen werden besonders deutlich, wenn es um die Gesundheit unserer Gehirne geht. Die Wahrheit ist nämlich: Frauengehirne unterscheiden sich von Männergehirnen. Sie sind anders – im Hinblick auf die Hormone, den Stoffwechsel und ihre Chemie. Diese Unterschiede haben keinen deterministischen Effekt auf die Intelligenz oder das Verhalten und sollten nie vorgeschoben werden, um Geschlechterstereotype zu untermauern. Sie sind jedoch wesentlich für die Unterstützung der Gehirngesundheit, *besonders* nach der Menopause.[13] Hier einige Statistiken, die kaum jemand kennt:

- Bei Frauen ist die Wahrscheinlichkeit doppelt so hoch wie bei Männern, dass bei ihnen eine Angststörung oder Depression diagnostiziert wird.
- Frauen leiden doppelt so häufig wie Männer an Alzheimer.
- Frauen entwickeln dreimal so häufig eine Autoimmunerkrankung, darunter auch solche, die das Gehirn angreifen, wie Multiple Sklerose.
- Frauen leiden viermal so häufig an Kopfschmerzen und Migräne.
- Bei Frauen ist die Wahrscheinlichkeit erhöht, Hirntumore wie Meningeome zu entwickeln.
- Frauen sterben häufiger an einem Schlaganfall.[14]

Auffallend ist, dass diese Erkrankungen des Gehirns *vor* der Menopause zwischen Männern und Frauen etwa gleich häufig auftreten, *nach* der Menopause ist die Wahrscheinlichkeit bei Frauen jedoch mindestens doppelt so hoch. Was die Konsequenzen dieser Verschiebung angeht, ist bei einer Frau in den Fünfzigern die Wahrscheinlichkeit eine Angststörung, eine Depression oder sogar eine Demenz zu entwickeln doppelt so groß wie ihr Risiko, an Brustkrebs zu erkranken. Dennoch ist Brustkrebs eindeutig (und richtigerweise) als ein Gesundheitsrisiko für Frauen anerkannt, während *nichts von dem, was das Gehirn betrifft*, als solches Risiko anerkannt wird. Und da Brustkrebs in den Bereich der »Bikinimedizin« passt, wurden seiner Heilung in angemessener Form Forschung und Ressourcen gewidmet, während so gut wie keine Anstrengungen bezüglich der medizinischen Versorgung im Zusammenhang mit der Gesundheit des Gehirns in der Menopause unternommen worden sind.

Aber um es nochmal ganz deutlich zu sagen: Die Menopause ist keine Krankheit und sie *verursacht* keine der erwähnten Erkrankungen. Die dabei ablaufenden hormonellen Veränderungen können jedoch manche Organe – unter anderem das Gehirn – verstärkt belasten, besonders, wenn sie ignoriert oder nicht behandelt werden. Bei den meisten Frauen kann das zu verschiedenen bekannten Symptomen wie Hitzewallungen und Schlaflosigkeit führen. Bei anderen kann die Menopause eine schwere Depression, eine Angststörung oder Migräne auslösen. Bei wieder anderen kann sie das Risiko erhöhen, später eine Demenz zu entwickeln. Zwar waren die Vorstellungen von Hysterie und vom Ersticken des Unterleibs aus der Luft gegriffen, doch die gesundheitlichen Gefahren sind real. Sie erfordern eine eindeutige, schnelle Reaktion: umfassende Forschung und effektive Strategien, um den Folgen der Menopause für das Gehirn zu begegnen. Nicht nur brauchen wir Hilfe, um diese ersten Symptome zu lindern, sondern es ist auch an der Zeit, schleunigst unser Wissen zu erweitern, um die Entwicklung schwerwiegender Probleme in der Zukunft aufzuhalten. Die Frauengesundheit muss den

Blick heben – nicht nur über die Bikinizonen hinweg, sondern auch über die Fortpflanzung als einzigem Sinn und Zweck des Lebens einer Frau hinaus. Es ist an der Zeit, dass wir uns schonungslos und gründlich anschauen, was im Körper und im Gehirn von Frauen als Ganzes geschieht, und die systemischen Auswirkungen der Menopause anerkennen.

UNSERE KÖRPER, UNSERE GEHIRNE

Bisher haben wir uns angeschaut, was die wissenschaftlichen Erkenntnisse (und Unkenntnis) auf der systemischen und kulturellen Ebene bewirken. Historisch wurden Frauen wegen der Menopause praktisch gefoltert, physisch und psychisch. Uns wurde eingeredet, sie könne uns geisteskrank werden lassen; gleichzeitig wurden Frauen im klimakterischen Alter und darüber hinaus in der Gesellschaft unsichtbar gemacht. Das ist gefährlich, weil die Kultur stark beeinflusst, wie wir die Menopause selbst verstehen und erleben – und die westliche Kultur hat uns darauf konditioniert, die mit dieser Übergangsphase einhergehenden Beschwerden als ihre einzig relevanten Aspekte zu betrachten. Sicherlich hat sich die Situation im Laufe der Zeit verbessert, dennoch hat sich dieses Trauma tief in unser kollektives Unbewusstes eingegraben und wirkt sich nicht nur darauf aus, wie Frauen wahrgenommen werden, sondern auch darauf, wie wir uns selbst und unseren Selbstwert sehen.

Viele Frauen haben unmittelbare persönliche Erfahrungen mit den Folgen dieser Vorstellungen gemacht, und zwar nicht nur in den Wechseljahren. Dank der oben beschriebenen absurden Überzeugungen und veralteten Konventionen werden unsere gesundheitlichen Sorgen regelmäßig kleingeredet oder ausgeklammert. In der Kardiologie und in der Schmerzmedizin ist es beispielsweise ein gut dokumentiertes Phänomen, dass Frauen eher als männliche Patienten nach Hause geschickt und überhaupt nicht behandelt werden, was zu einem ungünstigeren Ausgang ihrer Krankheiten führt.[15] Was genau passiert da? Frauen mit Schmerzen wird gesagt, ihre Schmerzen seien psychosomatisch, hypochondrisch oder stressbedingt.[16] Das klingt nach neunzehntem Jahrhundert, aber es geschieht hier und heute und gipfelt häufig in der Verschreibung von Antidepressiva oder Psychotherapie statt einer gezielten medizinischen Versorgung.

In Anbetracht dessen können Sie sich sicher vorstellen (oder daran erinnern), dass jegliche Probleme im Zusammenhang mit der Menopause oft als herbeifantasiert oder irrelevant abgetan wurden. Auch abgesehen von der Menopause hat die Medizin häufig eine entmutigende Form des *Gaslightings* betrieben und historisch gesundheitliche Probleme von Frauen insgesamt heruntergespielt sowie insbesondere Sorgen um die psychische Gesundheit außer Acht gelassen. So etwas kann leider dazu führen, dass wir uns als Patientinnen angewöhnen, unsere eigenen Symptome nicht ernst zu nehmen, aus Angst, als albern oder übersensibel wahrgenommen zu werden, oder auch um Bevormundung zu vermeiden. Leider kann das Ignorieren der Symptome bei einer Frau Diagnosen und Behandlungen verzögern und sie potenziell ihre Lebensqualität oder, wenn sie Pech hat, sogar mehr kosten.

Als Frauen wurde uns beigebracht, unsere Hormone zu fürchten und unsere Gehirne anzuzweifeln. Die Gesundheit des weiblichen Gehirns gehört nach wie vor zu den am wenigsten erforschten, diagnostizierten und behandelten Gebieten in der Medizin. Ganz zu schweigen von der mangelhaften Forschungsförderung. Frauen in der Menopause sind besonders unterrepräsentiert und unterversorgt – nicht nur in der Medizin, sondern auch in der Kultur und den Medien. Hier braucht es dringend einen Wandel, einen Wandel, den, wie ich hoffe, die Wissenschaft vorantreiben wird – diesmal, um Frauen zu *unterstützen*, statt ihnen Schaden zuzufügen.

In diesem Kapitel beschäftigen wir uns mit dem Dauerbrenner Genderbias in der Medizin, besonders mit dem Ausschluss von

Frauen und der nicht adäquaten Abbildung verschiedener Bevölkerungsgruppen in der vorhandenen Forschung. Die eklatante Vernachlässigung von Frauen in der Menopause in wissenschaftlichen Studien wird unter anderem durch die fehlende Einbeziehung von Women of Colour, Menschen aus unterschiedlichen sozioökonomischen Verhältnissen und mit verschiedenen Genderidentitäten noch verschärft. Diese mangelnde Repräsentation schadet uns allen. Genau wie es von Grund auf falsch ist, Frauen und Männer als medizinisch identisch zu betrachten, ist es falsch anzunehmen, dass alle Frauen denselben Zugang zu gut informierten Ärzt*innen, Fitnesscentern oder nahrhaften Lebensmitteln haben. Diese ungleiche Versorgung kann negative Folgen für die Gehirngesundheit haben, die sich wiederum auf das Erleben der Menopause auswirken können. So wichtig diese Überlegungen sein mögen, es existieren überraschenderweise so gut wie keine Studien dazu, wie sich all diese Faktoren im echten Leben bemerkbar machen. In einer idealen Welt stünden uns die Informationen, Ressourcen und Spezialist*innen zur Verfügung, die wir für eine lebenslange optimale gesundheitliche Versorgung bräuchten. Da unsere Welt jedoch bei Weitem nicht perfekt ist, zielt dieses Buch darauf ab, einige dieser Lücken zu schließen und mögliche Herausforderungen insbesondere rund um die Menopause in Angriff zu nehmen. Als Wissenschaftlerin habe ich mich diesem Anliegen mit meiner eigenen Arbeit verschrieben und setze mich aktiv dafür ein, dass andere Forschende es mir gleichtun. Indem wir die unterschiedliche Behandlung von Frauen und Männern thematisieren, hoffen wir, ein inklusives und umfassenderes Verständnis der Neurowissenschaft der Menopause zu fördern.

In diesem Sinne möchte ich daran erinnern, dass sich das Feld der Frauengesundheit parallel zu den Frauenrechten entwickelt. Generationen von Frauen haben dafür gekämpft, dass wir Zugang zu Gesundheitsversorgung haben, dass wir an klinischen Studien teilnehmen und von höherer Bildung profitieren können und dass unser Beitrag für die Gesellschaft Beachtung und Wertschätzung erfährt.

Dennoch werden wir Frauen nach wie vor hinsichtlich Einkommen, Macht, Repräsentation und Gesundheitsversorgung benachteiligt. Es ist an der Zeit, die letzten Tabus in Bezug auf unsere Körper *und* unsere Gehirne niederzureißen und damit eine Kultur des Verständnisses, der Akzeptanz und der Unterstützung rund um die Menopause zu entwickeln. Zwar fällt die Arbeit, Stigmata zu überwinden, nicht allein Frauen zu, doch wenn wir gemeinsam laut die Stimme erheben, können wir damit eine durchschlagende Wirkung erzielen. Das wäre ein Erbe, das wir stolz an unsere Töchter und Enkelinnen weitergeben und mit dem wir die Bürde für zukünftige Generationen erleichtern könnten.

3

DIE VERÄNDERUNGEN, AUF DIE SIE NIEMAND VORBEREITET HAT

WAS IST DIE MENOPAUSE?

Nachdem ich jahrzehntelang mit Patientinnen, Menschen im Gesundheitswesen und in den Medien über die Menopause gesprochen hatte, wusste ich, dass diesbezüglich große Verwirrung herrscht und eine Menge *Falsch*informationen im Umlauf sind. Zwei Dinge, die Klarheit schaffen und die Sorgen reduzieren können: (1) richtigstellen, was die Menopause ist und was nicht, und (2) Dichtung von Wahrheit unterscheiden. Welche Idee oder Vorstellung wir von etwas haben, wird uns mit und durch Sprache vermittelt. Beginnen wir also damit, dass wir uns die Terminologie anschauen, nicht unbedingt in der Weise, wie sie im allgemeinen Sprachgebrauch verwendet wird, sondern in der klinischen Praxis. Die wichtigsten Konzepte habe ich in der nun folgenden Tabelle zusammengefasst und erläutert.

***

Glossar: Was Sie über die Menopause wissen sollten

TERMINOLOGIE	BEDEUTUNG
Prämenopause oder reproduktive Phase	Die gesamte fruchtbare Zeitspanne vor dem Übergang in die Menopause.
Übergang in die Menopause	Der Zeitraum vor der Menopause, wenn der Zyklus unregelmäßig wird und sich die ersten hormonellen und klinischen Symptome der Menopause zeigen.
Menopause	Der Zeitpunkt, an dem die Monatsblutung ausbleibt. Aus klinischer Sicht endet der Übergang in die Menopause, nachdem zwölf aufeinanderfolgende Monate seit der letzten Periode vergangen sind. Die Menopause kann durch verschiedene Faktoren eintreten: Sie kann spontan oder induziert beginnen (siehe unten). Jede Frau durchlebt eine dieser Varianten.
Perimenopause	Eine Zeitspanne, die gegen Ende des Übergangs in die Menopause beginnt und bis in das erste Jahr nach der letzten Periode hineinreicht. Die Perimenopause ist vorbei und die Menopause beginnt, nachdem Sie zwölf aufeinanderfolgende Monate lang keine Periode mehr hatten.
Postmenopause	Die Lebensphase, die zwölf Monate nach der letzten Periode beginnt.
Spontane oder »natürliche« Menopause	Die Menstruation hört auf, wenn in den Eierstöcken keine Eizellen mehr zur Verfügung stehen, und die Produktion von Östrogen und Progesteron aufgrund des Alterungsprozesses nachlässt. Bei der großen Mehrheit aller Frauen weltweit beginnt die Menopause zwischen dem neunundvierzigsten und zweiundfünfzigsten Lebensjahr. Das Alter kann basierend auf der geografischen Lage und dem ethnischen Hintergrund einer Person variieren.

Frühe oder vorzeitige Menopause	Die Menopause vor dem vierzigsten (vorzeitig) oder dem fünfundvierzigsten (früh) Lebensjahr. Dies kann eintreten aufgrund von: ▪ Genetischen Faktoren ▪ dem Polyzystischen Ovarialsyndrom (PCOS) ▪ Autoimmunerkrankungen ▪ Infektionen ▪ Operation ▪ Medizinischen Behandlungen
Induzierte Menopause	Aufgrund einer operativen Entfernung der Eierstöcke (*Oophorektomie*) oder der Einstellung der Eierstockfunktion durch medizinische Behandlungen wie Chemotherapie oder Bestrahlung findet keine Menstruation mehr statt.
Chirurgisch bedingte Menopause	Menopause aufgrund von operativen Eingriffen. Diese kann in jedem Alter auftreten als Folge von: ▪ bilateraler Oophorektomie: Entfernung beider Eierstöcke ▪ bilateraler Salpingo-Oophorektomie: Entfernung beider Eierstöcke und Eileiter ▪ vollständiger Hysterektomie: Entfernung der Gebärmutter, des Muttermunds, der Eierstöcke und der Eileiter ▪ Eine partielle Hysterektomie (Entfernung der Gebärmutter, jedoch nicht der Eierstöcke), die Entfernung von Eierstockzysten oder eine Endometriumablation bewirken keine Menopause, können aber den Blutzufluss zu den Eierstöcken beeinträchtigen und dadurch bereits in jüngeren Jahren Symptome der Menopause hervorrufen.

Menopause aufgrund von medizinischen Behandlungen	Menopause, die durch eine vorübergehende oder dauerhafte Beschädigung der Eierstöcke durch medizinische Behandlungen ausgelöst wird. Diese kann in jedem Alter auftreten, häufig als Ergebnis von: ■ Bestrahlung oder Chemotherapie ■ Antihormontherapie (Östrogenhemmer wie Tamoxifen): Medikamente, die die Östrogen-aktivität in bestimmten Geweben blockieren ■ Aromatasehemmern: Medikamente zur Unterdrückung der Östrogenproduktion im ganzen Körper ■ GnRH-Agonisten: Medikamente, die die Eierstöcke davon abhalten, Östrogen und Progesteron zu produzieren, und auf diese Weise den Eisprung stoppen

In medizinischer Hinsicht bezeichnet die Menopause das einjährige Jubiläum Ihrer letzten Periode. Kurz gesagt lässt sich die Menopause erst bestätigen, wenn Sie ein Jahr oder länger keine Periode mehr hatten. Das bedeutet, dass Sie so lange abwarten müssen, bevor Ihre letzte Periode wirklich als die *letzte* gilt.

Aus klinischer Perspektive ergibt das Sinn, aber im wahren Leben kann dieses System ziemlich verwirrend sein. Diese Definition der Menopause impliziert, dass man einen einzigen Moment erlebt, der an einem bestimmten Tag stattfindet, ähnlich wie Jahrzehnte zuvor die erste Periode. Man könnte meinen, eines Tages würde die Monatsblutung plötzlich einfach aufhören, und das wäre es dann. Viele Frauen, die ihre Menopause bereits hinter sich haben und es besser wissen, lachen bei dieser Vorstellung wahrscheinlich bitter auf. In Wahrheit ist die Menopause kein Tag, der irgendwann eintritt, sondern ein dynamischer und manchmal langwieriger *Prozess*, der sich über mehrere Jahre hinziehen kann. Und sie ist eine Zeit, in der das, was früher normal war, nun fließend und im Wandel ist.

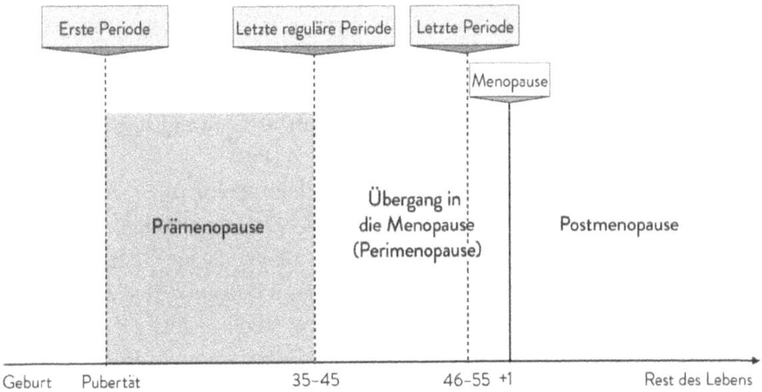

Abbildung 2. Die drei Phasen der Menopause

Wie die Menopause abläuft: Alter und Phasen

Die Komplexität des Übergangs in die Menopause wird erst allmählich in medizinischen Lehrbüchern formalisiert.[1] In einigen von ihnen wird die Menopause als Ereignis in mehreren Phasen beschrieben. Genauer gesagt sind es drei Hauptphasen: Prämenopause, Perimenopause und Postmenopause.

Wie in Abbildung 2 gezeigt:

▶ PRÄMENOPAUSE

Solange sie einen regelmäßigen Zyklus haben, sind Sie in der »fruchtbaren« oder prämenopausalen Phase. Sie beginnt mit der Pubertät und endet mit dem Übergang in die Menopause.

▶ PERIMENOPAUSE

Der Übergang in die Menopause beginnt, wenn Ihre Periode unregelmäßig wird. Diese Phase wird häufig auch Perimenopause genannt. Anfangs kann Ihr Zyklus etwas unzuverlässiger werden. Die Periode kann früher oder später beginnen, länger oder kürzer sein, schmerzhafter oder weniger schmerzhaft, stärker oder leichter. Mit anderen Worten: alles ist möglich. Irgendwann bleibt sie zwei Monate oder länger ganz aus. Zu diesem Zeitpunkt ist die Wahrscheinlichkeit hoch, dass Symptome wie Hitzewallungen sowie mögliche Veränderungen der Schlafqualität, Stimmung und Kognition auftreten, und selbst die Tapfersten unter uns sich fühlen, als wäre der Spaß vorbei. Das Durchschnittsalter für den Beginn der Perimenopause ist siebenundvierzig Jahre, es kann jedoch abhängig von ethnischer Zugehörigkeit, Genetik und Lebensstilfaktoren variieren.[2] Der Übergang erstreckt sich in der Regel über vier bis acht Jahre, kann aber bis zu vierzehn Jahre dauern.

▶ POSTMENOPAUSE

Ist nach Ihrer letzten Periode ein ganzes Jahr vergangen, dann sind Sie in der Postmenopause angekommen. Doch nehmen wir mal an, Sie hatten ein Jahr lang keine Periode und plötzlich, bumm, kommt überraschend doch wieder eine. Was dann? In diesem Fall wird die Uhr zurückgedreht und Sie befinden sich wieder in der Perimenopause! Sie gehen also zurück auf Start und warten erneut darauf, die Postmenopause zu erreichen. Wichtig zu wissen ist, dass jegliche Symptome üblicherweise ein paar Jahre nach der letzten Periode zurückgehen oder ganz verschwinden, allerdings nicht immer. Bei den meisten Frauen setzt die Menopause zwischen vierzig und achtundfünfzig ein, das Durchschnittsalter ist einundfünfzig oder zweiundfünfzig.[3] Der genaue Zeitpunkt ist individuell jedoch recht unterschiedlich. Hinzu kommt, dass dieser Fahrplan nur für Frauen gilt, bei denen die Menopause *spontan* eintritt, das heißt, die Menstruation hört im mittleren Lebensalter aufgrund des hormonellen Alterungsprozesses auf. Viele Frauen gehen in einem jüngeren Alter und aus anderen Gründen durch die Menopause.

▶ FRÜHE ODER VORZEITIGE MENOPAUSE

Einige Frauen kommen vor dem fünfundvierzigsten Lebensjahr (frühe Menopause) oder sogar vor dem vierzigsten (vorzeitige Menopause) in die Menopause. Bei etwa 1 bis 3 Prozent der Frauen geschieht das, weil die Eierstöcke nur wenige Fortpflanzungshormone produzieren, eine Erkrankung, die sich primäre Ovarialinsuffizienz nennt (POI). Bei anderen Frauen tritt die Menopause aufgrund einer Autoimmun- oder Stoffwechselerkrankung, einer Infektion oder aus genetischen Gründen vorzeitig oder früh ein. Der häufigste Grund sind jedoch Operationen und bestimmte medizinische Behandlungen. In diesem Fall spricht man von einer induzierten Menopause. Diese unterscheidet sich in vielerlei Hinsicht von der spontanen Menopause.

▶ INDUZIERTE MENOPAUSE

Viele Frauen durchleben die induzierte Menopause, also das Ende des Eisprungs aufgrund einer chirurgischen Entfernung der Eierstöcke (*Oophorektomie*) oder der Einstellung der Eierstockfunktion wegen medizinischer Behandlungen wie Chemotherapie oder Bestrahlung. Frauen, deren Eierstöcke operativ entfernt werden, so-

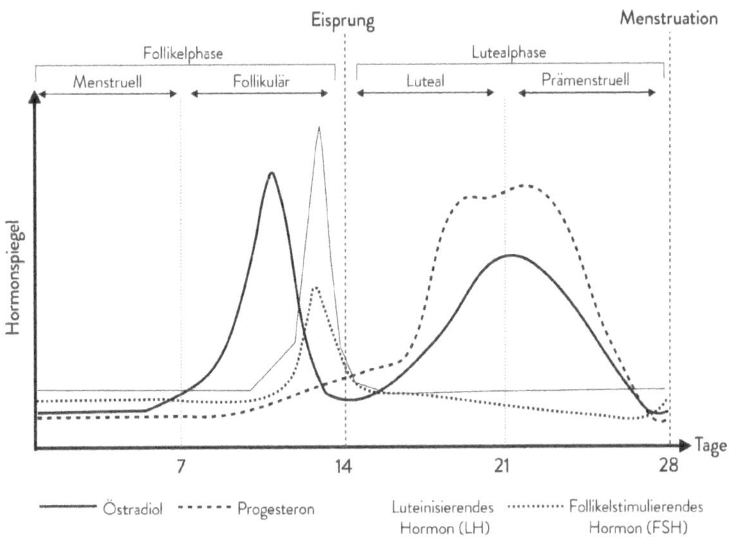

Abbildung 3. Sexualhormone im Monatszyklus

lange sie noch einen Zyklus haben, kommen kurz nach dem Eingriff in die Menopause. Frauen, deren Eierstöcke aus anderen medizinischen Gründen aufhören zu arbeiten, können die Menopause ebenfalls früher erreichen. Während die Menopause nach einer Operation sehr schnell eintritt, kann es sich in diesem Fall über Wochen oder Monate hinziehen. Bei einer *partiellen* oder einfachen *Hysterektomie*, bei der die Gebärmutter entfernt wird, die Eierstöcke jedoch nicht, verhält es sich ein wenig anders: Die Menstruation hört zwar auf, nicht aber der Eisprung. Daher löst sie auch keine frühe Menopause aus. Allerdings kann die Hormonproduktion sinken und die Durchblutung der Eierstöcke ebenfalls zurückgehen. Und das kann wiederum früher als erwartet Wechseljahressymptome hervorrufen.

Wie kommt es zur Menopause?

Um zu verstehen, was unser Körper während der Menopause erlebt, müssen wir uns zuerst anschauen, wie die Hormone arbeiten – und zwar vor der Menopause. In unseren fruchtbaren Jahren spielt sich ungefähr alle 28 Tage ein komplizierter Tanz aus hormonellen Feedbackloops ab. Die wichtigsten Sexualhormone, die daran beteiligt sind, sind Östrogen (der Fachbegriff ist *Östradiol* oder *Estradiol*), Progesteron, das follikelstimulierende Hormon (FSH) und das luteinisierende Hormon (LH, oder Gelbkörperhormon). Wie Sie in Abbildung 3 sehen können, steigt und sinkt ihre Konzentration an verschiedenen Punkten des Zyklus von Tag eins der Periode bis zum Beginn der nächsten Periode.

Die erste Hälfte des Zyklus bezeichnet man als *Follikelphase*. In dieser Zeit steigen die Hormone FSH und LH an, um die Entwicklung mehrerer *Follikel* anzuregen, die jeweils eine Eizelle aus den Eierstöcken enthalten. Während die Follikel reifen, bewirkt das Östrogen ein Wachstum der Gebärmutterschleimhaut, damit das Ei die nötige Unterstützung hat, um ein Baby zu beherbergen. Ist der Östrogenspiegel ausreichend hoch, lässt ein Anstieg des Gelbkörperhormons

(LH) den sogenannten dominanten Follikel platzen und entlässt die reife Eizelle in den Eileiter. Dieser Vorgang, der *Eisprung*, findet in der Mitte des Zyklus statt. Dies ist zugleich der Zeitpunkt, an dem eine Schwangerschaft am wahrscheinlichsten ist.

Die zweite Zyklushälfte wird *luteinisierende Phase* genannt. Hat eine Befruchtung stattgefunden, bleiben die Östrogen- und Progesteronlevel hoch. Das soll einen Abbau der Gebärmutterschleimhaut verhindern, damit sich die Plazenta entwickeln kann. Hat keine Befruchtung stattgefunden, sinkt der Spiegel dieser Hormone und sorgt dafür, dass die Gebärmutter die Schleimhaut abstößt und die Menstruation beginnt.

Auch wenn der Monatszyklus relativ komplex ist, läuft meist alles nach Plan, solange diese Hormone zusammenarbeiten, einander harmonisch unterstützen und regulieren. Bis ein wichtiges Ereignis diese fein austarierte Balance stört: die Menopause. Beim Übergang in die Menopause geht der Vorrat an Eizellen zurück und der Körper produziert weniger Östrogen. Das ist jedoch kein linearer oder gleichmäßiger Prozess, da das Östrogen nicht so leicht aufgibt.

Wie Sie in Abbildung 4 sehen können, fällt das Östrogen nicht auf einmal ab, vielmehr kann es passieren, dass es während des Rückgangs stark schwankt. Nicht alle Frauen erleben diese Veränderungen. Doch im Allgemeinen ist der Kurvenbereich, der die »Zeit vor der Menopause« darstellt, flach. Das liegt daran, dass der Östrogenspiegel im Laufe des Monatszyklus in einem regelmäßigen Rhythmus steigt und sinkt, die Östrogenkonzentration also gleichbleibt. Der Teil der Kurve »nach der Menopause« ist ebenfalls praktisch flach, da das Östrogenniveau zu diesem Zeitpunkt gleichmäßig niedrig ist. Der Abschnitt »während der Menopause« sieht jedoch aus wie ein Seismogramm bei einem Erdbeben. Da die Länge und die Häufigkeit des Menstruationszyklus in der Phase des Übergangs in die Menopause zunehmend unregelmäßig werden, schwankt auch die Östrogenkonzentration dramatisch.

Östrogen ist nicht das einzige Hormon mit Aufs und Abs. Während die Feedbackloops, die alle Sexualhormone so sorgfältig reguliert haben, aus dem Rhythmus geraten, flacht das Progesteron schließlich ab, FSH und LH dagegen nehmen zu. Diese hormonelle Achterbahn kann die scheinbar willkürlichen und häufig unvorhersehbaren physischen und psychologischen Symptome vieler Frauen in der Menopause auslösen oder dazu beitragen.

Nun sehen wir, wie die klinische Einordnung der Menopause den ganzen Prozess auf zwei Arten verwirrend erscheinen lassen kann. Erstens geschieht die Menopause nicht über Nacht. Zweitens gehen zwar alle Frauen durch die Menopause, sie erleben sie aber sehr unterschiedlich. Jede von uns besitzt einen einzigartigen hormonellen Fingerabdruck, ein einzigartiges Fortpflanzungssystem und ein einzigartiges Gehirn. Dieser Individualität trägt die Medizin formell noch nicht Rechnung, doch es ist klar, dass sowohl die Zeitachse als auch die Symptome der Menopause von Frau zu Frau stark variieren können. All das hat nicht nur bewirkt, dass unter den Patientinnen Unsicherheit herrscht, sondern auch zu weitverbreiteten Ungenauigkeiten rund um die Menopause selbst geführt, die wir nun klären werden.

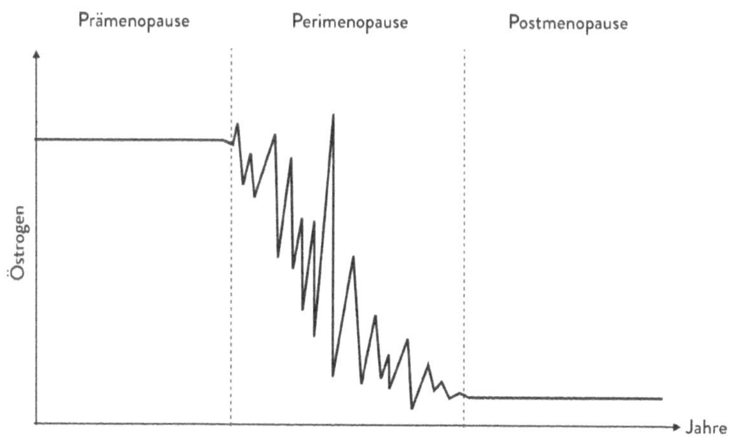

Abbildung 4. Östrogenkonzentration vor, während und nach dem Übergang in die Menopause

FAQS ZUR MENOPAUSE

Ist die Menopause eine Krankheit?

Die Menopause ist ein physiologischer Prozess im Leben einer Frau. Auch wenn sich die damit einhergehenden Symptome und Herausforderungen nicht normal anfühlen mögen, ist sie keine Krankheit. Sie ist eine Übergangsphase und muss weder geheilt noch »repariert« werden. Sie sollte jedoch thematisiert und die Symptome wenn nötig behandelt werden.

Haben nur ältere Frauen mit der Menopause zu tun?

Die meisten Frauen kommen in ihren Vierzigern oder Fünfzigern in die Menopause. Im Durchschnitt tritt sie im Alter von einundfünfzig oder zweiundfünfzig Jahren auf, was nicht alt ist. Jüngste Studien deuten übrigens darauf hin, dass das tatsächliche Durchschnittsalter für die Menopause weltweit neunundvierzig ist, sie also sogar noch früher beginnt.[4] Wie bereits erwähnt, variiert der genaue Zeitpunkt von Frau zu Frau und er kann von Ende dreißig bis Anfang sechzig eintreten.

Muss man ein Blutbild machen lassen, um die Menopause zu diagnostizieren?

Da die Periode während des Übergangs in die Menopause immer seltener wird und man sich daran gewöhnt, dass sie hin und wieder ausbleibt, kann es schwierig sein, genau zu wissen, wann sie endgültig aufgehört hat. Deshalb fragen sich viele Frauen, ob sie nun in der Menopause sind oder nicht. Ich werde häufig gefragt, ob es einen einfachen Hormontest gibt, der einem sagt, ob man sich auf die Menopause zu bewegt oder sie bereits hinter sich hat. Die Antwort ist: Nein. Blutuntersuchungen können hilfreich sein, sind aber nicht nötig, um die Menopause zu diagnostizieren. Wenn Sie vermuten, dass Sie sich in der Perimenopause befinden oder wissen wollen, ob Sie bereits in der Postmenopause sind, ist es das Beste, eine vollständige medizinische Untersuchung durch eine qualifizierte Ärztin oder einen qualifizierten Arzt vornehmen zu lassen. Die Diagnose beruht auf Ihrem Alter, ihrer medizinischen Vorgeschichte, Ihren Symptomen und der Häufigkeit Ihrer Periode. Ein Blutbild kann als zusätzliche Information dienen, wird in der Regel jedoch nicht benötigt.

Ganz allgemein gesagt, braucht man keine Hormontests, um festzustellen, ob sich eine siebenundvierzig Jahre alte Frau mit unregelmäßiger Periode in der Perimenopause befindet (höchstwahrscheinlich ja) oder ob eine achtundfünfzigjährige Frau, die seit Jahren keine Periode mehr hatte, in der Postmenopause ist (höchstwahrscheinlich ja). Hormontests werden empfohlen, um Schwierigkeiten mit der Fruchtbarkeit einzuschätzen, oder wenn die Periode in jungen Jahren ausbleibt, wie bei einer Ovarialinsuffizienz.

Ein weiterer Grund für einen Hormontest ist das polyzystische Ovarialsyndrom, eine Hormonstörung, die sich auf die Regelmäßigkeit des Monatszyklus und die Fruchtbarkeit auswirken kann. Eine Laboranalyse kann auch helfen, den Status von Frauen, die aufgrund eines medizinischen Eingriffs keine Periode mehr haben, zu prüfen. Zu diesen Eingriffen gehört die partielle Hysterektomie (die operative Entnahme der Gebärmutter, nicht aber der Eierstöcke) oder die Endometriumablation (Entfernung der Uterusschleimhaut). Diese Verfahren bewirken, dass die Monatsblutung ausbleibt, der Eisprung jedoch weiterhin stattfindet. Hier ist das Auftreten von Wechseljahrssymptomen der erste Indikator für die Menopause, und ein Blutbild liefert unterstützende Beweise. In diesen Fällen wird die Konzentration von Östrogen und anderen Hormonen, vor allem FSH und einem weiteren Hormon namens Inhibin B, gemessen. Inhibin B reguliert die FSH-Produktion und kann als Marker für die Eierstockfunktion und die Follikelmenge dienen. Die Sollwerte sind in der Tabelle unten abgebildet. Sind die Werte für Östrogen und Inhibin B niedrig, für FSH hoch *und* hatte die Frau ein Jahr lang keine Periode, geht man im Allgemeinen davon aus, dass sie in der Menopause ist. Ein einziges Laborergebnis kann jedoch irreführend sein, da die Konzentration dieser Hormone von Tag zu Tag schwanken kann – und zwar ziemlich stark. Hinzu kommt, dass ein hoher FSH-Wert bei einer Frau, die Hitzewallungen und keine Periode hat, nicht bedeutet, dass sie sich nicht noch in der Perimenopause befinden kann.

Blutuntersuchungen bei Frauen in der Perimenopause sind besonders kompliziert, da sich die Hormonwerte im Laufe des Zyklus verändern und der Zyklus nun unregelmäßig ist, was die Schwankungsbreite noch vergrößert. Entgegen verbreiteter Vorstellungen variiert zudem das Östrogenniveau in der Perimenopause extrem und ist manchmal *höher* als man erwarten würde, nicht niedriger. Denken Sie außerdem daran, dass hormonelle Verhütungsmittel wie die Pille oder manche Intrauterin-Systeme (zum Beispiel Hormonspiralen) die Monatsblutung verhindern und die Genauigkeit des FSH-Tests beeinträchtigen können, was die Diagnose, ob die Menopause bei einer Frau bereits eingetreten ist oder nicht, erschwert.

Labortests für die Menopause: Referenzbereiche

	PRÄMENOPAUSE			**POSTMENOPAUSE**
	Follikelphase	**Eisprung**	**Lutealphase**	
Östradiol (pg / ml)	12,4–233	41–398	22,3–341	<138

Progesteron (ng / ml)	0,06–0,89	0,12–12	1,83–23,91	<0,05–0,13
LH (mIU / ml)	2,4–12,6	14–95,6	1–11,4	7,7–58,5
FSH (mIU)	3,5–12,5	4,7–21,5	1,7–7,7	25,8–134,8
Inhibin B (pg / ml)	10–200			<5

Kann man anhand von Blutuntersuchungen voraussagen, wann man in die Menopause kommen wird?

Bluttests geben keine Auskunft darüber, wann Sie die Menopause erreichen. Was die Menopause angeht, steht nur eins fest: Irgendwann werden Ihren Eierstöcken die Follikel ausgehen und Sie werden in die Wechseljahre kommen. Alles andere ist wie eine angekündigte Sofalieferung – schwer zu sagen, wann sie genau stattfindet. Also nein, es gibt keine sichere Möglichkeit vorauszusagen, wann Sie durch die Menopause gehen werden, und definitiv bringen Sie hier Blutuntersuchungen nicht weiter. Die beste Orientierung ist … Ihre Mutter. Haben bei Ihrer Mutter die Wechseljahre früh, spät oder irgendwo dazwischen begonnen, können Sie einigermaßen sicher davon ausgehen, dass es bei Ihnen ähnlich sein wird. Das Erleben und die Symptome der Menopause ähneln sich tendenziell ebenfalls bei Mutter und Tochter, daher ist es hilfreich, so früh wie möglich über dieses Thema zu sprechen.

Ein weiterer sehr guter Indikator, wie Ihre Menopause sein wird, sind Sie selbst. Die Art und Weise, wie Sie die Pubertät und später gegebenenfalls die Schwangerschaft erlebt haben, kann wichtige Erkenntnisse für Ihren Weg durch die Menopause liefern. Diesen Lebensphasen widmen wir uns in Teil 2, an dieser Stelle also nur kurz dazu: Wenn Sie in der Pubertät und mehr noch in der Schwangerschaft oder nach der Geburt eines Kindes unter Stimmungsschwankungen, Gereiztheit oder Veränderungen des emotionalen Zustands gelitten haben, ist die Wahrscheinlichkeit höher, dass Sie auch in der Menopause Befindlichkeitsstörungen haben werden. Das Gleiche gilt, falls Sie Erfahrung mit Hitzewallungen, Schlafschwierigkeiten oder Brain Fog während dieser Zeit gemacht haben – die Wahrscheinlichkeit für diese Symptome ist dann im Übergang in die Menopause ebenfalls erhöht. Wie Sie die Menopause erleben, wird jedoch zusätzlich durch viele Faktoren wie Ihren Lebensstil, Ihre Umwelt, Ihre medizinische Geschichte und kulturelle Überzeugungen beeinflusst und kann auch dadurch verändert werden.[5]

Sind Blutuntersuchungen notwendig, um zu entscheiden, ob eine Hormonersatztherapie (HET) angezeigt ist?

Blutuntersuchungen sind nicht nötig, wenn Sie Hormone zur Linderung ihrer Symptome einnehmen wollen. Das hängt damit zusammen, dass wir nicht die Hormonkonzentration als solche behandeln. Wir behandeln die Symptome der Menopause, die nicht notwendigerweise mit der Hormonmenge korrelieren. Sie können Symptome haben, obwohl Ihre Hormone innerhalb der Normwerte liegen, und Sie können beispielsweise einen niedrigen Östrogenspiegel haben, aber keine Symptome.

Sind Speichel- und Urintests genauso gut wie Blutuntersuchungen?

Eine Blutuntersuchung ist die einzige exakte Testmöglichkeit für den Hormonspiegel. Speichel- und Urintests werden häufig zur Bestimmung der Werte von Fortpflanzungshormonen angeboten. Sie sind allerdings weniger präzise als Blutuntersuchungen und werden in der klinischen Praxis nicht empfohlen. Der bekannte DUTCH-Test (Dried Urine Test for Comprehensive Hormones) ist ebenfalls weniger verlässlich als eine Blutuntersuchung.

Kann man eine Hormonersatztherapie bereits vor der Menopause beginnen?

Die HET kann sowohl vor als auch nach der Menopause durchgeführt werden. Vor der Menopause wird sie üblicherweise verschrieben, um spezifische Erkrankungen wie die prämature Ovarialinsuffizienz (POI) zu behandeln, und bei anderen medizinischen Indikationen. Frauen, die nicht unter einer solchen Krankheit leiden, erhalten die HET leider meist erst nach der Menopause statt in der Übergangsphase davor. Aus wissenschaftlicher Perspektive wurde die HET für aktive Symptome entwickelt, die in der Perimenopause häufiger auftreten und die Lebensqualität stärker einschränken können als in der Postmenopause. Die Entscheidung für oder gegen eine HET, den Zeitpunkt und die Dauer sollten auf der Grundlage der individuellen Umstände und Bedürfnisse jeder einzelnen Patientin entschieden werden.

Gibt es verschiedene Arten der Menopause?

Ja, es gibt verschiedene Arten der Menopause. Die wichtigsten sind die spontane und die induzierte Menopause. Letztere tritt etwa nach einer Operation, einer Bestrahlung oder einer Chemotherapie ein. Die unterschiedlichen Arten sind in einer Tabelle am Anfang des dritten Kapitels zusammengefasst.

Wie sicher ist eine Entfernung der Eierstöcke?

Oophorektomien werden in der Regel als Teil einer Hysterektomie (einer Entfernung der Gebärmutter) durchgeführt, der nach dem Kaiserschnitt zweithäufigsten größeren Operation an Frauen in den USA und in Deutschland.[6] Eine Oophorektomie ist die Behandlung der Wahl bei einem Ovarialkarzinom (Eierstockkrebs). An dieser Krebsart sterben nach wie vor jedes Jahr allein in den USA etwa 14700 Frauen. In Deutschland sind es etwa 5000 Frauen.[7] Die Entfernung der Eierstöcke und der

Eileiter mittels eines Verfahrens, das sich bilaterale Salpingo-Oophorektomie (BSO) nennt, hat einen nachgewiesenen klinischen Nutzen, wenn ein Ovarialkarzinom festgestellt oder vermutet wird.[8] Sie kann außerdem bei Frauen, in deren Familie Eierstockkrebs aufgetreten ist oder die eine genetische Prädisposition dafür haben, wie bestimmte BRCA-Genmutationen (BRCA steht für BReastCAncer), und bei Frauen mit Erkrankungen wie dem Lynch-Syndrom oder dem Peutz-Jeghers-Syndrom, präventiv durchgeführt werden. Damit beschäftigen wir uns eingehender in Kapitel 11.

Fürs Erste ist es hilfreich zu wissen, dass ungefähr 90 Prozent aller Hysterektomien, bei denen häufig auch die Eierstöcke entfernt werden, aus anderen Gründen als Krebs vorgenommen werden.[9] Zu diesen »gutartigen« Erkrankungen gehören Endometriose, Myome, gutartige Tumore, Zysten, Ovarialtorsionen (die Verdrehung eines Eierstocks) und Tuboovarialabszesse (eine mit Eiter gefüllte Blase im Bereich der Eileiter und Eierstöcke). In solchen Fällen ist es übliche Praxis, wann immer möglich die Eierstöcke bei einer Hysterektomie zu erhalten, wenn sie normal funktionieren.[10] Denn selbst wenn die Oophorektomie eine risikoarme Operation ist, führt sie unweigerlich zur Menopause. Deshalb ist sie ein heikler Eingriff mit potenziell langfristigen Gefahren für die Gesundheit einer Frau. Eine solche Operation erfordert Beratung und ein gründliches Abwägen der möglichen Vor- und Nachteile.

Und selbst beim Verdacht auf Eierstockkrebs häufen sich die Belege dafür, dass der Krebs in den Eileitern entsteht, und damit die Entfernung der Eileiter, nicht aber der Eierstöcke, das Risiko signifikant senkt, ohne die Menopause einzuleiten.

Auch um die Frage, ob eine präventive Oophorektomie für alle Frauen in der Postmenopause vorteilhaft ist, herrscht Verwirrung. Obwohl noch viel über dieses Thema diskutiert wird, lässt sich sagen, dass die Eierstöcke auch Jahre nach der Menopause noch kleine Mengen Östrogen sowie zwei weitere Hormone produzieren: Testosteron und Androstendion. Muskel- und Fettzellen verwandeln Testosteron und Androstendion in mehr Östrogen. Einige Studien deuten darauf hin, dass bei Frauen ohne Kontraindikationen der Erhalt der Eierstöcke auch nach der Menopause trotzdem das Risiko für Osteoporose, Herzerkrankungen und Schlaganfälle im späteren Leben reduziert.[11] Deshalb empfehlen aktuelle Richtlinien den Erhalt der Eierstöcke bei postmenopausalen Frauen ohne genetische oder andere Risiken, bei denen eine Hysterektomie wegen einer gutartigen Erkrankung durchgeführt wird.[12]

Falls Sie also jemals in die Situation geraten, dass Ihnen die Gebärmutter entnommen werden muss, und man Ihnen vorschlägt, auch gleich die Eierstöcke zu entfernen, Sie aber keinen Eierstockkrebs oder eine genetische Prädisposition dazu haben, diskutieren Sie die Vor- und Nachteile des Eingriffs, beziehen Sie dabei alle Aspekte ihrer medizinischen und familiären Vorgeschichte mit ein, und fragen Sie, was der Grund für diese Empfehlung ist. Denken Sie jedoch daran, dass es Fälle gibt, in denen eine Oophorektomie ratsam ist, selbst wenn Sie keinen Krebs und kein Krebsrisiko haben, und andere Situationen, in denen der Erhalt der Eierstöcke angebracht ist.

Um es ganz klar zu sagen, hier geht es nicht darum, Patientinnen dazu zu raten, notwendige Behandlungen abzulehnen. Der Punkt ist, dass ihnen häufig mögliche Risiken dieser Operationen nicht deutlich genug erklärt werden. »Ich wünschte, ich hätte das gewusst«, ist ein Satz, den ich allzu oft gehört habe. Es ist wichtig zu verstehen, was diese Eingriffe mit sich bringen, sowohl in naher als auch in ferner Zukunft, und welche Behandlungsoptionen es gibt, sodass jede einzelne Frau eine informierte Entscheidung für sich selbst und ihre eigene Gesundheit treffen kann.

Wirkt sich die Menopause nur körperlich aus?

Ganz sicher nicht. Die Menopause ist eine körperliche und mentale Erfahrung. Verändern sich die Hormone, verändern auch wir uns. Die Menopause ist nicht nur ein Phänomen, das die Fortpflanzung betrifft, sie hat Auswirkungen auf die Gedanken, die Gefühle, das Selbstbild und das Verhalten einer Frau. Im nächsten Kapitel werden wir uns anschauen, wie viele Symptome der Menopause eine Reaktion auf die Veränderungen des Gehirns in dieser Lebensphase sind.

4

IHR MENOPAUSENGEHIRN IST KEINE EINBILDUNG

KEINE MENOPAUSE GLEICHT DER ANDEREN

In der Menopause bekommt der Ausdruck »hitzköpfig« eine ganz neue Bedeutung. Die Menopause wird weithin als Einzelereignis betrachtet, in Wirklichkeit ist sie jedoch mehr wie ein Syndrom, das eine Reihe von weit über dreißig Symptomen umfassen kann, die von Frau zu Frau unterschiedlich auftreten und wieder verschwinden können. Um es noch komplizierter zu machen, haben manche Frauen einige, andere gar keine Symptome. Ganz allgemein kann man sagen, dass es Frauen gibt, die kaum von Beschwerden berichten. Die große Mehrheit – in Deutschland sind das etwa 75 bis 80 Prozent[1] – erlebt jedoch Hunderte individueller Symptomkombinationen.

Manche Symptome sind *somatisch*, also körperlich, und beeinträchtigen Sie vom Hals abwärts, andere hingegen *neurologisch*, sie betreffen also das Gehirn. Bemerkenswert ist, dass das Repertoire der Menopause mindestens so viele Symptome des Gehirns aufweist wie körperliche, auch wenn sie leicht verwechselt werden können. Beispielsweise glauben viele Frauen, Hitzewallungen seien ein Zeichen dafür, dass mit ihrer Haut etwas nicht stimme. Die Haut hat damit jedoch nichts zu tun. Hitzewallungen werden vom Gehirn ausgelöst und sind ein neurologisches Symptom.

Steigen wir tiefer ein in die Unterscheidung der beiden Typen. Das Spektrum der häufigsten körperlichen Symptome der Menopause ist breit und ihre Auswirkungen sind stark. Zu ihnen zählen Veränderungen der Monatsblutung und der Häufigkeit ihres Auftretens, urogenitale Symptome wie Scheidentrockenheit, Schmerzen beim Sex, Stressinkontinenz oder eine überaktive Blase. Muskuläre Veränderungen zeigen sich in Form von Gelenkschmerzen und -steifigkeit, Muskelverspannungen und -schmerzen, zu den Knochen betreffenden Symptomen gehören brüchige Knochen und ein erhöhtes Osteoporoserisiko. Auch Brustveränderungen können auftreten, wie Empfindlichkeit, Erschlaffen und Schwellungen der Brüste. Es ist jedoch sehr wichtig, die weniger häufig besprochenen körperlichen Symptome der Menopause nicht außer Acht zu lassen, die das Leben und das Wohlbefinden einer Frau enorm beeinträchtigen können. Das sind unter anderem ein unregelmäßiger Herzschlag und Herzklopfen, was sehr beängstigend sein kann, eine andere Körperzusammensetzung, Gewichtszunahme und ein langsamerer Stoffwechsel oder Verdauungsprobleme, Blähungen, Sodbrennen und Übelkeit. Weitere Symptome sind dünner werdendes Haar, brüchige Nägel, trockene Haut und Juckreiz; ein anderer Körpergeruch; Veränderungen des Geschmacks sowie ein trockener oder brennender Mund; Tinnitus, gedämpftes Hören oder Geräuschempfindlichkeit und sogar die Entwicklung neuer Allergien. Diese Symptome sollten nicht auf die leichte Schulter genommen werden, sie können für sich genommen schon sehr belasten. Einige vermitteln Ihnen unter Umständen sogar fälschlicherweise den Eindruck, der eigene Körper würde Sie verraten, oder fühlen sich so an, als würden Sie die Kontrolle oder gar den Verstand verlieren.

Die neurologischen, also mit dem Gehirn verknüpften Auswirkungen der Menopause sind es jedoch, die Frauen typischerweise die größten Sorgen bereiten. Einige klingen möglicherweise vertraut, wie die berüchtigten Hitzewallungen, andere überraschen vielleicht (oder es überrascht Sie, dass sie ebenfalls im Gehirn ausgelöst werden). Das hormonelle Chaos in der Lebensmitte kann nicht nur Veränderungen der Körpertemperatur in Gang setzen, sondern auch der Stimmung, des Schlafrhythmus des Stressniveaus, der Libido und der kognitiven Leistung. Wichtig: Diese Symptome können ohne Hitzewallungen auftreten. Einige Frauen entwickeln neurologische Beschwerden wie Schwindel, Fatigue, Kopfschmerzen und Migräne. Andere berichten von extremeren Symptomen, darunter schwere Depressionen, starke Ängste, Panikattacken und sogar »Elektroschock«-Gefühle. All diese Symptome entstehen nicht in den Eierstöcken, sondern im Gehirn. Doch obwohl wir immer mehr körperliche Symptome der Menopause als solche (an)erkennen, beginnen wir erst jetzt, das gesamte Ausmaß an emotionalen, verhaltensmäßigen und kognitiven Umstellungen, die in dieser Übergangsphase auftreten können, zu erfassen. Leider sind sich wenige Frauen und vielleicht noch weniger Ärzte und Ärztinnen bewusst, wie verbreitet diese Symptome sind. Was vielen auch nicht klar ist: Wie störend, stark und schwer sie sein können. Dafür sind wir hier. In diesem Kapitel schauen wir uns die wichtigsten »Gehirnsymptome« der Menopause an.

Ganz schön heiß hier

Während Ihnen das allmähliche Verschwinden Ihrer Periode vielleicht nicht sofort auffällt, sind Hitzewallungen schwer zu ignorieren. Sie gelten als das Hauptmerkmal der Menopause, 85 Prozent aller Frauen leiden darunter.[2] Der medizinische Begriff dafür lautet *vasomotorische Symptome*. Das bedeutet, dass sie durch die Verengung oder Erweiterung von Blutgefäßen entstehen. Das Ergebnis ist ein plötzlicher Ausbruch von Hitze, den Sie normalerweise im Gesicht, am Hals und im Brustbereich spüren. Die Haut kann rot werden, als würden Sie sich schämen oder hätten einen Fieberanfall, und meistens schwitzen Sie entsprechend stark. Und verlieren Sie dabei zu viel Wärme, können Sie sogar frösteln.

Die Bezeichnung »Hitzewallung« suggeriert ein Aufwallen, das sich schnell wieder verflüchtigt. So ist es leider nicht. Dieses Wechseljahressymptom kann einige Minuten bis zu einer Stunde anhalten. Nicht nur dauert es, bis es vorübergeht, sondern es kann auch recht lange Teil Ihres Lebens sein. Die durchschnittliche Frau hat drei bis fünf Jahre Hitzewallungen, einige erleben sie aber zehn Jahre oder noch länger.[3] Die Wissenschaft hat hier vier Gruppen von Frauen identifiziert:[4]

- *Die Glückspilze:* Etwa 15 Prozent aller Frauen haben keinerlei Hitzewallungen.
- *Spät Betroffene:* Frauen, die ihre erste Hitzewallung erst kurz vor oder kurz nach ihrer letzten Periode erleben. Das ist etwa ein Drittel.
- *Früh Betroffene:* Frauen, die diese Symptome mehrere Jahre vor Ihrer letzten Periode bekommen. Glücklicherweise hören die Hitzewallungen in diesen Fällen meist mit dem Ausbleiben der Monatsblutung auf.
- *Stark Betroffene:* Frauen, die bereits früh im Leben unter Hitzewallungen leiden und bei denen die Symptome weit über die Menopause hinaus bestehen bleiben. Ungefähr eine von vier Frauen fällt in diese Kategorie. Bei Raucherinnen (ehemaligen und aktiven) und Frauen, die mehr als nur leicht übergewichtig sind, ist die Wahrscheinlichkeit erhöht, zu dieser Gruppe zu gehören.

Ethnische Zugehörigkeit, Lebensstil und kulturelle Faktoren spielen ebenfalls eine Rolle. Afroamerikanische und afrodiasporische Frauen neigen zu häufigeren und stärkeren Hitzewallungen als weiße, asiatische Frauen hingegen zu weniger Hitzewallungen. An den Gründen für diese Unterschiede wird noch geforscht.

Hitzewallungen können von unangenehm bis unerträglich reichen und besonders belasten, wenn sie nachts auftreten. In diesem

Fall bezeichnet man sie als Nachtschweiß. Bis sie selbst davon betroffen sind, ist den meisten Menschen der Unterschied nicht klar. Medizinischen Lehrbüchern zufolge gelten wiederholte Episoden starken Schwitzens im Schlaf, bei denen die Nachtwäsche oder die Bettwäsche durchnässt wird, als Nachtschweiß. Das klingt harmlos im Verhältnis zur Realität. Frauen, die unter nächtlichen Hitzewallungen leiden, würden sie eher als Großbrand bezeichnen, bei dem sie die Bettdecke wegreißen und unter eine eiskalte Dusche springen möchten. Diese Anfälle können die Lebensqualität enorm einschränken, besonders, da sie häufig mehrere Male hintereinander auftreten, manchmal zwei oder drei Mal pro Nacht.[5] Auch das ist eine Erklärung, weshalb Frauen in der Menopause als emotional instabil gelten. Wenn man monatelang, manchmal jahrelang, nicht richtig schläft und nicht nur mit Hitzewallungen, sondern auch mit klinisch relevantem Schlafentzug zu kämpfen hat … ist schlechte Laune vorprogrammiert.

Trotz der besorgniserregenden Erfahrungen vieler Frauen beharren die meisten Mediziner*innen darauf, dass vasomotorische Symptome nur eine Frage der Lebensqualität seien. Das stimmt nicht. Beispielsweise existieren belastbare Beweise dafür, dass Frauen, die früher im Leben unter Hitzewallungen leiden, ein erhöhtes Risiko für Herzerkrankungen haben können.[6] Hinzu kommt, dass Nachtschweiß mit Läsionen der weißen Substanz im Gehirn assoziiert wird.[7] Diese Schäden resultieren aus der Abnutzung dieser verbindenden Nervenfasern zwischen den Neuronen. Es gibt Hinweise darauf, dass sie umso ausgeprägter sind, je mehr Anfälle von Nachtschweiß eine Frau hat, was potenziell später zu schwereren Störungen führen kann. Kurz gesagt sind Hitzewallungen sehr reale Symptome, um die man sich kümmern muss, *bevor* sie zu einem echten Problem werden. Zumindest sollten Berichte von starken und häufigen vasomotorischen Symptomen Ärztinnen und Ärzte veranlassen, sich die Gesundheit von Herz und Gehirn ihrer Patientin genauer anzuschauen. Zum Glück gibt es Möglichkeiten, vasomotorische

Symptome zu lindern, rückgängig zu machen und sogar zu vermeiden. Dazu kommen wir in späteren Kapiteln.

Eine emotionale Achterbahn

Etwa 20 Prozent aller Frauen erleben während der Perimenopause und in den Jahren unmittelbar nach der letzten Monatsblutung Stimmungsschwankungen und depressive Symptome.[8] Während die Menopause selbst keine Depressionen verursacht, kann sie die notwendigen Voraussetzungen für eine Depression verursachen. Die hormonellen Umbrüche können Stimmungsschwankungen auslösen, die es Ihnen erschweren, mit Dingen zurechtzukommen, die sonst an Ihnen abperlen. Manche Frauen geraten durch das hormonelle Tief in depressive Episoden, besonders diejenigen, die bereits einmal unter Depressionen gelitten haben. In solchen Fällen ist es möglich, dass die Symptome beim Übergang in die Menopause zurückkehren. Darüber hinaus können sogar bei Frauen, die nie zuvor depressiv waren, in der Perimenopause erstmals Depressionen auftreten.

Einige der häufigsten emotionalen Veränderungen, die in Zusammenhang mit der Menopause stehen, sind Reizbarkeit, Angstzustände und eine geringere Toleranz für alltägliche Scherereien. Traurigkeit, Erschöpfung, fehlender Antrieb und Konzentrationsschwierigkeiten können ebenfalls auftreten, sowie emotionale Abstumpfung, Schwierigkeiten, sich zu motivieren oder ein Gefühl der Überforderung. Es ist nicht ungewöhnlich, dass Frauen in dieser Zeit häufiger, intensiver oder scheinbar aus dem Nichts weinen oder sich auf andere Weise abreagieren. Es kommt zwar seltener vor, aber einige Frauen entwickeln Panikattacken, während andere richtiggehend wütend werden – alles leichte Beute für diejenigen, die das Stereotyp der klimakterischen Frau als Furie propagieren. Wenn man bedenkt, wie ein Leben mit ständigen Hitzewallungen aussehen kann, verwundert diese Launenhaftigkeit nicht, obwohl Depressionen in der

Menopause häufig unabhängig von Hitzewallungen und anderen Symptomen entstehen.

Falls Sie unter Stimmungsschwankungen oder Symptomen einer Depression leiden, sprechen Sie mit einem Arzt oder einer Ärztin, um herauszufinden, ob die Menopause ein Grund für Ihre gedrückte Stimmung oder dafür, dass Sie sich depressiv oder gestresst fühlen, sein könnte – oder ob Sie aus anderen Gründen eine klinische Depression haben. Da sich die Symptome ähneln, ist es wichtig, der Sache auf den Grund zu gehen und die richtige Therapie zu erhalten. Die gute Nachricht: Stimmungsschwankungen sind behandelbar. Wenn emotionale Hochs und Tiefs in der Perimenopause Ihren Alltag oder Ihre Beziehungen beeinträchtigen, sprechen Sie mit Ihrer Ärztin oder Ihrem Arzt darüber, welche Möglichkeiten es gibt, dagegen vorzugehen – zum Glück sind es nicht wenige, unter anderem können eine Hormontherapie sowie Anpassungen des Lebensstils wie eine spezielle Ernährung und ein individueller Trainingsplan helfen. Darauf werden wir in Teil 3 und 4 dieses Buches eingehen. Denken Sie außerdem daran: Wenn sich das hormonelle Auf und Ab nach der Menopause legt, stabilisiert sich auch die Stimmung.

Die Menopause kann Sie um Ihren Schlaf bringen

Schlechter und gestörter Schlaf sind weniger bekannte Nebeneffekte der Menopause, und das, obwohl sie weitverbreitet sind. Während die Schlafqualität im Alter ohnehin zurückgeht, beschleunigt die Menopause den eigentlich allmählichen Prozess und befördert Sie mit einem Mal in den Schlafmangel. Im besten Fall sorgt Nachtschweiß für schlechten Schlaf, im schlimmsten Fall leiden Sie unter vollständiger Schlaflosigkeit. Wie oben besprochen beeinträchtigt das die Stimmung und das seelische Gleichgewicht. Chronische Schlafstörungen können nicht nur schlechte Stimmung, Ängste und potenziell Depressionen auslösen, sondern auch Gehirnnebel und

Erschöpfung. Ein niedrigerer Östrogenspiegel verwirrt das Gehirn zusätzlich, wodurch Ihre Kapazitäten mit Stress umzugehen ohnehin einschränkt sind. Besorgniserregend ist zudem, dass Schlaf unabdingbar ist, um Erinnerungen zu bilden, Entzündungen zu lindern und sogar, um das Risiko für kognitive Beeinträchtigungen im Alter zu reduzieren – all das macht es auf lange Sicht so wichtig, unser vielbeschäftigtes Gehirn auszuruhen.[9]

Deshalb müssen Schlafstörungen, die während des Übergangs in die Menopause auftreten, angegangen werden. Es überrascht vielleicht nicht, dass Frauen in der Peri- und Postmenopause von mehr Schlafschwierigkeiten berichten als jede andere Bevölkerungsgruppe.[10] Bei ihnen ist auch im Vergleich zu anderen Menschen die Wahrscheinlichkeit erhöht, unter assoziierten Beschwerden wie Angst, Stress, Bewusstseinstrübungen und depressiven Symptomen zu leiden.[11] Die amerikanische Gesundheitsbehörde Centers for Disease Control and Prevention berichtet:

- Über die Hälfte aller Frauen in der Perimenopause schläft weniger als sieben Stunden pro Nacht. Um das einzuordnen: Mehr als 70 Prozent aller prämenopausalen Frauen schlafen länger – ein deutlicher Unterschied.
- Eine von drei Frauen in der Perimenopause hat nicht nur Probleme einzuschlafen, sondern *durch*zuschlafen, und wacht mehrmals in der Nacht auf.[12]

Hier ein paar gute Nachrichten: Während einige Frauen in der Perimenopause große Schlafschwierigkeiten haben, finden viele zurück zu einem neuen Normalzustand und ihr Schlaf wird relativ rasch – ein paar Jahre nach dem Übergang in die Postmenopause – wieder besser. Genauso viele schlafen jedoch weiterhin schlecht oder gar nicht. Zu allem Übel ist die Wahrscheinlichkeit bei Frauen in der Postmenopause gegenüber prämenopausalen Frauen doppelt bis dreifach erhöht, neue Schlafprobleme wie Schlafapnoe zu entwickeln. Diese Krankheit wird in der Regel mit Männern in Verbindung gebracht, doch mit Eintritt in die Menopause haben auch Frauen dafür ein erhöhtes Risiko. Das hat möglicherweise mit dem veränderten Muskeltonus zu tun. Schlafapnoe ist eine chronische Atemerkrankung, bei der man wiederholt im Schlaf aufhört zu atmen. Üblicherweise liegt das an einer teilweisen oder vollständigen Blockierung (oder einem Kollaps) der oberen Atemwege, was sich häufig auf die Zungenbasis und das Gaumensegel auswirkt, oder daran, dass das Atemsignal des Gehirns unterdrückt wird.[13] Die Atemaussetzer können zehn Sekunden oder länger andauern, manchmal bis zu Hunderte Male pro Nacht auftreten und dadurch schwere Schlafstörungen verursachen.

Schlafapnoe ist verbreiteter, als Sie vielleicht glauben. Der amerikanischen National Sleep Foundation zufolge betrifft sie ganze 20 Prozent der Bevölkerung, wobei 85 Prozent der Betroffenen nicht wissen, dass sie darunter leiden. Das scheint aus zwei Gründen besonders für Frauen zu gelten: Erstens schreiben viele Frauen die Symptome und Auswirkungen von Schlafstörungen (wie Erschöpfung am Tage) dem Stress, der Überarbeitung oder der Menopause statt einer Schlafapnoe zu. Zweitens zeigen sich die Symptome der Schlafapnoe bei Frauen häufig weniger deutlich als bei Männern (sprich, sie schnarchen weniger). Das Ergebnis ist, dass sich Frauen nicht auf Schlafapnoe untersuchen lassen, was wiederum zu einer verzögerten Diagnose und Behandlung führt.

In Anbetracht der wichtigen Rolle von Schlaf für Ihre Gesundheit, sowohl die körperliche als auch die psychische, empfehle ich dringend, Ihren Schlaf einmal gründlich überprüfen zu lassen, wenn Sie sich Sorgen machen, dass Sie aufgrund der Menopause, durch Schlafapnoe oder eine Kombination aus beidem Schlafprobleme haben könnten. Schlafapnoe ist behandelbar, meist mit Änderungen des Lebensstils und der Verwendung eines atemunterstützenden Geräts wie der CRAP-Maske in der Nacht. Durch die Menopause bedingte Schlafstörungen sollten ebenfalls angesprochen werden. Wie bei den anderen bisher erwähnten Symptomen gibt es auch dagegen Maßnahmen, auf die wir in Teil 4 eingehen werden.

Brain Fog und die Angst vor Demenz

Neben dem Schwitzen und dem schlechten Schlaf tritt oft ein weiteres Symptom auf, mit dem viele Frauen nicht rechnen: Brain Fog oder Gehirnnebel. Es gibt wahrscheinlich nichts, das so beunruhigend ist, als wenn das eigene Gehirn nicht mehr wie gewohnt funktioniert, kein scharfes, nützliches Werkzeug ist, sondern einem vorkommt wie Brei, oder wenn das Erinnerungsvermögen nachlässt. *Brain Fog* ist kein medizinischer Fachbegriff, aber er beschreibt treffend die Vernebelung des Denkens, die geistige Unschärfe und die Schwierigkeit, Informationen zu verarbeiten, welche die Menopause häufig begleiten. Dieses Phänomen lässt sich vielleicht am besten beschreiben als das Gefühl, in Watte gehüllt zu sein und Mühe zu haben, Informationen aufzunehmen und sich ins Gedächtnis zu rufen oder sich auf alltägliche Aufgaben zu konzentrieren. All das erfordert nun einen stärkeren Fokus, mehr Zeit und Anstrengung. Am häufigsten klagen Frauen darüber, dass sie vergessen, warum sie in ein bestimmtes Zimmer gegangen sind, dass es Ihnen schwerfällt, auf Wörter oder eigentlich vertraute Namen zu kommen, oder dass sie sich inmitten in einer geistigen Tätigkeit nicht mehr konzentrieren können. Eine unserer Patientinnen beschrieb ihre Erfahrung mit den Worten: »Ich fühle mich einfach nicht mehr wie ich selbst. Es ist, als wäre ich nur noch ein Schatten meines früheren Ichs.« Eine andere Patientin sagte mir, sie fühle sich lethargisch, fast ausgebrannt: »Egal was ich tue, mein Gehirn springt einfach nicht an.«

Jüngsten Statistiken zufolge haben mehr als 60 Prozent aller Frauen in der Perimenopause und Postmenopause mit Brain Fog zu kämpfen.[14] Die Auswirkungen des Brain Fog können so stark sein, dass sie die Wahrnehmung der eigenen Leistungsfähigkeit beeinträchtigen. Das gilt besonders, wenn Gedächtnislücken auftreten. Es ist wichtig, sich klarzumachen, dass Vergesslichkeit in der Perimenopause einen Höhepunkt erreichen und das wiederum Ängste befeuern kann – nicht nur davor, verrückt zu werden, sondern auch vor einer frühen Demenz.[15] Mit anderen Worten, es geht um Millionen von Frauen in den besten Jahren, die sich plötzlich fühlen, als wäre ihnen der Boden unter den Füßen weggezogen worden – überrumpelt von ihrem Körper, im Stich gelassen von ihrem Gehirn und von ihren Ärztinnen und Ärzten, denen unter Umständen ebenfalls nicht klar ist, dass dies Symptome der Menopause sind.

Hier einige Beispiele, wie sich Brain Fog anfühlen kann:

- Probleme mit dem Kurzzeitgedächtnis; Vergessen von Details wie Namen; Durcheinanderbringen von Daten und Verabredungen; Vergessen von Dingen, an die Sie sich normalerweise problemlos erinnern (Gedächtnislücken)
- Schwierigkeiten, sich zu konzentrieren; ein eingeschränkter Fokus oder eine kürzere Aufmerksamkeitsspanne (schnelles Abschweifen)
- sich geistig langsamer als normal fühlen (geistige Erschöpfung); länger benötigen, um Dinge zu beenden, oder sich unorganisiert fühlen, verlangsamtes Denken und Verarbeiten
- Schwierigkeiten mit Multitasking, wie beispielsweise etwas zu tippen und gleichzeitig ans Telefon zu gehen, ohne eine der beiden Aufgaben aus dem Blick zu verlieren
- suchen nach den richtigen Wörtern oder Ausdrücken; nicht die richtigen Wörter finden, um einen Satz zu beenden; den roten Faden verlieren
- Schwierigkeiten, einem Gespräch zu folgen
- sich träge, müde oder energielos fühlen

Das sind die schlechten Nachrichten. Die guten Nachrichten: Gehirnnebel oder Vergesslichkeit in der Menopause bedeuten *nicht* notwendigerweise, dass Sie dement werden. Als Spezialistin auf diesem Gebiet möchte ich Ihnen versichern, dass ein großer Unterschied zwischen der Wahrnehmung, die Gehirnleistung lasse nach, und einer klinischen Beeinträchtigung besteht. Auch wenn die oben aufgelisteten Symptome unangenehm sein und Ihre Geduld strapazieren können, bedeuten die Ausfälle, die Sie erleben, nicht, dass die Lichter ganz ausgehen (wenngleich die »Finde mein Telefon«-App auf dem Handy möglicherweise Ihre neue beste Freundin wird). Aber im Ernst, in der Medizin wird Brain Fog als *geistige Erschöpfung* oder, technischer, als *subjektive Verschlechterung der kognitiven Fähigkeiten* bezeichnet. Im Hinblick auf Frauen in der Mitte ihres Lebens lautet die Definition, Patientinnen würden »einen Rückgang gegenüber einem vorherigen Niveau kognitiver Leistung wahrnehmen, ohne objektive Beeinträchtigung«. Mit anderen Worten, auch wenn es sich so anfühlt, als würden Sie verglichen mit Ihren gewohnten Standards unterdurchschnittlich abschneiden (was eine subjektive Wahrnehmung impliziert), kann es gut sein, dass Ihre Leistung objektiv innerhalb des adäquaten Referenzbereichs liegt oder der anderer Menschen Ihres Alters entspricht.[16]

Um Ihnen ein besseres Gefühl dafür zu vermitteln, wie sich das darstellen kann, stellen Sie sich vor, ich würde Sie auffordern, einen sogenannten Mini-Mental-Status-Test (MMST) durchzuführen. Damit wird üblicherweise die kognitive Leistung gemessen. Die maximale Punktzahl ist 30. Ein Wert von 25 oder höher steht für eine normale Leistung, während einer von 24 oder niedriger auf eine mögliche geistige Beeinträchtigung hindeutet. Je niedriger die Punktzahl, desto wahrscheinlicher ist es, dass die Person an Demenz leidet.

Sagen wir, bevor Sie in die Wechseljahre gekommen sind, hatten Sie einen Wert von 30. In der Übergangsphase kann dieser auf 29 oder 28 absinken. Das ist eine kleine, aber spürbare Veränderung. Vielleicht verpassen Sie Termine, verlegen Ihre Schlüssel und manche Namen fallen Ihnen nicht mehr so schnell ein wie früher. Obwohl Ihre Leistung tatsächlich im Vergleich zu Ihrem eigenen Ausgangswert abgenommen hat, liegen Sie damit noch nicht im Bereich der kognitiven Beeinträchtigung und das Ergebnis weist daher nicht auf ein kognitives Defizit hin. Um das einzuordnen, denken Sie an die Gehirnscans, die wir uns in Kapitel 1 angeschaut haben, die das Gehirn vor und nach der Menopause zeigen. So dramatisch diese Veränderungen auch erscheinen mögen, sie sind keine Anzeichen für eine Störung des Gehirns. Sie zeigen bloß die Veränderung gegenüber der vorherigen Stoffwechseltätigkeit. Was Sie auf diesen Scans sehen, ist keine Demenz, sondern die Menopause.

Was ist also wirklich los? Auch wenn nicht viel zum Gehirn in der Menopause geforscht wurde, gibt es belastbare Beweise dafür, dass die Veränderungen typischerweise vorübergehend sind, und dass die geistige Schärfe nach der Menopause zurückkehrt. Dieses Phänomen wird in einer der bisher ausführlichsten Studien beschrieben, der Study of Women's Health Across the Nation (SWAN). Diese Studie verfolgte über mehrere Jahre hinweg die kognitive Leistung von mehr als 2300 Frauen mittleren Alters. Viele von ihnen befanden sich in der prämenopausalen Phase, als die Studie begann. So konnten die Forschenden die kognitive Leistung derselben Frauen – ähnlich wie wir mit unseren Hirnscans – vor und nach der Menopause vergleichen. Die Ergebnisse: Mit der Zeit, als die Teilnehmerinnen der Studie in die Perimenopause kamen, gingen die Werte bei einigen kognitiven Tests tatsächlich nach unten.[17] Insbesondere hatten sie Mühe, bestimmte Informationen im Kopf zu behalten und benötigten mehr Zeit einige dieser Tests durchzuführen als vor der Perimenopause. Wichtig ist jedoch, dass die Werte ein paar Jahre später, als die Frauen die Postmenopause erreicht hatten, wieder zurücksprangen. Zu diesem Zeitpunkt war ihre kognitive Leistung mehr oder weniger wieder auf dem vorherigen Niveau.

Wie wir im nächsten Kapitel sehen werden, zeigen unsere jüngsten Studien, dass sich der verringerte Gehirnstoffwechsel in der

Perimenopause irgendwann ebenfalls stabilisiert – und dass weibliche Gehirne in der Lage sind, sich an die Menopause zu gewöhnen und weiter zu funktionieren.

Zusammenfassend sei gesagt:

- Die Sorgen von Frauen bezüglich ihrer kognitiven Funktionen sind *legitim und begründet*. Wenn eine Frau, die auf die Menopause zugeht oder sie bereits hinter sich hat, glaubt, Probleme mit dem Gedächtnis zu haben, sollte niemand Ihre Sorgen kleinreden oder auf einen übervollen Terminplan oder, schlimmer noch, darauf schieben, sie sei »eben einfach eine Frau«.
- Ein gewisses Maß an kognitiven Ausfällen ist tatsächlich normal in der Perimenopause und in den frühen Jahren der Postmenopause. In den meisten Fällen sind diese Probleme jedoch nicht von Dauer und verschwinden mit der Zeit. Zwar kann sich Ihr Gehirn eine Weile so anfühlen, als sei es nicht ganz normal und durcheinander, doch ist der Übergang geschafft, ziehen die Wolken in der Regel ab und der Nebel lichtet sich.

Um es ohne Umschweife zu sagen: Selbst in dieser Phase zeigen Frauen eine *höhere Leistung* als Männer bei denselben kognitiven Tests, in denen Erinnerungsvermögen, Sprachkompetenz und bestimmte Formen der Aufmerksamkeit überprüft werden. Das gilt sowohl *vor* als auch *nach* der Menopause.[18] Während der Perimenopause können die kognitiven Werte kurz sinken, sodass sie in den Bereich der Leistung der Männer fallen. Mit anderen Worten, die durchschnittliche Frau in der Menopause performt genauso gut wie der durchschnittliche Mann im selben Alter, der sich natürlich nicht in der Menopause befindet. (Da hast du's, Darwin!)

All das gilt unter einem Vorbehalt. Diese Ergebnisse bilden den *durchschnittlichen* Effekt ab. Das bedeutet, die durchschnittliche

Frau, die in die Menopause kommt, kann ein Rückgang ihrer kognitiven Fähigkeiten erleben, und dieser Zustand stabilisiert sich irgendwann oder springt zurück auf das vorherige Niveau. Hinter dem Wort *durchschnittlich* verbirgt sich jedoch, dass dies nicht für alle Frauen gilt. Einige erleben *gar keine* Einschränkungen der kognitiven Leistung, was toll ist. Bei anderen sind die Veränderungen jedoch stärker, was eine Warnung sein kann, dass etwas Ernstes im Gange ist. Bleiben wir bei dem obigen Beispiel: Ist Ihr MMST-Wert von 30 auf 24 oder niedriger abgesunken, muss diese ungewöhnliche Veränderung genauer untersucht werden. Frauen sind nicht immun gegen kognitive Beeinträchtigungen – wie gesagt sind zwei Drittel aller Menschen mit Alzheimer Frauen. Bei einigen kann sich die kognitive Leistung nach der Menopause tatsächlich verschlechtern und eine spätere Demenzdiagnose nach sich ziehen. Genauso zeigen sich bei einigen Frauen in unseren Gehirnscan-Studien weniger Anpassungssymptome in der Menopause, während bei anderen die Veränderungen des Gehirnstoffwechsels sowie anderer wichtiger Funktionen ausgeprägter sind. Das sind tatsächlich Warnhinweise für ein erhöhtes Demenzrisiko. Was all das für jede einzelne Frau bedeutet, die sich Sorgen wegen ihres Gehirnnebels in der Lebensmitte macht: Wir müssen diese Information sehr ernst nehmen und gut für unsere Gehirne sorgen, in der Menopause und danach.

Auch bei Alzheimer wird das Denken getrübt und Betroffene haben Schwierigkeiten, sich zu erinnern, die richtigen Worte zu finden und ihre Gedanken zu ordnen. Wie also können wir den Unterschied erkennen? Im Allgemeinen sind die Einschränkungen des Erinnerungsvermögens in der Menopause nicht funktionell, das heißt, sie wirken sich nicht in schwerwiegender Weise auf den Alltag aus. Sie bleiben außerdem stabil oder verschwinden im Laufe der Zeit wieder. Im Gegensatz zu den mit der Menopause assoziierten Bewusstseinstrübungen ist Alzheimer eine fortschreitende Krankheit, die mit der Zeit schlimmer wird und die Fähigkeit im Alltag zu funktionieren und sich selbst zu versorgen stört. Zur Erklärung: Bei einer

Demenz geht es nicht darum, dass Sie vergessen, wo Sie die Schlüssel hingelegt haben – Sie vergessen, wozu Schlüssel überhaupt da sind.

Falls die kognitiven Probleme während der Menopause Ihren Alltag beeinträchtigen und weder im Laufe der Zeit noch durch Behandlung, sei es mit Medikamenten oder durch eine Umstellung des Lebensstils, besser werden, sollten Sie überlegen, eine Neurologin oder einen Neuropsychologen aufzusuchen. Wenn Sie beispielsweise drei oder vier Jahre nach der Menopause nach wie vor ernsthafte Bedenken haben, wäre das ein guter Zeitpunkt, sich testen zu lassen – und sei es nur zur eigenen Beruhigung. Ich würde außerdem empfehlen, an einem Alzheimer-Präventionsprogramm wie dem unseren teilzunehmen. Unsere Patientinnen werden über einen längeren Zeitraum eingängig ärztlich untersucht, absolvieren kognitive Tests und erhalten Gehirnscans ausdrücklich mit dem Ziel zu ermitteln, ob bei ihnen ein erhöhtes Risiko für Alzheimer besteht und wir etwas tun müssen. Ist das der Fall, greifen wir mit evidenzbasierten Maßnahmen für die Unterstützung der kognitiven Gesundheit und zur Reduktion des Demenzrisikos ein. Viele der therapeutischen und lebensstilverändernden Optionen, mit denen wir in unserer Praxis arbeiten, sind auch für das Gehirn in der Menopause anwendbar und werden in diesem Buch noch beschrieben. Als weitere Quelle können Sie online auf unsere Fachaufsätze und mein Buch *Das weibliche Gehirn* zurückgreifen, das sich ganz der Demenzprävention bei Frauen widmet.

Nicht in Stimmung

Lassen Sie uns zu guter Letzt über Sex sprechen. Sowohl bei Männern als auch bei Frauen kann die Lust mit dem Alter abnehmen. Bei Frauen ist die Wahrscheinlichkeit jedoch zwei bis drei Mal höher, davon betroffen zu sein.[19] Die Ursachen für den Rückgang der Libido sind komplex, es ist allerdings ein verbreitetes Problem in den Wechseljahren.[20] Bei ganzen 30 Prozent der Frauen lässt in dieser Zeit das Begehren nach – ein Effekt, der im Allgemeinen in der Perimenopause und frühen Postmenopause am stärksten ist. Während die Menopause lange als enttäuschend im Hinblick auf die sexuelle Aktivität dargestellt wurde, zeigen jüngere Studien, dass es sich nicht ganz so eindeutig verhält wie vermutet. Es stimmt, dass manche Frauen in der Menopause liebend gern den Sex für Schlaf oder eine Tafel Schokolade eintauschen, doch einige berichten das genaue Gegenteil: Bei ihnen erwachen das Interesse und das Begehren erneut. Das geschieht tendenziell in der späten postmenopausalen Phase, typischerweise nach dem sechzigsten oder fünfundsechzigsten Lebensjahr.[21]

Wir sind noch dabei, die verschiedenen Gründe für diese Unterschiede zu erforschen, einige Faktoren sind jedoch konstant beteiligt. Scheidentrockenheit oder vaginale Atrophie, also das Ausdünnen, Austrocknen oder die Entzündung der vaginalen Schleimhaut, die in der Menopause auftreten können, machen den Sex schmerzhaft. Andere Symptome der Menopause wie Hitzewallungen, Schlaflosigkeit und Erschöpfung können ebenfalls den Sexualtrieb und das Interesse verringern und zuweilen das Selbstwertgefühl beeinträchtigen. In manchen Fällen kann die geringe Libido im Gehirn selbst ihre Ursache haben, ein häufig übersehenes Zeichen für hormonelles Chaos. Sagen wir's, wie es ist: Erschöpfung, Stress, Schweiß und nicht ausreichender Schlaf sind nicht unbedingt hilfreich, um Lust auf Sex zu bekommen.

Die Wissenschaft hat jedoch festgestellt, dass auch die eigene Haltung zur Sexualität eine Rolle spielt. Veränderungen der Libido sind zumindest teilweise mit der Einstellung zu Sex *vor* der Menopause in Verbindung gebracht worden. Kehren wir noch einmal zu dem SWAN-Projekt zurück: In einer anderen Studie haben die Forschenden über einen Zeitraum von fünfzehn Jahren mit 1390 Frauen mittleren Alters zusammengearbeitet und sie, während sie durch die Menopause gingen, gefragt, welchen Stellenwert Sex für sie hat.[22] Etwa 45 Prozent der Befragten gaben an, dass Sex im Verlauf der

Wechseljahre tatsächlich weniger wichtig geworden sei. Die übrigen 55 Prozent jedoch betrachteten Sex entweder als sehr wichtig oder hatten ohnehin kein großes Interesse daran und blieben auch in der Menopause dabei. Interessanterweise bewerteten Frauen, die von befriedigenderem Sex berichteten, ihn sowohl aus emotionaler als auch aus körperlicher Sicht mit höherer Wahrscheinlichkeit als »sehr wichtig« in jedem Alter. Diejenigen, die Sex in der Postmenopause für »nicht besonders wichtig« hielten, neigten auch zu depressiven Symptomen, was unterstreicht, welche Rolle neben anderen Faktoren die psychische Gesundheit für die Sexualität spielt. Frauen, die durch eine Operation in die Menopause gekommen sind, zeigten übrigens einen deutlicheren Rückgang der Libido, was an den abrupteren hormonellen Umstellungen liegen kann. Dieses Thema ist sehr vielschichtig. In den folgenden Kapiteln werde ich auf Lösungen und Empfehlungen eingehen, hier jedoch eine kurze Vorschau: Einige hormonelle und hormonfreie Behandlungsformen scheinen viel zu bewirken, ebenso die kognitive Verhaltenstherapie. Wenn Sie Ihre sexuelle Gesundheit als weiteren Aspekt Ihrer Menopause betrachten, um den Sie sich kümmern wollen, jetzt und für die Zukunft, ist es sinnvoll, die Ursachen für diese Störungen in den Blick zu nehmen. Denn, wenn Sie möchten, kann ihr Sexualleben auch während und nach der Menopause ein weiterer anregender Aspekt Ihres Lebens sein.

Das Menopausengehirn ist eine Tatsache

Basierend auf den bisherigen wissenschaftlichen Belegen können wir sagen, dass es das *Menopausengehirn* gibt, und ich denke, es ist wichtig, dass wir auch darüber sprechen – aber eben nicht mit der beschränkten Sicht gesellschaftlicher Auffassungen und veralteter klinischer Praktiken, sondern mit Blick auf die Frau selbst.

Das Menopausengehirn umfasst eine Reihe von Veränderungen, etwa der Körpertemperaturregulation, der Kognition, der Stimmung, des Schlafs, der Energie und der Libido, die während des Übergangs in die Menopause erfahren werden. All diese Symptome können in Schwere und Dauer von Person zu Person variieren, und nicht alle Frauen erleben sie zwangsläufig. Die häufigsten Symptome eines *Menopausengehirns* sind:

- Hitzewallungen: plötzliche intensive Hitzegefühle, begleitet von Schwitzen, Herzrasen und Erröten des Gesichts und des Oberkörpers
- Schlafschwierigkeiten: gestörter Schlafrhythmus, Schlaflosigkeit oder unterbrochener Schlaf
- Stimmungsveränderungen: Gemütsschwankungen, Reizbarkeit, Angstzustände, Traurigkeit oder Depression
- Erinnerungslücken: Gedächtnisprobleme wie Vergesslichkeit oder Schwierigkeiten, sich an Namen, Daten oder Details zu erinnern
- Konzentrationsprobleme: eingeschränkter Fokus und reduzierte Aufmerksamkeitsspanne, erhöhte Ablenkbarkeit
- Langsamere kognitive Verarbeitung: geistige Benommenheit oder Trägheit, Schwierigkeiten, klar zu denken, größere Mühe, Informationen zu verarbeiten oder Entscheidungen zu treffen
- Wortfindungsstörungen: Probleme, das richtige Wort zu finden oder Gedanken verbal auszudrücken
- verringerte Multitaskingfähigkeiten: Schwierigkeiten, mehrere Tätigkeiten gleichzeitig zu jonglieren oder zwischen Tätigkeiten hin und her zu springen, was zu einem Gefühl der Überforderung führen kann
- wenig Energie: Erschöpfung, verminderter Antrieb, insgesamt reduziertes Energielevel
- niedrige Libido: vermindertes sexuelles Begehren oder Interesse an sexuellen Aktivitäten

Wir haben festgestellt, dass das Menopausengehirn kein Klacks ist. Die Symptome, die in dieser Lebensphase auftreten können, sind real und müssen adressiert werden. Aber wo es Probleme gibt, da gibt es auch Lösungen! Keine Frau muss wegen der Menopause unnötig leiden. Es ist gut, zu wissen, dass viele Beschwerden, die in dieser Übergangsphase auftreten, danach genauso schnell wieder verschwinden können. Wenn die Vielzahl unserer Erfahrungen und Sorgen ernst genommen wird, kann auch das allein schon Kraft und Trost spenden. Die Postmenopause ist kein »Over and out«-Zustand, wie uns die Gesellschaft fälschlicherweise weisgemacht hat. Stattdessen können sich in dieser Zeit eine neue Leichtigkeit und Energie einstellen, ganz zu schweigen von einer erweiterten Perspektive auf das Leben.

Mit dieser Zuversicht ausgerüstet, werden wir nun klarstellen, wie und warum sich die Menopause auf das Gehirn auswirkt und welche Bedeutung dies für die weibliche Gesundheit hat. Diese Information ist wesentlich, um die Menopause zu verstehen, und den besten Weg zu finden, diesen wichtigen Lebensabschnitt zu managen. Tatsächlich können die Symptome der Menopause nicht nur reduziert werden, sondern in vielen Fällen vollkommen verschwinden, wenn Sie dem Programm folgen, das ich in den folgenden Kapiteln vorstelle. Therapien, (verschreibungspflichtige) Medikamente sowie die passenden natürlichen Heilmittel und Anpassungen des Lebensstils können Ihnen dabei helfen, sich wieder wohl in Ihrer Haut zu fühlen. Frauen in der Postmenopause werden ebenfalls in hohem Maße von diesen Empfehlungen profitieren, die erwiesenermaßen den Geist in jedem Alter schützen und stärken.

TEIL 2

DIE GEHIRN-HORMON-VERBINDUNG

5

GEHIRN UND EIERSTÖCKE: GEMEINSAM DURCH DICK UND DÜNN

DIE VERBINDUNG ZWISCHEN GEHIRN UND EIERSTÖCKEN

Das menschliche Gehirn ist vielleicht die komplexeste biologische Struktur, die die Natur je hervorgebracht hat. Mit seinen geschätzt 100 Milliarden Neuronen und 100 Billionen Verbindungen ist es das Kronjuwel unserer Spezies und Quell all dessen, was uns zum Menschen macht. Es ist der Sitz der Intelligenz, übersetzt unsere Sinne, überwacht unser Verhalten und initiiert unsere Bewegungen.

Um all das zu erreichen, steht das Gehirn in engem Austausch mit jedem anderen Körperteil und wird wiederum durch diese Kommunikation geprägt. Bei Frauen ist eine der außergewöhnlichsten und folgenreichsten Verbindungen die zwischen unserem Gehirn und unseren Eierstöcken. Das Ausmaß dieser Kooperation wird deutlich, wenn wir die Evolution betrachten. Das Überleben einer Spezies hängt letztlich von ihrer Reproduktionsfähigkeit und der Weitergabe ihrer Gene an zukünftige Generationen ab. Unser Körper ist dafür optimiert, diese Fähigkeit zu fördern, während das Gehirn lenkt. Das ist wichtig, weil die menschliche Fortpflanzung vielschichtig ist und zahlreiche Interaktionen voraussetzt – auf den Ebenen der Physiologie, der Emotionen und des Verhaltens. Diese sind für die Auswahl eines Fortpflanzungspartners oder einer Fortpflanzungspartnerin notwendig und dafür, im Anschluss die Beziehung aufrechtzuerhalten, um das Großziehen des Nachwuchses zu erleichtern. Im Ergebnis hat sich das weibliche Gehirn dahingehend entwickelt, dass es nicht nur kompliziert verdrahtet ist, sondern auch eng mit unseren Eierstöcken verknüpft, damit dieses komplizierte Zusammenspiel aus menschlicher Interaktion und Reproduktion auch funktioniert.[1]

DAS NEUROENDOKRINE SYSTEM UND SEINE ROUTEN

Die Verknüpfungen zwischen Gehirn, Eierstöcken und dem übrigen Hormonsystem werden durch das *neuroendokrine System* aufrechterhalten. Die Zusammenarbeit zwischen Gehirn und Eierstöcken ist hochkomplex und bisher nicht ausreichend untersucht worden. Tatsächlich ist es jenes System, das den Östrogenspiegel sorgfältig überwacht und so dem Gehirn erlaubt, die unzähligen physischen und psychischen Funktionen zu koordinieren, die für die Fortpflanzung notwendig sind, aber auch darüber hinaus. Zu Beginn eine kleine Einführung in die Anatomie des neuroendokrinen Systems:

Route 1. Die Hypothalamus-Hypophysen-Gonaden- oder HHG-Achse

Stellen Sie sich dieses System als eine U-Bahn-Karte mit verschiedenen Stationen vor, an einem Ende das Gehirn, am anderen die Eierstöcke. Wir schauen uns die wichtigsten Strecken und Halte an. Die Eierstöcke (auch Gonaden genannt) sind so stark mit dem Gehirn verknüpft – besonders mit der Hypophyse und dem Hypothalamus –, dass diese Verbindungen in medizinischen Lehrbüchern als eine Einheit behandelt werden: die Hypothalamus-Hypophysen-Gonaden- oder HHG-Achse. Sie ist die Säule des neuroendokrinen Systems, das sich der Regulation des Fortpflanzungsverhaltens in allen Lebensphasen widmet. Wie in Abbildung 5 zu sehen, sind acht Hauptdrüsen Teil der HHG-Achse. Stellen Sie sich jede Drüse als Halt auf Route 1 vor.

1. **Hypophyse:** Die erste Station auf der HHG-Achse ist die *Hypophyse*. Sie ist nicht größer als eine Erbse, hat aber eine wichtige Aufgabe: Sie produziert Hormone, welche die Aktivitäten aller anderen Drüsen regulieren, darunter auch die der Eierstöcke. Tatsächlich sind zwei der wichtigsten von der Hypophyse produzierten Hormone FSH und LH – dieselben Hormone, die in unseren fruchtbaren Jahren den Eisprung bewirken. Die Hypophyse ist außerdem an der Herstellung von *Oxitocyn* (verantwortlich für die Kontraktionen der Wehen und die Milchproduktion nach der Geburt), *Vasopressin* (zuständig für das Blut- und Wasservolumen) und *Wachstumshormonen* (fördern die Entwicklung des gesamten menschlichen Körpers inklusive des Gehirns) beteiligt.
2. **Hypothalamus:** Dieses übergeordnete Steuerzentrum des Gehirns reguliert die Funktion der Hypophyse und reagiert über hormonelle sowie neuronale Rückkopplungsmechanismen auf Veränderungen im Körper. Diese Drüse ist sehr wichtig, weil sie die Produktion von LH und FSH durch die Hypophyse anregt, was wiederum zu der Produktion von Östrogen und Progesteron in den Eierstöcken führt. Man könnte sagen, dass sie außerdem die Leitung der Homöostase innehat, weil sie die Körpertemperatur, den Schlafrhythmus, den Appetit und den Blutdruck kontrolliert und damit den gesamten Körper in Balance hält.
3. **Zirbeldrüse:** Sie befindet sich im Zentrum des Gehirns und erhält und verbreitet Informationen über den aktuellen Hell-Dunkel-Zyklus unserer Umwelt und sondert entsprechend das Hormon *Melatonin* ab. Wie das Sandmännchen gibt sie uns das Signal zum Einschlafen.

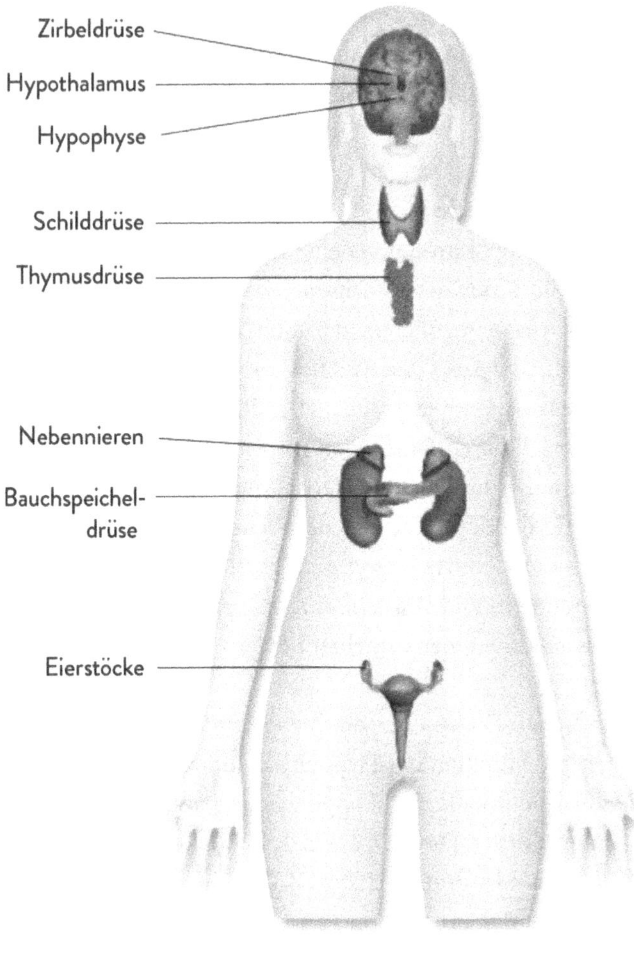

Abbildung 5. Das neuroendokrine System

4. **Schilddrüse:** Am unteren Ende des Halses liegend reguliert diese schmetterlingsförmige Schönheit den Stoffwechsel und die Temperatur. Die Schilddrüse produziert zwei Hormone, die Sie vielleicht von den Ergebnissen Ihrer Blutuntersuchung kennen: T3 (Triiodothyronin) und T4 (Thyroxin). An der Schilddrüse befinden sich vier weitere reiskorngroße Drüsen, die man *Nebenschild-*

drüsen nennt. Diese winzigen Drüsen kümmern sich um die Kalziumregulation, die wichtig ist für die Knochengesundheit.

5. **Thymusdrüse:** Sie befindet sich im oberen Brustkorb und verhält sich wie eine Personenschützerin: Diese Drüse produziert nämlich weiße Blutkörperchen, um Infektionen zu bekämpfen, und kickt abnormale Zellen hinaus.
6. **Bauchspeicheldrüse:** Dieser Organ-Drüsen-Komplex nimmt eine Verbindungsposition zwischen dem Hormon- und dem Verdauungssystem ein. In der Bauchspeicheldrüse entstehen Enzyme, die bei der Verdauung helfen, aber auch zwei wichtige Hormone, die den Blutzucker kontrollieren: Eins davon ist das berühmte *Insulin.*
7. **Nebennieren:** Dieses dynamische Duo sitzt oberhalb der Nieren und produziert Hormone, die daran beteiligt sind, unseren Stoffwechsel, das Immunsystem, den Blutdruck und die Stressantwort zu regulieren. Bekannt sind sie vor allem für die Produktion von Adrenalin, einem Hormon, das dafür sorgt, dass der Körper in Kampf-oder-Flucht-Momenten nicht aufgibt, das aber auch einen Burnout hervorrufen kann.
8. **Eierstöcke:** Wir erreichen die Endstation – die Eierstöcke. Sie enthalten nicht nur die für die Fortpflanzung notwendigen Eizellen, sondern produzieren auch unter der Aufsicht des Hypothalamus Östrogen und Progesteron sowie Testosteron.

Indem wir die HHG-Achse und ihre wesentlichen Bestandteile entlanggehen, können wir sehen, wie dieses komplexe System nicht nur den gesamten Körper auf eine potenzielle Schwangerschaft vorbereitet, sondern auch eine Reihe von Verhaltensweisen fördert, die zu diesem wichtigen Moment hinführen – von dem Gefühl, Schmetterlinge im Bauch zu haben, bis zu der Energie, die wir empfinden, wenn wir einander romantisch umwerben. Hinzu kommt, dass Östrogen, indem es auf dieses System einwirkt, den Stoffwechsel fördert und uns vor Gewichtszunahme, Insulinresistenz und Typ-2-Diabetes

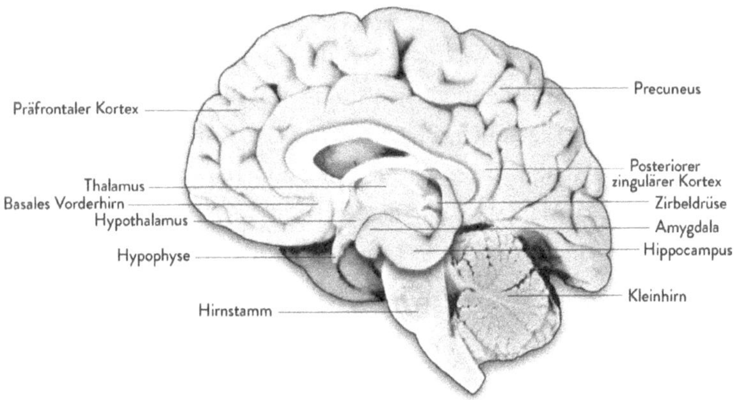

Abbildung 6. Das Gehirn-Östrogen-Netzwerk

schützt.[2] Östrogen ist außerdem essenziell für den Erhalt der Knochengesundheit und für die Unterstützung des Herzens. Es hält nämlich die Blutgefäße gesund und verringert darüber hinaus möglicherweise auch Entzündungen und Cholesterinwerte.[3] Der Nachteil ist, dass diese Verbindung auch verantwortlich ist für die zahlreichen physischen – also körperlichen – Symptome der Menopause. Beispielsweise ist nach der Menopause das Risiko für Diabetes, Osteoporose und Herzerkrankungen erhöht. All das Gute, was das Östrogen für den weiblichen Körper bewirkt, ist nichts verglichen mit dem, was es für unser Gehirn tut. Weiter also zur nächsten Gehirn-Hormon-Route, die viel seltener Aufmerksamkeit bekommt: die innerhalb des Gehirns selbst.

Route 2. Das Gehirn-Östrogen-Netzwerk

Das neuroendokrine System endet nicht mit der HHG-Achse. Wie in Abbildung 6 dargestellt, kommuniziert es mit vielen anderen wichtigen Hirnregionen. Diese werden als das *Gehirn-Östrogen-Netzwerk* bezeichnet, da sie ebenfalls auf die Östrogenkonzentration reagieren. Die wichtigsten Halte auf Route 2 sind:

1. **Limbisches System und Hirnstamm:** Das limbische System befindet sich tief im Gehirn, direkt oberhalb des Hirnstamms eingekuschelt, der unser Gehirn mit dem durch den Oberkörper laufenden Rückenmark verbindet. Diese Teile unseres Gehirns können bis zu unseren evolutionären Anfängen zurückverfolgt werden und sind auf instinktives Verhalten und emotionale Reaktionen trainiert. Zu diesen Impulsen gehören Stress, Appetit, Schlafen / Wachsein, Gefühle und Fürsorgeinstinkte.
2. **Hippocampus:** Dieser seepferdchenförmige Teil des Gehirns bildet das Gedächtniszentrum. Er liegt innerhalb des limbischen Systems und ist verantwortlich für die Bildung des episodischen Gedächtnisses oder Erinnerungen von Dingen, die man in der Vergangenheit erlebt hat, wie Ereignisse aus der Kindheit oder der erste Arbeitstag. Der Hippocampus schafft außerdem Assoziationen zwischen unseren Erinnerungen und unseren Sinnen, verbindet Sommer beispielsweise mit dem Geruch von Rosen, während er uns gleichzeitig hilft, Neues zu lernen und unseren Richtungssinn unterstützt.
3. **Amygdala:** Sie ist die beste Freundin des Hippocampus und spielt eine zentrale Rolle bei unseren emotionalen Reaktionen, also bei Gefühlen wie Lust, Angst, Nervosität und Wut. Die Amygdala stärkt außerdem unsere Erinnerungen mit emotionalem Inhalt.
4. **Zingulärer Kortex und Precuneus:** Diese benachbarten Regionen der Mantelkante des Großhirns sind wichtig für die emotionale Verarbeitung, für das Lernen, die soziale Kognition und das autobiografische Gedächtnis. Letzteres bezieht sich auf die Fähigkeit, sich an die eigene persönliche Geschichte und bestimmte Ereignisse darin zu erinnern – was wir an einem bestimmten Tag zu einer bestimmten Zeit getan haben, zum Beispiel.
5. **Präfrontaler Kortex:** Das ist ein hochentwickelter Teil des Gehirns, der uns hilft, Ziele zu setzen und diese zu erreichen. Der präfrontale Kortex bewertet Informationen aus unterschiedlichen Hirnregionen und passt sein Verhalten entsprechend an. Er ist bei einer

Vielzahl exekutiver Funktionen involviert wie Fokussierung der Aufmerksamkeit, Impulskontrolle, Koordination emotionaler Reaktionen und Zukunftsplanung. Der einflussreiche präfrontale Kortex ist zudem an Gedächtnis und Sprachvermögen beteiligt.

Zusammenfassend kann gesagt werden, dass die hoch spezialisierte HHG-Achse und das Gehirn-Östrogen-Netzwerk sicherstellen, dass unser Gehirn und unsere Eierstöcke ständig eng miteinander in Austausch stehen, und dass diese Verbindung weitreichende Auswirkungen nicht nur auf den Körper, sondern auch auf unsere Emotionen, Empfindungen, unsere Denkfähigkeiten und unser Erinnerungsvermögen haben. Das Ergebnis ist, dass *die Gesundheit unserer Eierstöcke mit der Gesundheit unseres Gehirns verknüpft ist und umgekehrt.* Die westliche Medizin hat das weibliche Gehirn und die Eierstöcke auf unterschiedliche Disziplinen und Berufe verteilt, aber keiner Frau der Welt ist der Luxus vergönnt, sie in ihrem eigenen Körper zu trennen. Die Hormone fließen zwischen ihnen hin und her und spornen diese Organe an, sich partnerschaftlich zu entwickeln: Sie reifen zusammen, bewältigen gemeinsam die Stationen eines Frauenlebens und altern in vielerlei Hinsicht auch miteinander. Weil diese Verknüpfung so weit reicht, kann jede Veränderung der Hormonmenge und -qualität nicht nur für die reproduktive Gesundheit einer Frau enorme Folgen haben, sondern auch für ihre physische und psychische.

TREIBSTOFF FÜR DAS WEIBLICHE GEHIRN: ÖSTROGEN

Ich versuche in diesem Buch deutlich zu machen, dass Östrogen weit mehr Aufgabenbereiche hat als die Fruchtbarkeit. Über seine Rolle in der Fortpflanzung hinaus ist dieses vielseitige Hormon an einer Vielzahl von Vorgängen im Gehirn beteiligt. Das liegt daran, dass, wie die Wissenschaft in den vergangenen Jahrzehnten herausgefunden hat, Menschen, die mit Eierstöcken geboren wurden, genetisch so angelegt sind, dass sie bevorzugt auf das von ebendiesen produzierte Östrogen reagieren.

Wie sich herausstellt, gleiten Östrogenmoleküle Tag für Tag auf der Suche nach speziellen Rezeptoren, die genau für dieses Hormon geformt sind, direkt in das Gehirn. Die Rezeptoren sind wie winzige Schlösser, die darauf warten, von dem richtigen molekularen Schlüssel (Östrogen) aufgeschlossen zu werden. Das ist ein anschauliches Bild für ein fundamentales Konzept: Die Gehirne von Frauen sind dafür gebaut, Östrogen aufzunehmen. Sobald es dort ankommt, dockt es an die Rezeptoren an und aktiviert damit eine ganze Reihe von Zellaktivitäten. Dank dieser Rezeptoren können unsere Gehirne mit Östrogen ›betankt‹ werden.

Weiß man das und kennt die Funktionsweise des neuroendokrinen Systems, dann ist völlig nachvollziehbar, wie die Menopause eine derart wilde Kaskade von Effekten im Gehirn auslösen kann. Wenn Sie eine typische Frau in den Vierzigern oder Fünfzigern sind, geht Ihr lebenslanger Vorrat an Eizellen zur Neige. Dabei gerät der komplexe reproduktive Signalkreislauf, an dem mehrere Hormone beteiligt sind, durcheinander – seine auslösenden Mechanismen verändern sich durch den biologischen Wandel. Während das Gehirn und die Eierstöcke beginnen, gegenseitig ihre Handlungsaufforderungen misszuverstehen, fährt das Gehirn hektisch die Östrogenproduktion hoch oder baut versehentlich Mist und bringt den Gehirn-Eierstock-Kreislauf völlig aus dem Konzept. Irgendwann beenden die Eierstöcke die Östrogenproduktion endgültig und die langjährige Beziehung zwischen ihnen und dem Gehirn endet. Die Symptome der Menopause sind die herausfordernden Konsequenzen eines Gehirns voller Rezeptoren, die immer weniger von dem Stoff erhalten, den sie benötigen, um aktiv zu werden.

Es ist erwähnenswert, dass das männliche Gehirn in ähnlicher Weise darauf ausgerichtet ist, Testosteron zu empfangen, wie das weibliche Gehirn für Östrogen. Das ist insofern interessant, als sich die Menge und Langlebigkeit dieser beiden Sexualhormone unterscheiden: Die Testosteronproduktion endet zu einem späteren Zeitpunkt im Leben. Sie wird außerdem langsamer eingestellt, bis schließlich die Andropause, das männliche Äquivalent zur Menopause, einsetzt. Die Boulevardpresse erinnert uns regelmäßig daran, dass die meisten Männer noch in ihrem siebten Lebensjahrzehnt fruchtbar sind – was kurz gesagt bedeutet, dass die Testosteronrezeptoren im männlichen Gehirn mehr Zeit haben, sich anzupassen. Das weibliche Gehirn hat diesen Luxus nicht.

Wie die Wissenschaft gelernt hat, ist die Interaktion zwischen Östrogen und dem Gehirn einer Frau sehr komplex und störanfällig. Es beginnt damit, dass das Hormon selbst gar nicht so simpel ist, wie es scheint. Der Begriff »Östrogen« bezieht sich eigentlich auf mehrere Östrogene – meint also nicht ein einziges Hormon, sondern eine ganze Gruppe von Hormonen, mit ähnlichen Funktionen. In Kapitel 3 habe ich erwähnt, dass die Art von Östrogen, die wir im Blut messen, Östradiol heißt. Östradiol ist einer der drei Haupttypen von Östrogen. Die anderen beiden heißen *Östron* und *Östriol.*

- Östradiol ist der wirksamste und häufigste Östrogentyp in den fruchtbaren Jahren einer Frau und das wichtigste Wachstumshormon für die Entwicklung des Fortpflanzungssystems. Es wird hauptsächlich von den Eierstöcken produziert und seine Konzentration ist nach der Menopause deutlich reduziert.
- Östron wird in Fettgewebe gebildet und hat eine schwächere Wirkung als Östradiol. Nach der Menopause wird vom Körper hauptsächlich noch Östron produziert.
- Östriol ist das Schwangerschaftsöstrogen. Besteht keine Schwangerschaft, ist es in nahezu nicht messbaren Mengen vorhanden.

Reden Ärzte und Ärztinnen über Östrogen, meinen sie in der Regel die kombinierte Wirkung aller drei Typen. Beziehen wir uns aber auf die Wechselwirkung zwischen Östrogen und unserem Gehirn, sprechen wir vor allem von Östradiol.

Östradiol: Die Geschäftsführung des weiblichen Gehirns

Östradiol ist so entscheidend bei einer scheinbar unendlichen Reihe von neurologischen Vorgängen, dass es als die Geschäftsführung im weiblichen Gehirn gelten kann: Es leitet gewissermaßen die ›Gehirn der Frau GmbH‹.[4] Das Hormon ist eine geniale Führungskraft, mit allen Aspekten ihres Businesses durch und durch vertraut. Zu seinen wichtigsten Funktionen gehören:

- *Neuroprotektion*: Östradiol nimmt eine Verteidigungsrolle für uns ein, indem es unser Immunsystem stärkt und Hirnzellen die Fähigkeit verleiht, Schäden und Alterungseffekte zu überwinden.[5]
- *Zellwachstum*: Östradiol schützt nicht nur die Hirnzellen, die wir bereits haben, sondern hilft auch, neue wachsen zu lassen, während es gleichzeitig die Reparatur von Zellen und den Aufbau neuer Verbindungen fördert.
- *Neuronale Plastizität*: Östradiol stärkt die Fähigkeit des Gehirns, auf alle möglichen Veränderungen zu reagieren und sich anzupassen. Das reicht vom Erneuern neuronaler Netzwerke für Lernen und Gedächtnis bis zum Erhalt der Gehirnfunktion nach einem Schaden.
- *Kommunikation*: Dieses Hormon hat viele Hüte auf und beeinflusst zusätzlich die verschiedenen *Neurotransmitter*, die chemischen Botschafter des Gehirns für die Signalübertragung, die Kommunikation und die Verarbeitung von Informationen.[6]
- *Stimmung*: Östradiol hat eine positive Wirkung auf *Serotonin*,

ein stimmungsausgleichender Neurotransmitter, der Glück und Zufriedenheit fördert – und Schlaf. Es ist also ein natürliches, im gesamten System wirkendes Antidepressivum.

- *Schutz*: Östradiol unterstützt das Immunsystem und schützt das Gehirn vor *oxidativem Stress*, verursacht durch schädliche freie Radikale, die Krankheiten wie Entzündungen, Krebs und Demenz begünstigen können.[7]
- *Herzgesundheit*: Östradiol hat eine positive Wirkung auf den Blutdruck und den Kreislauf; es schützt Hirn und Herz vor Gefäßschäden.
- *Energie*: Dieses Hormon stellt außerdem sicher, dass Glukose, die Hauptmahlzeit des Gehirns, effizient in Energie umgewandelt wird. Folglich ist die Gehirnenergie hoch, wenn auch die Östradiolkonzentration hoch ist. Indem es die Hirnfunktion mit Energie versorgt, beeinflusst Östradiol von unserer Beweglichkeit bis zu unseren kognitiven Fähigkeiten alles.

So weit, so gut. Nach der Menopause verschwindet das Östradiol jedoch. Es geht in den Ruhestand, zieht sich konsequent zurück und legt die Beine hoch. Östron wird nun an seine Stelle befördert. Doch leider ist Östron nicht in der Lage, den Job des Östradiol ganz auszufüllen. Ohne Östradiol ist das Gehirn leicht ablenkbar. Die Verknüpfungen zwischen den Neuronen werden nicht so effizient befeuert wie zuvor und werden langsamer. Mit der Zeit gehen mehr Verbindungen verloren, als dass welche erneuert werden. Hirnzellen nutzen sich vermehrt ab und haben gleichzeitig weniger Reparaturmöglichkeiten, wodurch sie ebenfalls schneller altern. Die zufrieden machenden, beruhigenden Stoffe, die unser System ausgeglichen haben, tauchen immer seltener auf. Es wird schwieriger, freie Radikale zu bekämpfen, wodurch das Gehirn durch Entzündungen, Altern und verschiedene Krankheiten stärker gefährdet ist. Zusammenfassend kann man sagen: Der Verlust von Östradiol hat so starke Auswirkungen, dass es die einst erfolgreiche geistige Choreografie der Gedanken, Emotionen und Erinnerungen zumindest zeitweise durcheinanderbringt.

DAS AUF UND AB DER MENOPAUSE

Die Folgen des launischen Verhaltens des Östradiols sind besonders in den Hirnregionen spürbar, die durch dieses Hormon betrieben werden, und auf die diese Effekte unmittelbar einwirken. Der Hypothalamus ist der zentrale Knotenpunkt dieser Verbindung und bekommt die Wirkung am stärksten ab. Da diese Drüse die Körpertemperatur kontrolliert, bedeutet eine instabile Versorgung mit Östradiol, dass das Gehirn die Körpertemperatur nicht korrekt regulieren kann. Erinnern Sie sich an die Hitzewallungen? In der Wissenschaft wird davon ausgegangen, dass sie auftreten, wenn der Hypothalamus durchdreht.

Nicht nur verliert das Gehirn die Kontrolle über unsere Körpertemperatur, es ist auch nicht mehr in der Lage zu lenken, wann wir wach sind und wann wir schlafen. Das Resultat: Wir haben Mühe einzuschlafen und unser Schlafrhythmus gerät durcheinander. Da all diese Gehirnregionen miteinander im Austausch stehen, können sich die Probleme addieren und zu Nachtschweiß führen. Die emotionale Amygdala oder ihr Nachbar, der für das Gedächtnis zuständige Hippocampus, sorgen ebenfalls gelegentlich für Stimmungsschwankungen, Vergesslichkeit oder beides. Dasselbe gilt für den präfrontalen Kortex, der alle gedanklichen Prozesse, vor allem aber das logische Denken übernimmt. Hier entsteht der Gehirnnebel, oder Sie haben Schwierigkeiten, sich zu konzentrieren oder aufmerksam zu bleiben, oder Sie finden die Wörter nicht mehr so schnell wie früher. Und vergessen wir nicht die ewige Suche nach dem Handy!

Schauen wir hinter die Kulissen, darauf, was wirklich los ist in dem von der Menopause geplagten Gehirn, wirken einige dieser etwas eigenartigen Symptome auf einmal gar nicht mehr so seltsam. Die Veränderungen im Gehirn, die wir zu Beginn dieses Buches betrachtet haben, ergeben nun auch mehr Sinn. Sie spiegeln seinen Versuch wider, mit dem gewaltigen hormonellen Umbruch zurechtzukommen. Das Gehirn ist damit beschäftigt, mit den Folgen des Östradiolverlusts umzugehen, entsprechend geschwächt sind seine Verteidigungsmechanismen. Der gewaltige Umbau der Gehirnchemie und des Stoffwechsels kann dann die Symptome der Menopause auslösen, während er das Gehirn der Frau gleichzeitig anfälliger für eine Vielzahl medizinischer Stressfaktoren wie Depressionen oder kognitiven Verfall macht.

Doch die Menopause hat nicht nur Nachteile. Tatsächlich haben wir uns nun alles angeschaut, was *ungünstig* laufen kann. Betrachten wir nun einmal, was *gutgehen* kann.

Vorweg: Die Menopause ist nicht nur ein Zeitfenster der Verletzlichkeit, sondern auch eines der *Möglichkeiten*. Diese Phase kann entscheidend sein, um Zeichen für gesundheitliche Gefahren zu entdecken und mit Strategien einzugreifen, die das Risiko senken oder ganz vermeiden. Indem wir wissen, *wann* wir hinschauen sollten (in den Wechseljahren) und *wonach* wir suchen müssen (die Veränderungen des Gehirns und die daraus folgenden Symptome), können wir nicht nur die Erfahrung der Menopause anerkennen, sondern auch in Angriff nehmen, was gegebenenfalls dagegen getan werden kann. Sich in diesen Jahren besser um das eigene Gehirn zu kümmern, dient sowohl dazu, die Beschwerden in den Griff zu bekommen, als auch die Gefahr zukünftiger Probleme dramatisch zu reduzieren.

Genauso wichtig ist: Bei vielen Frauen finden neurologische Veränderungen in der Menopause statt, aber die Mehrheit der weiblichen Bevölkerung steht diese Phase durch, ohne schwere langfristige Probleme zu entwickeln. Wie wir im vorherigen Kapitel besprochen haben, lassen Symptome wie Brain Fog und Hitzewallungen meist nach und verschwinden Jahre nach der Menopause vollständig. Für mich persönlich hat sich dadurch meine Herangehensweise an das Thema und der Fokus meiner Forschung geändert. Wie die meisten Wissenschaftler*innen, die an der Menopause forschen, waren meine Ziele anfangs, die Symptome und Gesundheitsrisiken zu verstehen, die damit einhergehen können. Ich schaute nach allen möglichen Dingen, die schieflaufen konnten – Energieverlust, Rückgang der grauen Substanz, Alzheimer-Plaques ... die ganzen Bösen, die wir aus dem Weg räumen wollten. Schließlich stellt ein großer Teil der Literatur die Menopause als gesundheitliches Chaos dar. Doch wenn sie wirklich eine solche Katastrophe wäre, könnte keine Frau dreißig oder mehr Jahre danach noch irgendwie funktionsfähig sein. Also machten mein Team und ich uns an die Arbeit.

Wir rekrutierten weitere Teilnehmerinnen und führten noch mehr Gehirnscans durch. Wir sammelten Daten und gingen sie durch, entschlossen, das große Ganze zu betrachten. Mit der Zeit, als wir tiefer einstiegen und zugleich unseren Blick weiteten, stießen wir auf die *guten* Seiten der Menopause – nicht nur auf die schlechten, die wir bisher kennengelernt hatten. Was wir fanden, war eine umfassendere und aufregendere Geschichte, eine, die sich in vielerlei Hinsicht als ermutigend erweist. In den nächsten Kapiteln werde ich mehr darüber erzählen, aber zuerst möchte ich Ihnen etwas aus unserer aktuellen Forschung vorstellen und zeigen, dass es bei der Menopause nicht nur um Verletzlichkeit geht.

Wie Sie sich vielleicht aus Kapitel 1 erinnern, war unsere erste Entdeckung, dass der Gehirnstoffwechsel im Übergang in die Menopause nachlässt. Ich freue mich, berichten zu können, dass wir seit diesen ersten Vorher-Nachher-Scans große Fortschritte gemacht haben. Indem wir unsere Studien sowohl vergrößert als auch verlängert haben, fanden wir heraus, dass die Energieveränderungen zumindest in manchen Gehirnregionen *temporär* waren.[8] Beispielsweise ließ der Stoffwechsel während der Perimenopause und der frühen Postmenopause nach, Jahre später hingegen stabilisierte oder verbesserte sich sein Niveau. Wie in der Abbildung unten zu sehen, erholten sich interessanterweise sogar einige Teile des Gehirns, was die Energie angeht, in der späten Postmenopause, die etwa vier Jahre nach der letzten Periode einsetzt. Schauen Sie sich die Pfeile an, die auf den präfrontalen Kortex zeigen. Das ist, wie Sie sich vielleicht erinnern, der Bereich des Gehirns, der für das Denken und das Multitasking zuständig ist.

Die Geschichte der Menopause wird noch positiver mit einem späten, aber erfreulichen Verlustausgleich der grauen Substanz. Zwar geht die graue Substanz von der Perimenopause bis in die Postmenopause tendenziell zurück, doch in manchen Hirnregionen scheint sie sich bei einigen Frauen einzupendeln, sobald die Menopause abgeschlossen ist.[9] Das korreliert auch mit einem besseren Gedächtnis nach der Menopause. Erinnern Sie sich, wie sich das Erinnerungsvermögen in der Menopause verschlechtert, später aber fast zu seinem ursprünglichen Zustand zurückkehren kann? Unsere Daten bestätigen das.

Es ist wichtig zu betonen, dass dies aktuelle Forschungsergebnisse sind, die alle noch im globalen Maßstab bestätigt werden müssen, um zu endgültigen und exakten Schlussfolgerungen kommen zu können. Während wir daran arbeiten, ist mein Punkt, dass die Menopause eine dynamische neurologische Übergangsphase ist, die die Landschaft des weiblichen Gehirns auf einzigartige Weise formt. Es gibt Hinweise und Hoffnungsschimmer, dass diese Umgestaltun-

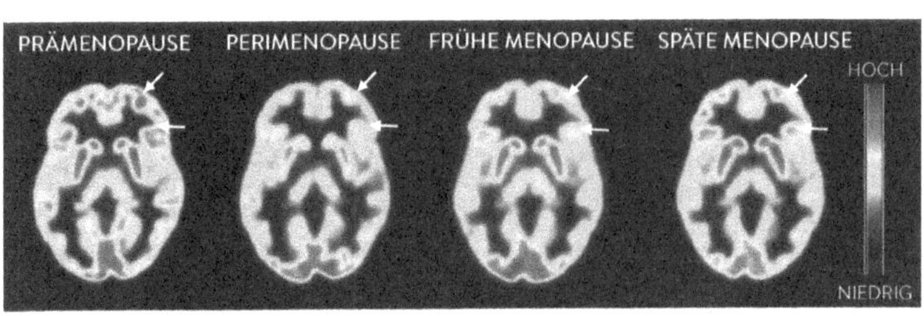

Abbildung 7. Veränderungen des Gehirnstoffwechsels von der Prämenopause bis zur späten Postmenopause

gen mit Anpassungen einhergehen kann, um die Gehirnfunktionen trotz des Östrogenabfalls zu ersetzen oder aufrechtzuerhalten. Mit anderen Worten, die Eierstöcke mögen sich verabschieden, doch das Gehirn findet dennoch Wege, weiter zu funktionieren. Viele verschiedene Forschungsergebnisse deuten darauf hin, dass das weibliche Gehirn die bemerkenswerte und unterschätzte Fähigkeit besitzt, sich auf die Menopause *einzustellen*. Dafür wird es bisher noch nicht ausreichend gewürdigt. Mit dieser Information beginnen wir erst, die Geheimnisse der Menopause zu entdecken und unsere Erfahrungen mit diesem wichtigen Meilenstein im Leben jeder Frau zu verbessern.

6

MENOPAUSE IM KONTEXT: DIE DREI UMBRUCHPHASEN

PUBERTÄT, SCHWANGERSCHAFT UND PERIMENOPAUSE

Als Frauen sind wir hormonelle Umstellungen gewohnt. Sei es die Pubertät, der Monatszyklus, das Wochenbett, die Perimenopause oder die Postmenopause – die meiste Zeit unseres Lebens spüren wir das Auf und Ab der Hormone. Sprechen wir nun, da wir mit dem neuroendoktrinen System und seinen Hormonen vertraut sind, über die wichtigsten Wendepunkte, die dieses System kennzeichnen, und was sie verbindet: Pubertät, Schwangerschaft und Perimenopause. In diesen Momenten arbeiten unser Gehirn und unsere Hormone auf eine einzigartig weibliche Weise zusammen. Wir alle wissen, dass sich unsere Körper in diesen Phasen verändern, weniger bekannt ist jedoch, wie viel unser Gehirn damit zu tun hat. Hier eine kleine Zusammenfassung.

In der Pubertät schießen unsere Östrogenwerte in die Höhe, stabilisieren sich, wenn wir erwachsen werden, und schwanken dann mit jedem Zyklus, um während einer Schwangerschaft erneut nach oben zu gehen. Genauer gesagt ereignet sich *jedes Mal*, wenn eine Frau schwanger ist, ein hormonelles Feuerwerk. Ist das Baby auf der Welt, sinken die Werte dramatisch. Dann steigen sie wieder und schlagen einen mehr oder weniger gleichmäßigen Kurs ein, bis sie die turbulenteste der drei Umbruchphasen erreichen: die Perimenopause. Auch diese ist irgendwann vorbei und die Östrogenkonzentration nimmt ab, während die anderer Hormone zunimmt. Wir stellen uns häufig vor, diese hormonelle Aktivität würde von den Eierstöcken ausgehen, doch da würde unser Gehirn widersprechen. In all diesen Jahren hat es neben den Eierstöcken die hormonelle Achterbahn mitgemacht und dabei Körper und Geist ordentlich durcheinandergerüttelt.

Tatsächlich sind die drei Umbruchphasen Teile eines Kontinuums und haben eine Menge gemeinsam. Um die Menopause in einen Gesamtzusammenhang zu stellen, ist es besonders hilfreich, auf die Gemeinsamkeiten dieser Umbruchsphasen zu blicken. Sie zeigen uns, dass die Menopause gar kein so außergewöhnliches Ereignis ist, wie es uns vermittelt wurde, sondern bloß ein weiterer Abschnitt auf der reproduktiven und *neurologischen* Reise einer Frau. Mehr noch, vergleichen wir als Hirnforschende diese Phasen miteinander, fällt auf, dass jede von ihnen eine Zeit der Verletzlichkeit darstellt (was sich in Symptomen und gesundheitlichen Risiken ausdrückt), aber auch der Resilienz (Überwindung der Symptome und persönliches Wachstum). Wenn wir uns die aktuelle Forschung zu diesen drei Phasen anschauen, sollten wir die alte Redewendung im Kopf haben: keine Rose ohne Dornen.

DAS GEHIRN VON DER GEBURT BIS ZUR PUBERTÄT

Die meisten Menschen glauben, das Gehirn von Neugeborenen sei ein unbeschriebenes Blatt, auf das sich die Welt vom Augenblick der Geburt an einschreiben könne. Einer ganzen Reihe wissenschaftlicher Studien zufolge stimmt das jedoch nicht ganz. Die Entwicklung des Gehirns, ausgelöst durch unsere DNA, beginnt bereits in der Gebärmutter, also vor der Geburt. Fun fact: Zunächst sehen alle

Gehirne von Kindern exakt gleich aus – und zwar weiblich.[1] Ja, Sie haben richtig gelesen. Die natürliche Grundeinstellung des Gehirns ist *weiblich*. (Nimm auch das, Darwin.) Erst nach einem Anstieg der Testosteronkonzentration wird das Gehirn von Jungen »männlich«, was, wie Sie sich aus dem vorherigen Kapitel erinnern werden, bedeutet, dass sie stärker auf Testosteron reagieren.

Mit der Zeit spielen Östrogen und Testosteron eine wichtige Rolle in der geschlechtlichen Ausdifferenzierung des Gehirns, da die zum neuroendokrinen System gehörenden Strukturen sich anatomisch, chemisch und sogar in der Reaktion auf Stresssituationen leicht zu unterscheiden beginnen.[2] Diese Unterschiede diktieren weder sexuelle Vorlieben noch das Verhalten, dennoch sind sie relevant, da sie beeinflussen, auf welche Art und Weise unser Gehirn heranreift und schließlich altert.

Bei der Geburt enthält das Gehirn eines Kindes 80 bis 100 Milliarden Nervenzellen und die Verbindungen zwischen Neuronen nehmen explosiv zu, mit einer Geschwindigkeit von bis zu zwei Millionen pro Sekunde. Dies veranlasst das Gehirn, sein Volumen rasch nahezu zu verdoppeln.[3] Nach diesem beeindruckenden Anstieg hat die Dichte des Gehirns ihren Höhepunkt erreicht und geht wieder zurück. Wenn das Gehirn auf die Welt um uns herum reagiert und Lebenserfahrungen sammelt, beginnt ein Prozess der Reduktion und Verbesserung. Eine tiefe Umstrukturierung findet statt, bei der die am meisten genutzten Verbindungen zwischen Gehirnzellen stärker werden und sich etablieren, während die weniger wichtigen absterben. Viele der ursprünglichen Neuronen des Gehirns werden aussortiert, während sich ein größerer Anteil vermehrt und wächst, wenn das Kind beginnt, sich mit seiner Umgebung auseinanderzusetzen – ein perfektes Beispiel von *use it or lose it*.[4] Merken Sie sich diesen Prozess, er hilft auch, die Menopause zu verstehen.

Im Alter von sechs oder sieben Jahren wird dieser komplexe, im Gehirn stattfindende Prozess aus Wachstum und Entsorgung auch äußerlich wahrnehmbar, wenn das Kind neue Fähigkeiten lernt wie

Lesen, sich selbst die Schuhe zu binden, sozialen Umgang und vieles mehr. An diesem Punkt hat das Gehirn ungefähr 90 Prozent seiner Gesamtgröße erreicht und damit eine gewisse Stabilität im Verhalten. Doch auch wenn sein Volumen danach nicht mehr deutlich zunimmt, ist es noch längst nicht ausgereift. Tatsächlich wachsen und verändern sich die meisten Hirnregionen nach wie vor. Dies erreicht seinen Höhepunkt rechtzeitig zu der ersten Umbruchphase auf unserer Liste: der pickeligen Pubertät, in der die Gefühle Achterbahn fahren.

WIE DIE PUBERTÄT DAS GEHIRN VERÄNDERT

Erreichen wir die Pubertät, öffnet die Hormonzentrale die Schleusen. In dieser Zeit produziert der Körper von Jungen wesentlich mehr Testosteron als der von Mädchen, während sich in deren Körper das Östrogen-Testosteron-Verhältnis zugunsten von Östrogen verschiebt. Diese hormonellen Wellen bringen den Körper dazu, sich zu seiner erwachsenen Form zu entwickeln, inklusive eines reifen Fortpflanzungssystems. Aber es passiert noch mehr als das. Dasselbe hormonelle Durcheinander regt das Gehirn auch zu Wachstum und neuen Formen des Lernens an.

Was Sie vielleicht überrascht: Das Gehirn nimmt während dieses Reifeprozesses nicht an Größe zu, sondern es *schrumpft* sogar in der Pubertät. Der Umbau im Gehirn nimmt mächtig Fahrt auf, sobald die Geschlechtsreife erreicht ist: Etwa die Hälfte der ursprünglichen Neuronen wird aussortiert und ihre neuronalen Verbindungen werden gekappt. Diese Verkleinerung mag auf den ersten Blick unlogisch erscheinen, sie ist jedoch nicht nur normal, sondern notwendig. Es geht darum, dass das Gehirn schlanker, schlauer und insgesamt effizienter wird. Neuronen lebendig und funktionstüchtig zu halten erfordert eine ungeheure Menge Energie, idealerweise möchte das Gehirn seine Ziele also mit so wenigen Neuronen wie möglich erreichen und lieber smart statt hart arbeiten. So beginnt es auch, bestimmte Handlungen zu automatisieren. Teenager können sich beispielsweise selbst die Schuhe binden und Fahrradfahren wie im Schlaf. Die Neuronen, die anfangs verantwortlich dafür sind, diese Fähigkeiten für ein Kleinkind herunterzubrechen und anzuleiten, werden nicht länger benötigt und können aufgegeben werden. Das ist der Hintergrund hinter Aussagen wie »Radfahren verlernt man nie«. Bei diesem Umbau sorgt das System also dafür, dass es zugleich Altes loswird und Platz für Neues schafft.

Dieser Prozess ist jedoch nicht gerade linear. Die Veränderungen finden in unterschiedlichen Geschwindigkeiten in verschiedenen Teilen des Gehirns statt.[5] Bei der Entwicklung des Gehirns kommt es zu einem wichtigen Ungleichgewicht zwischen hinten und vorne. Die Amygdala und der Hippocampus, verantwortlich für Emotionen und Gedächtnis, kommen früh in Schwung. Der präfrontale Kortex, der Bereich, der für die Impulskontrolle und die exekutiven Funktionen zuständig ist – also über genug Selbstbeherrschung zu verfügen, um sagen zu können: »Das lasse ich mal besser« –, ist dagegen später dran. Da sich der präfrontale Kortex bei Heranwachsenden noch im Aufbau befindet, bringen Sie nicht so viel Selbstkontrolle auf, wie es sich ihre Eltern vielleicht wünschen. Das passiert also unter der Haube, wenn sich Teenager launisch und leichtsinnig verhalten.[6] Doch keine Angst, auch das geht vorbei. Mit der Weiterentwicklung des präfrontalen Kortex gelingt es Jugendlichen leichter, Impulsen zu widerstehen und mögliche Risiken einzuschätzen. Gleichzeitig lernen sie, eine andere Perspektive einzunehmen, was in der Psychologie auch als *Theory of Mind* oder Mentalisierung bezeichnet wird. Dank dieser einzigartig menschlichen Superkraft können wir die Absichten und Überzeugungen anderer Menschen verstehen. Das ermöglicht uns, Erkenntnisse aus diesen Informationen abzuleiten und Verhalten vorherzusagen und uns zugleich selbst besser in die Gesellschaft zu integrieren. Heute ist die Wissenschaft der Ansicht, dass diese bemerkenswerte Fähigkeit auf die Umgestaltung des Gehirns in der Pubertät zurückzuführen ist.[7] (Hinweis:

Diese Perspektive bietet uns auch eine Vorschau auf das, was in den nächsten beiden Umbruchphasen vor uns liegt.)

Interessanterweise verläuft die Reifung des Gehirns bei Jungen und Mädchen zeitlich unterschiedlich. Ihren Höhepunkt erreicht sie zum Zeitpunkt der Geschlechtsreife, bei Mädchen mit ungefähr elf Jahren, bei Jungen mit vierzehn.[8] Vielleicht zeigen weibliche Teenager deshalb frühere und stärkere Verbindungen zwischen der impulsiven Amygdala und dem vorsichtigen präfrontalen Kortex als männliche.[9] Ob es eine Frage der Anlage oder der Umwelt ist oder beides, diese Unterschiede wurden als Beleg dafür herangezogen, dass sich Mädchen schneller entwickeln als Jungen und einen leichten Vorteil in *Theory-of-Mind*-Aufgaben, Empathie, Sozialkompetenz und sozialem Verständnis aufweisen.[10] Auch ihre Kommunikationsfähigkeiten sind besser, sie lernen früher zu sprechen und erreichen im Allgemeinen eine höhere Sprachkompetenz.[11] Diese Diskrepanz kann das ganze Leben über bestehen bleiben. Doch um nicht in Stereotype zu verfallen: Wir schauen uns diese Daten nicht an, um einen Wettbewerb zu befeuern, sondern um die natürlichen Stärken von Frauen besser zu verstehen und nachvollziehen zu können, wie sich diese bereits früh im Leben herausbilden und dann durch das Alter und Veränderungen des Fortpflanzungssystems beeinträchtigt werden. Denn wir entwickeln zwar spannende neue Fähigkeiten, bezahlen dafür aber auch einen Preis.

Das »Periodengehirn«

Die Pubertät markiert den Beginn des Monatszyklus. Dieser kann die Verdrahtung im Gehirn einer Jugendlichen stark verändern und sich Monat für Monat darauf auswirken, wie sie denkt, empfindet und handelt. Die Idee, dass der Zyklus das Gehirn einer Frau durcheinanderbringt, ist ein beliebtes Stereotyp in der Populärkultur. Desinteressierte und häufig abwertende Aussagen wie »Die hat bestimmt ihre Tage« sind inzwischen Alltag. So wenig mitfühlend solche Sätze auch sind, viele Frauen fühlen sich während ihrer Periode tatsächlich verletzlich. Dieser Teil ist in ironischen Teeküchensprüchen angekommen, die andere Seite davon jedoch nicht. Das »Periodengehirn« hat nämlich nicht nur Nachteile.

Dank eines unglaublich komplexen neurologischen Phänomens verändern sich die Größe, die Aktivität und die Verknüpfungen des Gehirns jeden Monat, ja, jede Woche im Rhythmus des Zyklus. Diese Mikrozyklen des Gehirns sind in der Regel subtil, aber sie finden statt. Ist der Östradiolspiegel in der ersten Monatshälfte beispielsweise höher, wachsen sichtbar neue Fortsätze aus Gehirnzellen, die sich mit anderen Zellen vernetzen und in alle Richtungen besonders geistreiche neuronale Gespräche führen wollen.[12] Die Amygdala und der Hippocampus schwellen deutlich an und ihre Verbindungen mit dem präfrontalen Kortex scheinen stärker zu werden. Das ist mit besseren exekutiven Funktionen assoziiert und hilft uns, konzentrierter und insgesamt mehr auf Zack zu sein.[13] Bestimmte kognitive Fähigkeiten wie Sprachkompetenz, Kommunikation und soziales Gespür verbessern sich in dieser Zeit ebenfalls.[14]

Auf der anderen Seite verschwinden, wenn die Östradiolkonzentration in der zweiten Zyklushälfte abnimmt, auch manche neuronalen Verbindungen. Das geht mit niedergedrückter Stimmung, Reizbarkeit, Kopfschmerzen oder bei manchen Frauen sogar Erschöpfung oder Müdigkeit einher, während sich andere traurig oder weinerlich fühlen können.[15] Dieses monatliche Auf und Ab sollte man sich vor Augen halten, da es das Wesen der Gehirn-Hormon-Achse im fortpflanzungsfähigen Alter deutlich macht und uns zugleich einen Blick darauf erlaubt, wie unser Leben nach der fruchtbaren Zeit aussehen kann – wenn der Monatszyklus endgültig vorbei ist. Hinzu kommt, dass die aufwallenden Hormone in der Pubertät und ihre zyklischen Schwankungen das Gehirn eines Mädchens anfälliger für Stress, Ängste und Niedergeschlagenheit machen können. Die Verteilung von Depressionen, Angststörungen und Essstörungen verlagert sich von einem ausgeglichenen Verhältnis zwischen Mädchen und Jungen vor der Pubertät zu einem Zwei-zu-eins-Verhältnis von Mädchen zu Jungen danach.[16] Außerdem leidet eine von vier Frauen an klinischer PMS, was Beschwerden wie Reizbarkeit, Anspannung, depressive Verstimmung, Weinerlichkeit und Stimmungsschwankungen zu bestimmten Zeiten im Monat mit sich bringt.[17] Oft sind die Symptome leicht, sie können aber auch so ausgeprägt sein, dass sie den Alltag beeinträchtigen.[18]

DAS ERWACHSENE WEIBLICHE GEHIRN

Auch nach der Pubertät ›reift‹ das Gehirn und sein Rationalisierungsprozess setzt sich bis weit in unsere Zwanziger fort. Der präfrontale Kortex entwickelt sich in dieser Phase ebenfalls weiter. Ob es darum geht, den Kreditrahmen nicht auszureizen oder eine Pflanze länger als ein paar Wochen am Leben zu erhalten, viele von uns stellen in diesem Alter fest, dass wir auf einmal viel mehr hinbekommen, als wir früher gedacht hätten, und ein besseres Urteilsvermögen denn je besitzen, denn das ist die Zeit, in der unsere Gehirne lernen, vorausschauend zu denken.

Insbesondere das weibliche Gehirn tritt mit einem herausragenden Talent ins Erwachsenenalter ein: Es kann sich an spezifische Aspekte sprachlicher Informationen erinnern, wie etwa die genauen Details eines Gesprächs, und es verfügt über ein episodisches Gedächtnis – kann sich also an Einzelheiten vergangener persönlicher Erlebnisse erinnern, vor allem, was, wo und wann etwas geschah.[19] Diese Tatsache ist möglicherweise eine Erklärung dafür, weshalb so viele Frauen sich klar und deutlich an Gespräche erinnern, die ihren Ehemännern zufolge nie stattgefunden haben! Scherz beiseite, junge Frauen sind mit einem vollentwickelten Gehirn, einem exzellenten Gedächtnis und einer ausgeprägten Kommunikationsfähigkeit ausgestattet. Gleichzeitig verlaufen die internen Prozesse, die das Gehirn auf- und umbauen (sprich, der Tod und die Geburt von Neuronen sowie ihre unterschiedlichen Aktivitätslevel), mit jedem Monatszyklus und unser ganzes Leben lang in Wellenbewegungen.[20] Selbst wenn das Gehirn ausgewachsen ist, bleibt es plastisch, kann sich also weiterhin in Reaktion auf Lebensereignisse verändern und anpassen. Diese wechselseitigen Gehirn-Körper-Anpassungen treten nie deutlicher zutage als … in einer Schwangerschaft.

Ein Wort dazu. Nicht alle Frauen entscheiden sich für diesen Weg, das ist mir bewusst, einige von uns vollbringen ihre Wunder in anderen Bereichen, und ich hoffe, dass wir alle zu gegebener Zeit für unsere persönlichen Erfolge gefeiert werden. In diesem Kapitel äußere ich mich allerdings zur Mutterschaft, weil auch ihr wie vieler unserer Leistungen viel zu wenig Beachtung geschenkt wird und uns auch hier eine angemessene Anerkennung zusteht. Der bedeutendste Beitrag, den die Wissenschaft hier leisten kann, ist es meiner Meinung nach hervorzuheben, wie Schwangerschaft und Mutterschaft das weibliche Gehirn auf eine Weise verändern können, dass es auf uns zwar zu einem gewissen Grad verletzlich wirkt, zugleich aber eine nie gekannte Widerstandsfähigkeit entwickelt. Zu verstehen, dass alle drei Umbruchphasen im Leben einer Frau sowohl mit Verletzlichkeit als auch mit Resilienz einhergehen, ist essenziell, um nicht nur die Menopause zu begreifen und zu akzeptieren, sondern das Frausein als Ganzes.

WIE EINE SCHWANGERSCHAFT DAS GEHIRN VERÄNDERT

Mutter zu werden ist zweifellos eine der überwältigendsten Erfahrungen für einen Mensch – und einen Körper. Unzählige Veränderungen finden statt, viele davon werden sofort deutlich: Der Bauch wächst, die Brüste schwellen an und die Morgenübelkeit kann Sie bis nachmittags peinigen. Doch eine grundlegende Tatsache bleibt bei all dem meist unbeachtet: Ein neues Leben in die Welt zu bringen wirkt sich auf Ihr *Gehirn* genauso stark aus wie auf Ihren übrigen Körper. Wieder einmal üben die Hormone innen wie außen gleichermaßen einen enormen Einfluss aus. Östrogen und Progesteron steigen extrem an: auf fünfzehn bis vierzig Mal so viel wie ihre übliche Konzentration. Oxytocin, liebevoll das Kuschelhormon genannt, tritt ebenfalls auf den Plan. Und wie Sie sich erinnern werden, ist das Gehirn daran beteiligt, all diese Hormone zu produzieren, und wird seinerseits von ihnen beeinflusst. Das Ergebnis ist, dass sich das Gehirn der Frau in der Schwangerschaft und unmittelbar danach schneller und extremer umgestalten kann als an jedem anderen Punkt in ihrem Leben, inklusive der Pubertät. Ähnlich wie in der Pubertät jedoch wird das Gehirn kleiner, während der Körper wächst.

Die Forschung zeigt, dass die Schwangerschaft von einem umfassenden *Rückgang* der grauen Substanz gekennzeichnet ist. In der bisher größten Studie wurden Gehirnscans von fünfundzwanzig Erstgebärenden aufgenommen, bevor sie schwanger wurden, und dann wieder in den ersten Wochen nach der Geburt.[21] Die graue Substanz war so regelmäßig zurückgegangen, dass der Algorithmus allein anhand des Hirnscans einer Frau absolut korrekt vorhersagen konnte, ob sie schwanger gewesen war!

Die Forschenden waren so verblüfft von diesen Ergebnissen, dass sie beschlossen, sich die Vorgänge im Gehirn der Mutter auf andere Weise anzuschauen – indem sie ihnen Bilder von Säuglingen zeigten. Die Daten enthüllten etwas Faszinierendes: Einige derselben Hirnregionen, in denen sich die graue Substanz während der Schwangerschaft verringert hatte, waren diejenigen, die mit der stärksten Gehirnaktivität auf die Fotos des eigenen Babys reagierten im Gegensatz zu Fotos anderer Babys. Nachdem alle Aspekte der Daten aufgearbeitet worden waren, wurde deutlich: Je mehr sich die graue Substanz während der Schwangerschaft zurückgebildet hatte, desto stärker war die Bindung zwischen Mutter und Kind nach der Geburt. So eigenartig dieses Ergebnis auch erscheinen mag, es gibt dafür eine vernünftige Erklärung. Aus Gehirnperspektive betrachtet unterscheidet sich die Schwangerschaft nicht allzu sehr von der Pubertät. Wie Sie wissen, verursacht der Anstieg der Sexualhormone einen Rückgang der grauen Substanz, da beim Umbau vom jugendlichen zum erwachsenen Gehirn nicht mehr benötigte neuronale Verbindungen zurückgebaut werden. Dieser *Verlust* führt einen *Gewinn* herbei: Reife. Das kleinere Gehirn von Teenagern spiegelt einfach eine effizientere Verschaltung wider. Forschende glauben, dass eine Schwangerschaft eine vergleichbare Entwicklung auslöst.[22] Bestimmte Verknüpfungen zwischen Neuronen fallen weg, um den Aufbau neuer, nützlicherer Verbindungen zu ermöglichen – wieder wird das Gehirn schlanker und effizienter.

Ich stelle mir das folgendermaßen vor: Für die Skills, die uns bereits in Fleisch und Blut übergegangen sind (Grundrechnen, Kochen, Autofahren), benötigt das Gehirn keine besondere neuronale Unterstützung mehr. Diese »Autopilot«-Funktion erlaubt es ihm loszuwerden, was es nicht mehr braucht, und seine geistigen Pfade zu sanieren – sodass Mütter besser auf die zahllosen dringenden Anforderungen reagieren können. In der oben erwähnten Studie bewies eine weitere Runde Gehirnscans zwei Jahre nach der Geburt tatsächlich, dass der Verlust der grauen Substanz bei den Müttern in manchen Hirnregionen nicht ausgeglichen worden war. Der Hippocampus und die Amygdala jedoch waren *nachgewachsen* und hatten ihre alte Größe aus der Zeit vor der Schwangerschaft wieder erreicht.[23] Der präfrontale Kortex wurde ähnlich wiederhergestellt.[24] Die Funktionalität dieser Regionen war ebenfalls enorm. Nehmen wir die Amygdala, die an der Empfindung von Liebe und Zuneigung beteiligt ist, aber auch an dem Antrieb und den Emotionen, die die Elterninstinkte regulieren – vom Stillen und Beschützen des eigenen Kindes bis hin zu dem Impuls, sich mit ihm zu beschäftigen und zu spielen. Während es bei der Pubertät darum ging, Instinkte mit Rationalität auszugleichen, versetzt uns die Schwangerschaft zurück in eine Vorherrschaft der Instinkte und stellt extra Raum zur Verfügung, damit diese aktiviert werden und glänzen können.

Das Supermom-Gehirn

Auch wenn Mütter selten sternenübersäte Capes tragen oder über magische Schutzschilde verfügen, haben sie meiner Meinung nach Superheldinnenstatus. Vielen Müttern wird über die Tage, Wochen und Jahre klar, dass sie ein beeindruckendes Arsenal an Fähigkeiten erwerben, von denen viele von ihnen vorher gar nicht wussten, dass sie existieren. Diese Superkräfte sind nicht nur nahezu universell, sondern auch wissenschaftlich erwiesen. Eine der ersten, die Sie als frischgebackene Mutter entwickeln, ist der verstärkte Geruchssinn. Nein, wir machen an dieser Stelle keine Witze über schmutzige Windeln. Studien zufolge können fast 90 Prozent der Mütter ihre Babys aufgrund des *Geruchs* erkennen, und zwar dank einer bis zu den Anfängen der Menschheitsgeschichte zurückreichenden Verbindung des Gehirns.[25] Auch wenn Sie Ihr Baby wahrscheinlich nicht mit verbundenen Augen in einer Reihe von Säuglingen identifizieren müssen, seien Sie versichert, Sie wären tatsächlich dazu in der Lage. Ihr Gehirn weiß, was zu tun ist.

Kommen wir zum »Liebeszauber«. Diese Zauberkraft bezieht sich auf die Freisetzung großer Mengen von Oxytocin bei Müttern, insbesondere während sie stillen oder bei Hautkontakt mit ihrem Säugling.[26] Dieses ›Kuschelhormon‹ veranlasst bei der Geburt die Kontraktionen der Gebärmutter, danach verbündet es sich mit dem Hormon Prolaktin, um bei der Mutter die Milchproduktion anzukurbeln. Gleichzeitig hat die hohe Oxytocinkonzentration eine starke Wirkung auf das Emotionszentrum des Gehirns, wodurch die Mutter auf unbeschreibliche Weise in ihr Baby verliebt ist. Der Anstieg von Oxytocin geschieht zeitgleich mit dem eines anderen Hormons namens *Vasopressin*, das für einen anderen Urinstinkt verantwortlich ist: die mütterliche Aggression, also das »Bärenmama«-Verhalten, bei dem die Mutter ihren Nachwuchs gegen Bedrohungen verteidigt.[27] Dadurch entsteht ein brandneues »Bärenmamagehirn«, das eine Art virtuelles GPS-System enthält, um das

Kind jederzeit zu finden und zu beschützen. Es können fünf andere Kinder mit einem lila Strampler im Sandkasten sitzen, jede einzelne Mutter besitzt die unheimliche Fähigkeit, ihren eigenen lila gekleideten Knirps innerhalb von Sekunden zu erkennen und ihm zur Hilfe zu eilen. Wir sind außerdem vollgepumpt mit Adrenalin und allem, was sonst noch nötig ist, um souverän zu sagen, hierher und nicht weiter. Auch der Adrenalinrausch beginnt im Gehirn.

Es geht genauso genial weiter. Das vielleicht wichtigste Upgrade ist, dass die von der Schwangerschaft betroffenen Hirnregionen ähnlich wie in der Pubertät mit der *Theory of Mind* verknüpft sind – mit einer mütterspezifischen, langfristigen Variante dessen, was wir weiter oben besprochen haben: der besonders ausgeprägten Fähigkeit, geistige Zustände, Gefühle und nonverbale Signale wahrzunehmen und damit Bedürfnisse und mögliche Reaktionen frühzeitig zu erkennen. Ob es darum geht, die Körpersprache eines Babys oder seine verschiedenen Lautäußerungen zu interpretieren – in der Lage zu sein zu verstehen, was im Kopf eines anderen Menschen vor sich geht, besonders, wenn sich dieser Mensch nicht verbal ausdrücken kann, ist hier ziemlich praktisch. Durch dieses kognitive Skillset gelingt es uns, Bindungen aufzubauen. Das ist wichtig, um Nähe zu unserem Kind und innerhalb der Familienstruktur zu entwickeln. Das hilfreichste Add-On, das viele Mütter bei sich entdecken: Sie haben buchstäblich einen siebten Sinn und können erraten, was andere denken. Mütter *wissen* einfach, wenn ihren Kindern etwas Schlimmes geschieht, weil sie *spüren*, dass etwas nicht stimmt. Dass sie das können, rührt aus einer Kombination aus dem Mutterinstinkt – einer Art sechsten Sinn, den nur Mütter haben – und der Tatsache, dass wir so viel Zeit mit unseren Kindern verbringen. Müttern fallen Dinge auf, die sie bei anderen Menschen nie bemerken würden. Das kann so weit gehen, dass sie die Bedürfnisse ihres Kindes vorausahnen können, noch bevor die Tränen fließen oder das Fieber ausbricht.

Mutterschaft ist eine der komplexesten und herausforderndsten Erfahrungen im Leben. Nicht nur unsere Körper machen eine Metamorphose durch, um einen neuen Menschen in uns heranwachsen zu lassen und zu ernähren, auch unsere Prioritäten und unser Alltag werden auf den Kopf gestellt. Unsere Gehirne begreifen das intuitiv – oder wahrscheinlich geplantermaßen – und passen sich ebenfalls an. Die gute Nachricht ist, dass die Schwangerschaft Umwälzungen im Gehirn bewirkt, die wichtige mütterliche Instinkte fördern und zugleich unsere soziale Kognition stärken. Die schlechte Nachricht? Das in dieser Zeit heruntergeladene Upgrade hat seinen Preis. Derselbe Gehirnumbau, der die tollen neuen Features hervorbringt, kann auch Ihr Gedächtnis und ihre Aufmerksamkeitsordner umorganisieren, die Stimmung beeinträchtigen und bedeuten, dass wir erst einmal sehr viel lernen müssen, bis in unserem neuen Betriebssystem alles glatt läuft.

»Momnesia«, Baby Blues und postpartale Depression

»Mutterhirn«, »Babyhirn«, »Momnesia« oder »Stilldemenz«, so nennen wir ein oft belächeltes Phänomen, dabei handelt es sich um eine leichte Bewusstseinstrübung, durch die eine Mutter vergesslicher oder zerstreuter als sonst ist. Welchen Namen auch immer man ihm gibt, falls Sie Mutter sind, kennen Sie es sicher. Man nehme zu gleichen Teilen hormonelle Veränderungen und die ausführliche Neuverdrahtung, die in Ihrem Gehirn stattfindet, füge eine ordentliche Portion Stress und Schlafmangel hinzu und, *zack*, erleben mehr als 80 Prozent aller schwangeren Frauen einen Rückgang ihrer kognitiven Funktionen.[28] Dieser Zustand bleibt auch nach der Geburt des Kindes bestehen. Fast die Hälfte aller Mütter ist vergesslich, hat noch Monate nach der Geburt einen reduzierten Fokus und Brain Fog.[29] Das ergibt Sinn, wenn man bedenkt, dass das Muttergehirn seine neue, auf das Kind zentrierte Architektur für mindestens zwei Jahre nach der Geburt behält. Diese Wahrnehmungen können Müttern den Eindruck vermitteln, ihr Gehirn funktioniere nicht mehr so gut wie früher.

Zahlreiche Studien deuten darauf hin, dass einige kognitive Fähigkeiten, vor allem die Erinnerung, in der Schwangerschaft und nach der Geburt tatsächlich beeinträchtigt sein können.[30] Zu diesen Funktionen gehören vor allem Multitasking und das sogenannte »räumliche Gedächtnis« (also sich zu erinnern, wo sich Dinge befinden). Kaufen Sie beispielsweise Woche für Woche in Ihrem lokalen Supermarkt ein, ermöglicht Ihnen Ihr räumliches Gedächtnis, sofort auf Ihren Lieblingskaffee zuzusteuern, ohne vorher im ganzen Laden danach suchen zu müssen. Müssen Sie jedoch zweimal überlegen, wo das Kaffeeregal überhaupt ist, können Sie dem Mommybrain die Schuld geben.

Was bedeutet das nun? Erstens, Schwangere und frischgebackene Mütter denken sich diese Phänomene nicht aus. Bei den meisten von ihnen fühlt es sich irgendwann so an, als hätte ihr kleiner Wonneproppen nicht nur ihren Körper, sondern auch ihr Gehirn gekapert. Hut ab, wenn es ihnen dabei gelingt, cool zu bleiben. Zweitens, und ganz wichtig: Diese Veränderungen sind vorübergehend – sie verschwinden mit der Zeit.[31] Drittens haben Studien gezeigt, dass sich viele Schwangere und Mütter zwar dümmer *vorkommen* als zuvor, ihr IQ ist jedoch zweifellos nach wie vor derselbe.[32] So beunruhigend es sich auch anfühlen mag, diese Stolperer beschränken sich in der Regel auf kleinere Gedächtnislücken oder Brain Fog. Das kann zwar unser Selbstbild durcheinanderbringen, ist aber nicht krankhaft. (Sehen Sie, wie sehr es dem Menopausengehirn ähnelt?) Für diejenigen, die sich trotzdem Sorgen machen: Es gibt *keine* Hinweise darauf, dass diese geistigen Ausrutscher mit einem erhöhten Demenzrisiko verknüpft sind.

Der benebelte Geisteszustand in der Schwangerschaft und in der Zeit nach der Geburt ist vermutlich der vorübergehende Preis, den Sie für die Entwicklung eines frisch überholten, hoch spezialisierten Gehirns bezahlen müssen. Sie können ihn als eine Art Wachstumsschmerz betrachten. Kognitive Pannen sind wahrscheinlich das Ergebnis angepasster Prioritäten auf *neurologischer* Ebene. Das Leben operiert nun auf der Grundlage eines überarbeiteten Regelwerks und neuen Anforderungen, und das gilt auch für Sie und Ihr Gehirn. Die Tatsache, dass dies wunderbar und bereichernd sein kann, macht es nicht weniger herausfordernd. Fachleute glauben, dass sich das mütterliche Gehirn so stark auf die Sicherheit und die Bedürfnisse des Kindes fixiert, dass andere Alltagsaktivitäten zurückstehen müssen. Zu vergessen Milch zu kaufen oder die Wäsche in den Trockner zu stecken, ist frustrierend, aber daran zu denken, dass das Baby um 3 Uhr morgens gefüttert werden muss und gedanklich die verschiedenen komplexen Bedürfnisse des Neugeborenen zu registrieren und sich zu merken, hat in dieser Zeit *absoluten* Vorrang. Beunruhigender ist, dass diese neue Änderung des Aufgabenbereichs weitgehend ignoriert wird, als erwartbar oder selbstverständlich gilt, während die Aufmerksamkeit vor allem darauf liegt, dass es der Mutter eben nicht gelingt, wie früher alle Dinge gleichzeitig zu erledigen.

Als Wissenschaftlerin und Mutter finde ich die Idee, frischgebackene Mütter hätten einen »reduzierten Fokus« oder »Konzentrationsschwierigkeiten«, fast lachhaft. Ob wir – mit dem Baby auf dem Arm – gleichzeitig Essen kochen und E-Mails verschicken oder Auto fahren und frühstücken, während wir im Kopf den Tag planen – der Zirkus des Mutterdaseins zwingt uns regelmäßig, mehr als eine Sache zur selben Zeit zu erledigen. Als genügte das nicht, tun wir das mit einer Häufigkeit und einem Geschick, die keiner der standardisierten kognitiven Tests erfassen könnte. Machen Sie sich also bitte keine Sorgen, die Umbrüche in Ihrem Gehirn finden aus guten Gründen statt, und Sie werden Ihnen auf lange Sicht nicht schaden.

Dennoch geht mit der Schwangerschaft und der Postpartumphase häufig eine weitere Herausforderung einher, ganz nach dem oben bereits zitierten Motto »keine Rose ohne Dornen«: Stimmungsveränderungen. Ganze 70 bis 80 Prozent aller Mütter haben innerhalb der ersten Wochen bis Monate nach der Geburt depressive Symptome. Dazu können Stimmungsschwankungen, Weinkrämpfe, Ängste und Schlafschwierigkeiten gehören. Interessanterweise können diese Stimmungsschwankungen denen des prämenstruellen Syndroms ähneln und sogar mit ihnen verwandt sein, da bei Frauen, die vor der Schwangerschaft an PMS gelitten haben, die Wahrscheinlichkeit erhöht ist, dass auch in der Schwangerschaft und danach ihre Stimmung beeinträchtigt ist.[33] Und bei Frauen, die in der Schwangerschaft damit Probleme hatten, besteht ein höheres Risiko, dass sie auch in der Menopause davon betroffen sein werden. Diese Verbindung zeigt einmal mehr das hormonelle Kontinuum, das sich durch das Leben einer Frau zieht.

Ungefähr eine von acht frischgebackenen Müttern erlebt schwerwiegende Beeinträchtigungen der Stimmung, die weit über den gewöhnlichen ›Baby Blues‹ hinausgehen – sie kämpfen mit einer postpartalen Depression.[34] Das ist eine psychische Störung, die durch schwere depressive Episoden, tiefe Traurigkeit, manchmal lähmende Ängste und den Verlust des Selbstwertgefühls gekennzeichnet ist. Dieser Zustand kann mehrere Wochen oder länger anhalten. Allein in den USA leidet darunter jährlich eine halbe Million Frauen. In Deutschland sind es bis zu 100 000 Frauen. Leider war die postpartale Depression lang gesellschaftlich stigmatisiert. Für unsere Gesellschaft gilt nur eine Reaktion auf die Mutterschaft als angemessen, und das ist Freude. Jedem Mangel daran wird mitunter mit radikaler Missbilligung begegnet. Man erwartet außerdem, dass Mütter von Tag eins an ihre neue Rolle ausfüllen – kompetent und mit allem Nötigen ausgestattet. Diese Botschaft verkennt nicht nur die Realität, sondern ist auch kontraproduktiv, denn sie setzt genau den Menschen unter Druck, der bereits die Last einer unvergleichlichen Verantwortung trägt.

In der Vergangenheit galten Frauen, die unter einer postpartalen Depression litten, als verrückt; man glaubte sogar, sie wären verhext – oder wären selbst Hexen.[35] Bemerkenswerterweise wurde die postpartale Depression erst *1994* als ernsthafte psychische Störung anerkannt. Drei Jahrzehnte später ist sie allen ein Begriff und es gibt Behandlungsmöglichkeiten. Dennoch sind nach wie vor viele überzeugt, diese Erkrankung existiere nicht wirklich, sondern sei »eines dieser eingebildeten Frauenprobleme«. Um es ganz klar zu sagen: Nach der Geburt unter Depressionen, gedrückter Stimmung oder Angstzuständen zu leiden, ist in keiner Weise ein Charakterfehler oder eine Schwäche. Eine ungewohnte Stimmungslage ist eins der zahlreichen natürlichen Signale dafür, dass sich Ihre Hormone und Ihr Gehirn in einer Phase des Umbruchs befinden.

Unabhängig von den biologischen Veränderungen ist es eine unglaubliche Sache, ein Kind zu bekommen – ein Unterfangen, das enorme charakterliche Stärke erfordert. Die Mutterschaft ist einfach und schwierig, schön und beängstigend, und die individuelle Erfahrung jeder Frau ist etwas Heiliges und Wichtiges. Indem wir unsere Kinder dabei unterstützen, ihr Verhalten und ihre Gehirne zu entwickeln, lehren wir sie die ersten Lektionen der Liebe und setzen den Keim für ihr Bewusstsein. Während die Gesellschaft verlangt, dass wir unseren Wert neben und über diese Berufung hinaus finden, hoffe ich, dass Mütter überall auf der Welt wissen, wie wertvoll es ist, was sie tun, und wie weitreichend ihre Wirkung ist.

EINE GESCHICHTE VON VERLETZLICHKEIT UND RESILIENZ

Was hat all das mit der Menopause zu tun? Das weibliche Gehirn und die drei Umbruchphasen im Leben einer Frau sind alle von Verletzlichkeit und Resilienz geprägt. Angesichts der Pubertät verdrehen wir häufig die Augen, finden sie peinlich. Doch auch wenn diese Lebensphase zweifellos ihre Herausforderungen hat, wissen wir nun, dass das Teenagergehirn seinen Sinn hat. Dieselben Umbauarbeiten im Gehirn, die Stimmungsschwankungen und heftige Emotionen auslösen, machen zugleich den Weg frei für intellektuelle und soziale

Reife und helfen den Jugendlichen zu lernen, mit der Intensität des Lebens umzugehen. Sie sind ein Vorbote der ziemlich großen Aufgabe, erwachsen zu werden und mit allem zurechtzukommen, was einen erwartet.

Die Schwangerschaft und die Zeit nach der Geburt stehen unter denselben Vorzeichen. Auch das »Mamagehirn« lässt uns nicht bloß zerstreut und weinerlich werden – seine Symptome sind Anzeichen dafür, dass unser Denkorgan neue, lebenswichtige Stärken und außergewöhnliche Fähigkeiten entwickelt. Die Umwälzungen, die unser Gehirn durchmacht, dienen einem essenziellen evolutionären Zweck: Sie sollen die Frau auf die Mutterschaft vorbereiten und damit das Überleben einer ganzen Spezies sichern.

Es hat Vor- und Nachteile, mit Eierstöcken geboren zu werden, und einem Gehirn, das in einer starken Verbindung zu ihnen steht. Merken Sie sich das, denn dies wird auch bei der letzten Umbruchphase deutlich werden, die wir uns nun anschauen.

7

DIE GUTEN SEITEN DER MENOPAUSE

EIN PERSPEKTIVWECHSEL

Wie wir nun wissen, unterliegt unser Gehirn im Laufe des Lebens einer Reihe hormoneller Veränderungen, zuerst in der Pubertät, dann in der Schwangerschaft und am Ende in der Perimenopause. Während ein mächtiger hormoneller Tsunami sowohl die Pubertät als auch die Schwangerschaft begleitet, gilt das Nachlassen der Fruchtbarkeit als eine Art Ebbe – als Anfang vom Ende. Sowohl in unserer Kultur als auch in der Medizin wird die Menopause rundweg als bedauerliches Ereignis abgestempelt, an dem wenig oder gar nichts Positives zu finden ist. Doch das ist nur eine Seite der Medaille. Schaut man sich die Menopause genauer an, ist sie ziemlich differenziert und viel individueller, als Sitcom-Stereotype oder medizinische Darstellungen uns glauben machen. Ob die Informationen von Mutter zu Tochter weitergegeben werden oder von der Ärztin an die Medizinstudentin oder die Patientin – die Botschaft ist unvollständig.

Eines der offensichtlichsten Probleme besteht darin, dass sich bis vor Kurzem weder unsere Kultur noch die Wissenschaft bemüht haben, die Menopause einem Realitätscheck zu unterziehen. Sie spielen die ewig gleiche Leier von den Nachteilen, während die Vorteile weitgehend ignoriert werden. Was fehlt, ist ein genaues Verständnis dessen, wie die Menopause in das Gesamtbild eines Frauenlebens passt. Dieses Verständnis gewinnt man nur, indem man die Menopause mit den Augen der Frauen betrachtet, die sie *durchleben*, und sich zugleich die aktuellen wissenschaftlichen Erkenntnisse anschaut. Erforschen wir dieses Lebensereignis vorurteilsfrei und ohne Vorannahmen, entdecken wir, dass die Perimenopause einfach eine weitere Station im Leben einer Frau ist, ähnlich wie Pubertät und Schwangerschaft.

EINS UND EINS ZUSAMMENZÄHLEN

Werfen wir einen Blick auf das Gehirn, sehen wir, dass hormonelle Veränderungen im Zusammenhang mit der Menopause neurologische Symptome auslösen, die denen der Pubertät und der Schwangerschaft ähneln. Veränderungen der Körpertemperatur, der Stimmung, des Schlafes, der Libido und der kognitiven Leistung treten in allen drei Umbruchphasen häufig auf. Wie Sie in der nun folgenden Tabelle sehen, sind die Ähnlichkeiten offenkundig. Schließlich ist jedes Mal dasselbe System beteiligt, das zu unterschiedlichen Zeitpunkten während unseres fruchtbaren Lebens aktiviert und deaktiviert wird: das neuroendokrine System.

Ähnlichkeiten zwischen den drei Umbruchphasen

VERÄNDERUNGEN	PUBERTÄT	SCHWANGERSCHAFT	PERIMENOPAUSE
Körpertemperatur	x	x	x
Stimmung	x	x	x
Schlafrhythmus	x	x	x
Libido	x	x	x
Gedächtnis und Aufmerksamkeit	x	x	x

graue Substanz	x	x	x
neuronale Konnektivität	x	x	x

Sprechen wir über die Veränderungen, beispielsweise die der Körpertemperatur. Wir verbinden die Pubertät nicht mit Hitzewallungen in dem Sinne, wie wir sie kennen, aber sie ist begleitet von – oftmals starkem – Schwitzen, da die Schweißdrüsen des Körpers in dieser Zeit aktiver werden. Hinzu kommt, dass die Körpertemperatur bei Mädchen im Verlauf des Menstruationszyklus leicht schwankt. Am höchsten ist sie um den Eisprung herum, am niedrigsten während der Periode. In der Schwangerschaft können dieselben Mechanismen einen Anstieg der Körpertemperatur bewirken und das kann sich zu etwas ganz anderem weiterentwickeln: zu Hitzewallungen. Sie werden in diesem Zusammenhang selten erwähnt, sind aber ein weiteres Symptom, das Schwangerschaft und Perimenopause gemeinsam haben. Über einem Drittel aller Schwangeren steht ebenfalls der Schweiß auf der Stirn![1]

Wie sieht es aus mit Brain Fog? Es ist bekannt, dass die meisten Teenager mit dem Kopf in den Wolken stecken und Schwierigkeiten haben, sich zu konzentrieren oder sich an Informationen zu erinnern. Bei Mädchen kann das gegen Ende des Monatszyklus noch zunehmen. Wie bereits besprochen tritt dieser Gehirnnebel auch häufig in der Schwangerschaft und nach der Geburt auf.

Ein Unterschied besteht jedoch darin, wie wir die ersten beiden Umbruchphasen wahrnehmen und wie die letzte. Auch die Pubertät und die Schwangerschaft sind kein Zuckerschlecken, doch dabei neigen wir dazu, uns auf die positiven Seiten zu konzentrieren. Wird unser Kind ein Teenager, füllen wir Fotoalben mit ihm beim Schulball, bei Sportwettkämpfen und anderen Ereignissen und feiern eine Parade von Meilensteinen des Erwachsenwerdens. Genauso ist es bei der Schwangerschaft. Wir überschütten werdende Mütter mit Geschenken und Partys, wir shoppen und bereiten uns voller Vorfreude auf die Ankunft des Babys vor. Was die harten Seiten dieser Umbruchphasen angeht, bleiben wir optimistisch. Ob Pickel oder Periode, geschwollene Knöchel oder Morgenübelkeit, wir sagen uns: *Auch das geht vorbei,* und reagieren tendenziell verständnisvoll und unterstützend. Ist eine Jugendliche reizbar und unkonzentriert, schieben wir es auf die Pubertät und geben ihr Zeit und Raum, ihren Weg zu finden. Ähnlich, wenn eine Schwangere scheinbar aus dem Nichts weinen muss. Wir denken: *Das sind die Hormone* und umarmen sie. In beiden Fällen neigen wir zu Zuversicht und Ermutigung. Das kann zwar unfreiwillig dazu führen, dass ernst zu nehmende Symptome übersehen werden, die Absicht dahinter ist aber Rücksichtnahme und Trost.

Treten dieselben Verhaltensweisen jedoch bei Frauen in der Perimenopause oder der Postmenopause auf, erleben diese oft die gegenteilige Reaktion: keine Unterstützung, deutlichen Unmut oder sogar offene Geringschätzung, manchmal auch Verleugnung. In Gesprächen über die Menopause fehlt unter anderem eine nuancierte Sprache, damit Ärztinnen und Ärzte das Problem überhaupt beurteilen können. Beispielsweise ist bekannt (und wird akzeptiert), dass manche Frauen jeden Monat ohne großes Unwohlsein menstruieren, während es andere nicht so leicht haben und an PMS oder in schweren Fällen unter der prämenstruellen dysphorischen Störung (PMDS) leiden. Genauso segeln manche Frauen selig in die Mutterschaft, während andere schwere Symptome einer postpartalen Depression zeigen, von Ängsten und mentaler Erschöpfung gequält werden. Die Tatsache, dass wir Worte haben, um diese Bandbreite der Schwere von Symptomen zu beschreiben, ermöglicht uns nicht nur eine korrekte Diagnose und Behandlung, sondern lässt sie auch gerechtfertigt erscheinen. Dieses Glück haben Frauen in der Menopause mit schweren Symptomen nicht. Auch das Mitgefühl bleibt aus. Insbesondere in der Perimenopause bekommen viele Frauen säuerlich zu hören: »Du hast schließlich noch deine Periode, also stell dich nicht so an.«

Kein Wunder, dass sich die Menopause wie eine Zeit des Untergangs anfühlt, wenn diejenigen, die sie erleben, missachtet statt aufgefangen werden und das Ereignis selbst irgendwo zwischen purer Übertreibung der Betroffenen auf der einen und Krankheit auf der anderen eingeordnet wird. Doch die Vorstellung, dass Frauen durch die Menopause einen Nachteil erleiden, ist historisch und kulturell begründet – nicht biologisch. Aus biologischer Sicht könnten einige der positiven Seiten der Pubertät und der Schwangerschaft genauso gut für die Perimenopause gelten.

Wenn Sie sich bewusst gemacht haben, wie die ersten beiden Umbruchphasen funktionieren, wird es Sie weniger überraschen oder beunruhigen, dass sich das Gehirn – genau wie während der ersten beiden weiblichen Meilensteine – in der Menopause verändert. Hier also die Millionenfrage: In welchem Maße bringt auch die Menopause ein maßgeschneidertes Update für das Betriebssystem Ihres Gehirns mit sich?

Es ist einleuchtend, dass das Gehirn, während es sich der Menopause nähert, eine weitere Gelegenheit bekommt, schlanker und schlauer zu werden. Das heißt, es sortiert Informationen und Fähigkeiten aus, die es nicht länger benötigt, und entwickelt neue. Erst einmal werden einige der Gehirn-Eierstock-Verbindungen, die notwendig sind, um ein Baby zu bekommen, nicht mehr gebraucht – also *arrivederci*. Auch die ganzen neurologisch kostspieligen Skills, die wir im vorherigen Kapitel durchgegangen sind – Babysprache verstehen, Wutanfälle in den Griff bekommen und Multitasking auf Profiniveau betreiben –, sind nicht mehr so wichtig, wenn das Vögelchen ausgeflogen ist. Sie sind nach wie vor nützlich, aber nicht mehr zwingend erforderlich. Also ist es nur logisch, dass das Gehirn diese verzichtbaren Verbindungen irgendwann reduziert – und wann wäre ein besserer biologischer Zeitpunkt dafür als die Menopause? Noch einmal: Viele glauben, dass gerade bei diesem letzten großen Gehirn-Update vor allem Hitzewallungen, Brain Fog und andere unangenehme Symptome auftreten. Aber auch hier gilt: Ist das

Update durchgeführt, lassen sie nach. Allerdings kann das länger dauern als in den beiden anderen Umbruchphasen, weil wir nun mal … tja … älter sind.

All diese Informationen sind nützlich, um die Menopause aus einer erweiterten Perspektive zu betrachten. Doch wo sind die guten Seiten? Könnte es sein, dass sich das Menopausengehirn auf eine Weise verändert, die uns besser für das hohe Alter ausstattet? Könnte die Menopause eine eigene Genialität besitzen und wesentlich sein, um Frauen auf ihre neue Rolle in der Gesellschaft vorzubereiten? Zwar hat die Gesellschaft diese Vorteile der Menopause bisher ignoriert, doch neue Forschungsergebnisse deuten darauf hin, dass dieses umwälzende hormonelle Ereignis für Frauen ebenfalls seinen Sinn hat.

GLÜCK IST KEIN MYTHOS

Jeder größere Wandel im Leben kann eine Gelegenheit zu einer Art Frühlingserwachen sein, selbst wenn der Weg dahin hart ist. Die verbreitete Sichtweise in der westlichen Welt ist, dass uns die Menopause Dinge wegnimmt. Niemand erzählt uns, dass Sie uns auch Neues beschert. Denken Sie beispielsweise an etwas, das alle wollen und die wenigsten haben: Glück.

Ja, Sie haben richtig gelesen. Einer der überraschenderen Fakten, die ich gelernt habe, ist, dass Frauen in der Postmenopause im Allgemeinen glücklicher sind als jüngere – und als sie selbst *vor* der Menopause waren. Mehreren Studien zufolge ist einer der bemerkenswertesten und am meisten übersehenen Vorteile dieser Lebensphase eine bessere psychische Gesundheit und größere Lebenszufriedenheit. Im Rahmen des australischen Women's Health Ageing Project zum Beispiel berichteten Frauen in der Postmenopause mit dem Eintritt in die Sechziger und Siebziger von verbesserter Stimmung, größerer Geduld, weniger Anspannung und stärkerer Präsenz.[2] Ähnliche Ergebnisse ergaben sich in dänischen Studien: Auch dort war das Wohlbefinden von Frauen nach der Menopause größer. 62 Prozent fühlten sich tatsächlich glücklich und zufrieden.[3] Etwa die Hälfte dieser Frauen gab zudem an, so glücklich zu sein wie nie zuvor, nicht einmal in jüngeren Jahren. Auch die Jubilee Women Study kam zu dem Schluss, dass 65 Prozent der britischen Frauen in der Postmenopause glücklicher seien als vor der Menopause. Sie erlebten sich als unabhängiger und ihre partnerschaftlichen und freundschaftlichen Beziehungen hätten sich verbessert.[4] Nicht zuletzt widerlegen diese Erkenntnisse das Stereotyp der unglücklichen, unzufriedenen Frau in der Postmenopause.

Verbreiteten Annahmen, Vorurteilen und sogar Marketing zum Trotz deuten die wissenschaftlichen Belege auf einen besonderen Zusammenhang zwischen Menopause und Lebenszufriedenheit hin. Schauen Sie sich Abbildung 8 an. Die breitere Linie zeigt den Effekt der Menopause auf die Lebenszufriedenheit von Frauen im Laufe der Zeit (die senkrechten Linien markieren die Unterschiede zwischen verschiedenen Frauen), beginnend fünf Jahre vor der Menopause bis zehn Jahren danach. Die 0 auf dem Zeitstrahl markiert den Eintritt der Menopause.

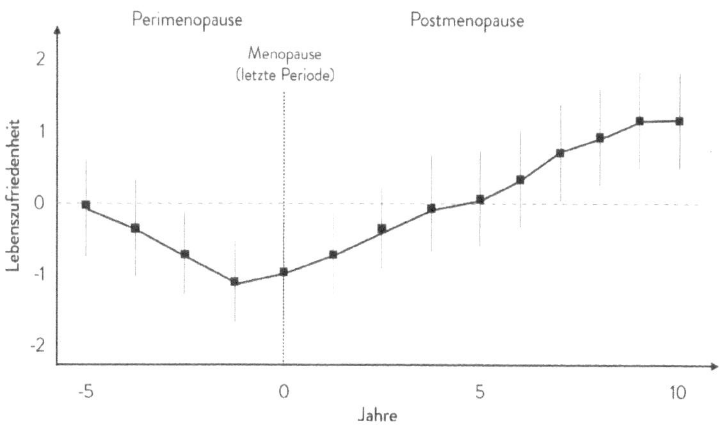

Abbildung 8. Menopause und Lebenszufriedenheit

Die wichtigsten Daten, die alle kennen sollten:

- *Perimenopause:* Tatsächlich werden die meisten Frauen in den ungefähr drei Jahren bis zur Menopause unglücklich.
- *Nach der Menopause:* Die Lebenszufriedenheit bleibt in den ersten zwei oder drei Jahren nach der letzten Periode tendenziell niedrig, doch dann verbessert sie sich über den Ausgangswert hinaus und bleibt anhaltend höher.

Das Fazit: In der Regel beeinträchtigt die Menopause die Lebenszufriedenheit *nur kurzfristig*. Die meisten Frauen gewöhnen sich normalerweise innerhalb von ein paar Jahren nach der Menopause an die Veränderungen. Nach diesem Punkt scheint die Menopause keine negativen Auswirkungen mehr auf die Stimmung zu haben und kann sogar zu größerer Zufriedenheit führen. Diese Resultate müssen noch bestätigt werden, doch sie stimmen mit allgemeineren Beobachtungen überein, dass Glück und Zufriedenheit einer U-Kurve zu folgen scheinen. Mehrere Studien weisen darauf hin, dass die Zufriedenheit im jungen Erwachsenenleben relativ hoch ist, dann jedoch sinkt und mit etwa fünfzig einen Tiefpunkt erreicht (dem durchschnittlichen Alter der Menopause). Dann steigt sie mit zunehmendem Alter stetig auf zu neuen Höhen – ob Sie es glauben oder nicht, zwischen sechzig und siebzig sind wir statistisch gesehen so glücklich wie nie zuvor.[5] Natürlich sind wir alle unterschiedlich und die individuelle Erfahrung kann aus vielen Gründen von der Norm abweichen. Dennoch bekräftigt die U-Kurve den Eindruck, dass die Krise in der Lebensmitte *vorübergehend* ist.

»Menostart«: ein zweites Erwachsenenalter

Die Frage ist nun: Bringt die Menopause die Zufriedenheit mit sich oder sind Frauen bloß froh, dass die Symptome vorbei sind? Tatsächlich kann die Menopause neben den offensichtlich damit einhergehenden Hürden einen positiven Effekt auf Ihr Leben haben. Zum einen sind nicht alle körperlichen Veränderungen negativ. USA-weiten Umfragen zufolge hängt die Verbesserung der Stimmung und der größere Optimismus bei Frauen in der Postmenopause häufig damit zusammen, dass Periode, PMS und Schwangerschaftssorgen der Vergangenheit angehören.[6] Für viele Frauen ist allein das Ende der Periode ein Grund zur Freude. Es bedeutet, dass bestimmte Unannehmlichkeiten endlich vorbei sind – nach Jahrzehnten: Tampons, Binden, Krämpfen. Die Menopause lässt auch Gebärmuttermyome schrumpfen, ein Hauptverursacher starker Blutungen, und auch PMS ist kein Thema mehr, was für 85 Prozent der Frauen bedeutet, dass eine Reihe komplexer Symptome – von empfindlichen Brüsten über Reizbarkeit bis zu lähmenden Migräneanfällen – vorbei sind. Diese neue Freiheit ist für mehr Frauen, als Sie vielleicht glauben, ein enormes Plus. Ein weiterer angenehmer Aspekt: Sex genießen zu können, ohne an die möglichen Folgen denken zu müssen, wird häufig als wichtigster Vorteil der Menopause genannt.[7]

Doch viele Frauen haben auch eine optimistische Einstellung zur Menopause – nicht erst, wenn die Symptome abklingen, sondern sogar selbst während sie noch mittendrin stecken. Irgendwann stolperte ich bei meiner Recherche über den Begriff *Menostart* als Alternative zu *Menopause*. Das Wort erscheint mir passend für all die Frauen, die diese Übergangsphase als Wendepunkt erleben, in dessen Folge sich ihre Interessen, Prioritäten und Einstellungen auf eine positive Weise verändern. Ein zweites Erwachsenenalter, wenn Sie so wollen, oder eine Art Wiedergeburt, sind absolut möglich. Die amerikanische Anthropologin Margaret Mead bezeichnete dies als den »Genuss der Menopause« – und damit meinte sie den Rausch, körperlicher und psychischer Energie, den manche Frauen in der Postmenopause erfahren. Vielleicht haben Sie nicht die fieberhafte Energie einer Teenagerin, aber möglicherweise denken Sie über Neuanfänge nach: eine neue Karriere, neue Beziehungen und Interessen, neue Orte zum Wohnen oder Bereisen, neue Gewohnheiten im Zusammenhang mit Gesundheit und Wohlbefinden und ein allgemeiner Neustart, was die Verteilung Ihrer Zeit und Energie angeht. Viele Frauen sind ausgesprochen froh, nicht mehr die Verantwortung für Vollzeiterwerbsarbeit und Familie gleichzeitig tragen müssen und so mehr Zeit für sich zu haben.[8] Das ist nicht unbedingt ein Charakteristikum der Menopause selbst, doch die Aussicht auf persönliches Wachstum und die Freiheit, sich auf die eigenen Interessen zu konzentrieren, ist ein Luxus, dem Sie sich in diesem Lebensabschnitt endlich hingeben können. Wie Oprah Winfrey einst sagte: »So viele Frauen, mit denen ich gesprochen habe, haben die Menopause als einen Segen empfunden. Ich habe entdeckt, dass dies der Augenblick ist, in dem sich eine Frau neu erfinden kann, nachdem sie sich jahrelang auf die Bedürfnisse anderer konzentriert hat.« Wenn das nicht im Großen und Ganzen ein Plus ist, dann weiß ich es auch nicht.

Emotionale Reife

Hand in Hand mit der Zufriedenheit entwickelt sich eine andere heiß begehrte Eigenschaft: Selbsttranszendenz. Oder, wie man es auch ausdrücken kann: Vieles geht einem am A**** vorbei. Dieses Thema taucht immer wieder in Berichten von Frauen in der Postmenopause auf. Sie beschreiben, wie sie sich von den Bedürfnissen anderer Menschen abgrenzen und endlich auf die eigenen achten können. Haben sie die Menopause erst einmal hinter sich gebracht, ob es ein Spaziergang war oder ein Höllentrip, gehen viele Frauen selbstbewusster und freier, mit neuem Elan und einer Schluss-mit-Stuss-Haltung daraus hervor.

In dieser Phase löst sich einiges in Luft auf, beispielsweise der Druck, den viele in der Jugend empfinden, Sorgen wegen verschiedenster sozialer Spielchen oder jegliches Bedürfnis, enge Hotpants zu tragen. Gleichzeitig ergeben sich neue Perspektiven, ein neues

Selbstgefühl und der Eindruck, neue Gelegenheiten und Wahlmöglichkeiten zu haben. Dieses Empowerment hat teils mit biologischen Auslösern zu tun und teils mit dem Timing der Menopause. Mit fünfundfünfzig oder mehr Jahren Lebenserfahrung haben viele Frauen einen hübschen Strauß an Kompetenzen entwickelt, was ihr Vertrauen darin verstärkt, mit allem umgehen zu können, was da kommen mag. Zu diesem Zeitpunkt hat eine Frau ihr persönliches Spektrum an Herausforderungen, Verlusten, Krankheiten und Enttäuschungen erlebt, kennt sich selbst besser und weiß, was sie will und was ihr wichtig ist. Ihr wird klar, dass sie stärker ist und mehr kann, als sie geglaubt hat, und neigt weniger dazu, über schlechte Erlebnisse, Fehler oder Patzer nachzugrübeln.

Interessanterweise berichten viele Frauen in der Postmenopause auch, dass Emotionen wie Traurigkeit oder Wut sie nicht mehr so stark im Griff haben wie früher, während die Fähigkeit, sich zu freuen, zu staunen und dankbar zu sein häufig zunimmt.[9] Für diese Veränderungen gibt es einen neurologischen Grund. Unter anderem kann der Umbau des Gehirns in der Menopause ein weiteres Upgrade einiger an der *Theory of Mind* beteiligter Netzwerke mit sich bringen. Nur dass der Wandel diesmal eine bessere *emotionale Selbstbeherrschung* bewirkt. Wie Sie sich vielleicht aus früheren Kapiteln erinnern, hängt es teilweise von den Verknüpfungen in unserem Gehirn ab, wie wir auf emotional aufgeladene Situationen reagieren. Verbindungen, die mit der Gefühle verarbeitenden Amygdala in Zusammenhang stehen – im Gegensatz zu dem die Impulse kontrollierenden präfrontalen Kortex –, können unser Verhalten beeinflussen. In der Pubertät sind wir aufgefordert, uns der Rationalität des präfrontalen Kortex zu verschreiben, wohingegen die Schwangerschaft uns in Einklang mit unseren Instinkten bringt (und gleichzeitig für eine Balance zwischen Emotionen und Intellekt sorgt). Nun ist die Menopause an der Reihe. Diesmal wird die emotionale Amygdala höchst selektiv und präzise feingestimmt: Sie reagiert weniger auf *negative* emotionale Stimulation! Zeigt man Frauen in der Postmenopause und Prämenopause negative und positive Bilder und vergleicht ihre Gehirnaktivität, fällt auf, dass die Amygdala in der Postmenopause weniger auf emotional unangenehme Informationen reagiert.[10] Gleichzeitig neigen Frauen in der Postmenopause dazu, ihren rationalen präfrontalen Kortex stärker zu aktivieren als Frauen in der Prämenopause.[11] Dieses Ergebnis untermauert die Idee, dass wir unsere Gefühlswelt nach der Menopause insgesamt besser im Griff haben und besonders unsere Reaktionen auf traurige oder aufwühlende Emotionen steuern können. Ist das nicht eine echte Superkraft?

Größere Empathie

Diese neuen Studien fördern im Hinblick auf die Menopause ein neues Bild von Resilienz, Wohlbefinden und emotionaler Flexibilität zutage. Beispielsweise wurde die Menopause mit einer weiteren Fähigkeit in Zusammenhang gebracht, die mit der *Theory of Mind* zu tun hat: Empathie. Wie sich herausstellt, sind Frauen in der Postmenopause ultimativ mitfühlend. Einer Studie mit mehr als 75 000 Erwachsenen zufolge zeigen Frauen in ihren Fünfzigern mehr Empathie als Männer im selben Alter. Sie reagierten mit höherer Wahrscheinlichkeit nicht nur emotional auf die Erfahrungen anderer Menschen, sondern versuchten auch zu verstehen, wie die Situation wohl aus deren Sicht aussah.[12]

In anderen Studien fand man heraus, dass ein bestimmter Typ der Empathie, die empathische Anteilnahme, bei Frauen mit zunehmendem Alter steigt.[13] Das kann besonders ausgeprägt sein, wenn es darum geht … sich um die Enkelkinder zu kümmern. Wie wir in Kapitel 6 gezeigt haben, glauben Forschende, dass die Veränderungen in der Schwangerschaft später im Leben nützlich sein können, wenn ältere Frauen eine Betreuungsrolle übernehmen. In einer aktuellen Studie wurde diese Theorie getestet, indem man sich anhand von Hirnscans die emotionalen Reaktionen von Großmüttern auf andere Menschen anschaute.[14] Dazu wurde die Gehirnaktivität von Großmüttern überwacht, wenn sie entweder Fotos ihrer Kinder und Enkel durchsahen oder Fotos von unbekannten Kindern. (Vielleicht erinnern Sie sich noch aus dem vorherigen Kapitel: Diese Studie ähnelt der Studie mit Schwangeren.) Die Ergebnisse förderten interessante Informationen zur Verbundenheit über Generationen hinweg zutage. Betrachteten die Großmütter Bilder ihrer Enkelkinder, konnten die Forschenden Gehirnaktivität in Bereichen erkennen, die mit emotionaler Empathie assoziiert sind – der Fähigkeit, die Gefühle einer anderen Person nachzuempfinden oder sich in sie hineinzuversetzen. Doch wenn sich die Großmütter Fotos anderer Kinder ansahen, verlagerte sich die Hirnaktivität in eine Region, die mit einer anderen Form der Empathie verknüpft ist, der sogenannten kognitiven Empathie. Dabei geht es mehr darum, die Gefühle eines anderen Menschen auf einer intellektuellen Ebene zu verstehen. Der Fokus liegt nicht nur darauf, *was* jemand empfindet, sondern *warum*. Interessanterweise waren *beide* Empathiebereiche, der für das emotionale wie auch der für das kognitive Mitgefühl, umso stärker aktiviert, je mehr eine Großmutter in die alltägliche Betreuung der Enkelkinder eingebunden war.

Vielleicht kennen Sie es selbst aus dem wahren Leben. Falls Sie Kinder haben, ist Ihnen vielleicht auch schon aufgefallen, dass Ihre Mutter zu Ihren Enkelkindern eine andere Beziehung hat als zu Ihnen in Ihrer Kindheit? Vielleicht wirkt sie lockerer, entspannter und gefühlsbetonter? Die Forschungsergebnisse, die ich hier vorgestellt habe, erklären, warum. Als Mutter ist es Ihre Aufgabe, Ihre Kinder zu formen und zu führen; häufig steht dabei eine gewisse Leistungsorientierung im Vordergrund. Im Allgemeinen tun Mütter das, während sie zugleich unter dem Druck stehen, den die Anforderungen und die Verantwortung der Carearbeit bedeuten. Eine Großmutter hat diese Verantwortung nicht mehr, sie hat sie an ihr erwachsenes Kind weitergegeben. Großmütter werden manchmal dafür getadelt, dass sie die Kleinen verwöhnen, aber vielleicht haben sie einfach nur eine größere Freiheit, häufiger Ja als Nein sagen zu können – auch zu einer Extraportion Nachtisch! Diese umfassendere, weisere Perspektive ist in das großmütterliche Gehirn eingebaut. Sie unterstützt ihr eigenes Kind und priorisiert gleichzeitig die so kostbare bedingungslose Liebe.

Was ich persönlich am meisten an diesen Ergebnissen mag, ist, wie sich die Sicht auf die weibliche Verantwortung im Laufe unseres Lebens verändert – ob eine Frau nun biologische Kinder und Enkelkinder hat oder nicht. Ich finde es bewegend, wie viele von uns verschiedene Rollen erfüllen, häufig über die Blutsverwandtschaft hinausgehend, und wie sich unser Gehirn in jedem Lebensalter und in allen Lebenssituationen an die aktuellen Umstände anpasst. In diesem Sinne werden wir uns im nächsten Kapitel anschauen, wie sich das weibliche Gehirn für neue Talente und Stärken öffnet, die wir ein Leben lang nutzen können, und in die *evolutionäre Bedeutung* der Menopause eintauchen.

8

DAS *WARUM* DER MENOPAUSE

MENOPAUSE: ZUFALL ODER ABSICHT?

Während die Biologie der Menopause – das *Wann* und das *Was* – recht gut bekannt sind, ist das *Warum* immer noch nicht klar. Für jeden Menschen mit Eierstöcken ist die Menopause eine Tatsache des Lebens, die wir entweder ignorieren oder als selbstverständlich betrachten. In Wahrheit ist die Menopause jedoch ein altes biologisches Rätsel, das die Wissenschaft immer noch nicht ganz gelöst hat. Tatsächlich scheint die Menopause im Widerspruch zur Evolution selbst zu stehen. Aus evolutionärer Perspektive ist der Sinn des Lebens zu überleben, sich zu vermehren und die eigenen Gene an die nächste Generation weiterzugeben. Die Menopause stoppt die Weitergabe der Gene, und spricht so gegen das einzige Argument der Evolution für die Langlebigkeit der Frau. Oder wie Darwin es ausgedrückt hat: »Wenn es der Lebenszweck einer Frau ist, die Art zu erhalten, sollte die Menopause viele Jahre vor ihrem Tod durch natürliche Auslese verschwinden, es sei denn, sie hat einen klaren Nutzen.«[1]

Nun, wir sind nicht tot, oder? Die menschliche Menopause ist unbestreitbar etwas Einzigartiges. Betrachten wir das gesamte Tierreich, sterben tatsächlich die meisten Weibchen kurz nach dem Ende ihrer Fortpflanzungsfähigkeit. Selbst Schimpansen, unsere engsten Verwandten unter den Säugetieren, sterben normalerweise nach der Menopause. Die wenigen, die ein paar Jahre länger leben, sind

Zootiere. Die einzigen Tierarten, die nicht mit dem Ende ihrer Fruchtbarkeit sterben, sind bestimmte Wale, einige Indische Elefanten, möglicherweise einige Giraffen sowie ein Insekt, genauer gesagt eine bestimmte Blattlaus.

Anthropologinnen, Evolutionsbiologen und Genetikerinnen haben sich vergeblich den Kopf darüber zerbrochen. Bis vor relativ kurzer Zeit wurde die Menopause als *unnatürliche* Folge der verlängerten Lebensdauer von Frauen abgeschrieben, als bedauerliches Ergebnis der Tatsache, dass wir viel länger leben, als es die Natur vorgesehen hat. Eine lange vertretene Theorie, die der evolutionären Diskrepanz, beharrt darauf, dass die Menopause keinerlei Vorteile habe.[2] Ihr zufolge haben wir durch die Fähigkeit der modernen Medizin, uns länger am Leben zu erhalten, unbeabsichtigt unseren genetischen Code überlistet, und die Menopause sei ein Zufall.

Nicht so hastig. Es gibt auch gute Gründe, dass das genaue Gegenteil wahr sein könnte. Was, wenn die Evolution nicht so frauenfeindlich ist wie diejenigen, die sie angeblich entdeckt haben? Vielleicht bemisst die Natur den Wert einer Frau nicht daran, wie viele Kinder sie produzieren kann. Und was, wenn auch hinter der Menopause evolutionäre Kräfte stecken, doch diesmal zum Vorteil der Frauen?

DIE GEHEIMEN HELDINNEN DER EVOLUTION: GROSSMÜTTER

Die Sichtweise auf die Menopause als evolutionäre *Adaption* anstelle eines evolutionären Versäumnisses entwickelte 1957 der Ökologe George C. Williams. Fuß fassen konnte seine Idee jedoch erst viel später, und zwar dank Felddaten, die Dr. Kristen Hawkes, Professorin für Anthropologie an der University of Utah, gesammelt hat. Dr. Hawkes stellte ein Team zusammen, um ausgiebig das Volk der Hadza zu studieren, eine Gruppe moderner Jäger und Sammler, die seit Tausenden Jahren im Norden Tansanias leben. Ihr Forschungsinteresse galt jedoch zunächst nicht der Menopause, sondern der Ernährung.

Als Dr. Hawkes den Frauen des Stammes beim Sammeln von Gemüse zusah, kam ihr eine Idee. Die jungen und alten Frauen, häufig mit kleinen Kindern im Schlepptau, gingen auf tägliche Exkursionen, um Beeren, Wildfrüchte und nahrhafte Wurzelknollen zu ernten. Auf einmal wurde deutlich, dass diese Sammlerinnen die Mehrheit der Kalorien und Nahrung für ihre Familien und Stammesmitglieder beschafften. Tatsächlich kehrten die Männer nur in 3 Prozent der Fälle mit einer nennenswerten Beute von der Jagd zurück. Nicht Papa versorgte also die Familie in erster Linie, sondern Mama. Und dann beobachtete die Wissenschaftlerin wie sich dies änderte, als die jüngeren Frauen schwanger wurden. Rasch zeigte sich ein Muster von Großmüttern, die jegliche Aktivitäten rund um das Sammeln und die Ernährung übernahmen. Seitdem haben zahlreiche Studien moderner Jäger und Sammler auf der ganzen Welt erwiesen: Die Großmütter leisten einen großen Teil der Arbeit.[3] Diese Frauen sind zwar nicht mehr im *reproduktiven* Alter, sie sind aber nach wie vor ausgesprochen *produktiv*, indem sie Lebensmittel besorgen und Aufgaben übernehmen, die das Dorf am Laufen halten. Dadurch sind sie zentral für die Sicherheit des Volkes – nicht nur, weil sie sicherstellen, dass ihm regelmäßig genügend Nahrung zur Verfügung steht, sondern auch, indem sie das Fortpflanzungspotenzial und die Weitergabe der Gene maximieren, die so wichtig sind für die menschliche Evolution. Wie das?

Der Gedanke dahinter ist, dass prähistorische Mütter vor dem Dilemma standen, einerseits Nahrung für sich selbst und ihre Familien sammeln und sich andererseits um das Neugeborene kümmern zu müssen. Das Problem wurde gelöst, indem Großmütter auf den Plan traten. Dadurch, dass sich die älteren Frauen um ihre Enkel und Enkelinnen kümmerten, ermöglichten sie ihren Töchtern, mehr Kinder zu bekommen, was wiederum die Chancen auf das Überleben der Spezies erhöhte. Als nach zahlreichen Studien klar wurde, *wie viel* Großmütter zum Überleben der Kinder beitrugen, wurde Dr. Hawkes klar, dass wir auch unser Wissen über die Menopause und die menschliche Evolution überdenken mussten. Ihre passend benannte *Großmutter-Hypothese* geht davon aus, dass das Ende der Fortpflanzungsfähigkeit im Alter von etwa fünfzig Jahren älteren Frauen, die danach noch jahrelang lebten, erlaubte, ihre Fürsorge und ihre Ressourcen den Kindern ihrer Kinder zu widmen, statt selbst neue zu bekommen und großzuziehen.[4] Da eine späte Mutterschaft gefährlicher ist, scheint die Natur hiermit auf eine sichere Strategie zu setzen. Schließlich gewährleisten Großmütter so nach wie vor das Überleben ihrer Gene, und zwar der Gene, die sich nur zwei Generationen von ihnen entfernt im Stammbaum befinden. Wohlgemerkt: Ohne Menopause wäre diese Mitwirkung nicht möglich. Plötzlich wirkte die vermeintliche Anomalie wie der Inbegriff der Weisheit der Natur.

Ist die Menopause der Schlüssel für das lange Leben des Menschen?

Das Potenzial der Natur, sich auf die Seite der Menopause zu schlagen, ist damit nicht erschöpft. Weitere Forschungsergebnisse deuten darauf hin, dass die Menopause sogar der Grund dafür sein könnte, dass Menschen so lange leben, wie sie es heute tun. Die fraglichen prähistorischen Großmütter waren nicht bloß *irgendwelche* Großmütter. Wir sprechen von einer »natürlichen Auslese« von Großmüttern. Der Begriff bezieht sich auf das Überleben der am besten Angepassten. Diese Frauen waren stark genug, oft mehrmals die Geburt von Kindern zu überleben, *und* sie verfügten über die genetische Ausstattung, über die Menopause hinaus zu leben, was, so die Theorie, an ihre Kinder und Enkelkinder weitergegeben wurde, sodass Großmutters Langlebigkeitsgene bis weit in die Zukunft hinweg Bestand hatten.[5] Mit der Zeit kann das einen evolutionären Wandel bewirkt haben, indem Frauen bevorzugt und selektiert wurden, die noch lange über die Wechseljahre hinaus lebten. Dieser Hypothese zufolge wurde das postmenopausale Leben immer häufiger, bis irgendwann jeder weibliche *Homo sapiens* DNA mit einem Ablaufdatum der Fruchtbarkeit und gleichzeitig einer längeren Lebensdauer in sich trug.[6]

Die Theorie klingt plausibel, doch ist sie wissenschaftlich belastbar? Viele würden diese Frage mit »Ja« beantworten. Forschung an Schwertwalen, die ebenfalls über die Menopause hinaus leben, bestätigt die Großmutter-Hypothese zum Beispiel.[7] Orcas sind als matriarchale Gesellschaften organisiert, ihre Söhne und Töchter verbringen ihr Leben mit ihren Müttern statt mit den Vätern. Sobald aus Müttern Großmütter werden, bleiben diese außerdem in der Nähe, um bei der Aufzucht der Enkelkinder zu helfen. In ihrer Welt ist es tatsächlich von Vorteil, wenn die Mütter ab einem gewissen Alter nicht mehr fruchtbar sind, um jegliche reproduktive Konkurrenz mit ihren Töchtern oder Schwiegertöchtern zu vermeiden. Schaut man sich dazu aktuelle Studien an, die zeigen, wie Wal-Großmütter auch auf andere Weise die Überlebenschancen ihrer schwimmenden Enkelkinder erhöhen – beispielsweise durch die Bereitstellung von Nahrung –, ergibt sich ein Muster. In Anbetracht dessen, dass uralte Jäger-und-Sammler-Stämme ein ähnliches gesellschaftliches Verhalten an den Tag zu legen scheinen, könnte man sich fragen, ob die Menopause vielleicht die Lösung der Natur dafür ist, einen ähnlichen Mutter-Tochter-Konflikt auch in unserer Spezies zu verhindern. Wie wir zeigen werden, sorgen Großmütter schon seit Urzeiten dafür, dass ihre Enkelkinder volle Bäuche haben – von paläolithischen Gemeinschaften bis zu heutigen Festtagsmenüs.

Großmutter legt die Grundlagen

Bei Schimpansen, Bonobos, Orang-Utans und Gorillas kümmern sich ausschließlich die Mütter um ihre Babys. Diese Primatenmütter lassen niemanden an ihre Kleinen heran, manchmal dürfen sich ihnen andere Affen noch Monate nach der Geburt nicht nähern. Im Gegensatz dazu waren die Großmütter bei prähistorischen menschlichen Enkelkindern wahrscheinlich vom Augenblick der Geburt an präsent. Wissenschafler*innen gehen davon aus, dass Kinder häufig von ihren Großmüttern großgezogen und ernährt wurden, und dass diese Beziehung vermutlich die tiefverwurzelte soziale Ausrichtung unserer Spezies gefördert hat. Als Menschen unterscheiden wir uns von anderen Tieren dadurch, dass wir die Gedanken und Absichten anderer erahnen können (*Theory of Mind*) und dass sie uns wichtig sind (Empathie),[8] beides Fähigkeiten, die Frauen, vor allem Frauen in der Postmenopause, besonders gut beherrschen.

Die Großmütter unserer Vorfahr*innen könnten eine zentrale Rolle bei der Entwicklung dieser Art von Gespür gespielt haben. Stellen Sie es sich folgendermaßen vor: Ob ein Kind eine Mahlzeit bekam oder hungern musste, hing maßgeblich von der erfolgreichen Interaktion mit der Großmutter ab, und jene gute Beziehung und effektive Kommunikation zwischen den beiden führte möglicherweise auch dazu, dass die Enkelkinder entscheidende soziale Fähigkeiten entwickelt haben. Heute noch sehen wir die modernen Anzeichen hierfür. Wir alle haben die Bilder von der Großmutter vor Augen, die zur Tür hereinkommt und von ihrem Enkelkind mit ausgebreiteten Armen und einem breiten Lächeln begrüßt wird, die beiden umarmen sich, tauschen kleine Geschenke oder Süßigkeiten aus. Unsere lange Geschichte der menschlichen Interaktion könnte also mit dem Austausch von Wurzelknollen und Beeren begonnen haben. Ob wir uns um unsere Jüngsten kümmern und sie ernähren, spielt eine entscheidende Rolle bei der Förderung von Kooperation und sozialer Ausrichtung, die den Menschen auszeichnen. Unsere

Fähigkeit, Probleme zu lösen, indem wir »die Köpfe zusammenstecken«, unterscheidet uns als Spezies letztlich von allen anderen Tieren. Der jüngsten Forschung zufolge entsteht ein neues Bild der menschlichen Gesellschaft, in dem die Väter jagen und die Mütter mit Geburt und Säuglingsfürsorge beschäftigt sind, während Großmütter dafür sorgen, dass die Gemeinschaft gut geölt am Laufen bleibt. Es erscheint möglich oder sogar wahrscheinlich, dass die menschliche Evolution auf dieser Struktur beruht, mit dem spezifischen Zeitpunkt der Menopause und der langen Lebensdauer von Frauen als Ergebnis.

FRAUEN JEDEN ALTERS

Alle sind sich einig, dass Großmütter nicht nur ihre Kinder (etwa durch die willkommene Unterstützung bei der Kinderbetreuung) unterstützen, sondern auch den Enkelkindern viel geben können. Nicht einig ist man sich bei der Idee, dass Großmütter auch essenziell für die Entwicklung unserer Langlebigkeit waren. Und obwohl die Wissenschaft erst noch Beweise dafür finden muss, ist es einfach herzerwärmend, sich ältere Frauen als evolutionäre Heldinnen zu denken – besonders vor dem Hintergrund der alternativen Narrative. Bis heute vertritt man den Standpunkt, Frauen jenseits der Menopause seien eine Art Kollateralschaden, der aus dem Versagen der Evolution herrührt, die Frau ihr Leben lang gebärfähig zu halten. Stellt uns diese Erklärung zufrieden?

Auch hier hilft es, die Menopause durch die neurowissenschaftliche Brille zu betrachten: Menschen haben sich unter einem anderen evolutionären Druck entwickelt als andere Tierarten, was zur Ausbildung charakteristischer kognitiver und sozialer Fähigkeiten geführt hat. Wie wir in den vorherigen Kapiteln herausgearbeitet haben, bekommen Frauen im Zusammenhang mit Lebensereignissen, an denen Gehirn und Hormone beteiligt sind, soziale und kognitive

Upgrades oder vorteilhafte Umbauten verpasst. Ob wir nach der Pubertät für das Erwachsenenleben gerüstet sind oder nach der Schwangerschaft für die Versorgung von Kindern oder für besondere gesellschaftliche Funktionen nach der Menopause vorbereitet werden, unser neuroendokrines Netzwerk scheint einen Plan *im Kopf* zu haben.

Die Großmutter-Hypothese mag umstritten sein, die Wichtigkeit von Großmüttern im Leben vieler Familien ist es nicht, genauso wenig wie der Einfluss und die positive Rolle älterer Frauen in unzähligen Gesellschaften auf der ganzen Welt. Ob blutsverwandte oder wahlverwandte Großmütter – Frauen, die auf diese Weise für uns sorgen, haben einen unschätzbaren Wert, und zwar seit Jahrtausenden. Diejenigen, die das erlebt haben, wissen darum. Heute leben Frauen länger denn je. Es ist also an der Zeit, die Ärmel hochzukrempeln und herauszufinden, wie wir unseren Geist schützen und vital erhalten können, um dieses Erbe weiterzutragen. Die Hormone mögen auf dem Rückzug sein, wir sind es nicht.

TEIL 3

HORMONELLE UND HORMONFREIE THERAPIEN

9

ÖSTROGENTHERAPIE IN DER MENOPAUSE

DAS ÖSTROGEN-DILEMMA

Was verwirrt uns derart an der Hormonersatztherapie? Ist sie so gefährlich, wie manche Menschen meinen – oder ist sie das Allheilmittel, für das ihre größten Fans sie halten? So gern Sie eine eindeutige Antwort auf diese Frage hätten, sie ist und bleibt ein komplexes Gebilde aus *Wenn*, *Und* und *Aber*.

Leider ist diese vergebliche Suche nach Klarheit kein Ausnahmefall, wenn wir versuchen, die Hormonersatztherapie, kurz HET*, zu verstehen. Nähert sich eine Frau der Menopause, hat sie mit Sicherheit bereits von der HET gehört. Die Idee hinter dieser Behandlung ist es, die Hormone, die nun nicht mehr von den Eierstöcken produziert werden – hauptsächlich Östrogen (beziehungsweise Östrogen und Progesteron) –, durch dieselben Hormone in Form von Tabletten, Pflastern oder Cremes zu ersetzen. Das ist im Prinzip logisch, doch das Abwägen von Risiken und Nutzen macht die Entscheidung für Ärzt*innen wie Patientinnen zu einer Herausforderung. Viele Frauen haben Angst vor Hormonen, weil sie vor einer erhöhten Ge-

* Die Hormonersatztherapie wird heute auch als menopausale Hormontherapie (MHT) bezeichnet. Wir behalten den Ausdruck Hormonersatztherapie und die Abkürzung HET jedoch bei, weil sie geläufiger sind.

fahr von Krebs, Herzerkrankungen und Schlaganfällen gewarnt wurden. Anderen wird die HET ohne weitere Diskussionen von ihren Ärztinnen oder Ärzten ausgeredet. Wieder andere sind sich nicht sicher, ob die HET überhaupt bei ihren Wechseljahresbeschwerden hilft, durchforsten endlos das Internet und besprechen die Optionen mit ihren Freundinnen. Es dauert nicht lange, bis die Verwirrung die Oberhand gewinnt und auf Amazon nach Gebräuen aus seltenen Dschungelkräutern gestöbert wird, die Hitzewallungen herunterkühlen und die Libido ankurbeln sollen. Das geht besser.

Dieses Kapitel soll dazu dienen, etwas Klarheit in die Debatte zu bringen, indem wir uns die tatsächlichen Risiken und Vorteile anschauen. Als Erstes werden wir versuchen herauszufinden, warum die HET einen derart schlechten Ruf hat, sich das Blatt in jüngster Zeit hingegen wendet und eine neue Perspektive auf die HET zu einer regelrechten Renaissance der Hormonersatztherapie gegen Wechseljahresbeschwerden geführt hat. Dabei legen wir den Fokus insbesondere auf jene neurologischen Symptome, die wir bereits kennengelernt haben.

DAS GOLDENE ZEITALTER DER HET

Früher waren die Therapien für die Menopause die reinste Horrorshow – sie reichten von Opium über Exorzismus bis zur Einweisung in eine Anstalt. Irgendwann entdeckte die Wissenschaft das Hormon Östrogen und einige seiner Funktionen. Dies führte zu einer Verbreitung des Östrogenersatzes für die Behandlung von Wechseljahressymptomen. 1942 genehmigte die US-amerikanische Lebens- und Arzneimittelbehörde FDA das erste Medikament zur Hormonersatztherapie, das sogenannte Premarin, vermarktet von Wyeth Pharmaceuticals (heute im Besitz von Pfizer). Die Östrogentablette wurde schnell zum landesweiten Bestseller.

Nach ihrem Siegeszug in den Siebzigerjahren traf die HET nun auf ein erstes Hindernis von vielen. Wie sich herausstellte, erhöhte Premarin das Risiko für Gebärmutterschleimhautkrebs. Forschende fanden jedoch heraus, dass eine Reduzierung der Östrogendosis bei gleichzeitiger Gabe von Progestin (einer synthetischen Form von Progesteron) die Gebärmutter schützt. Daraufhin wurde eine zweite Tablette auf den Markt gebracht, Prempro, die Östrogen und Progesteron enthielt. Die Panik legte sich und die Hormonersatztherapie war wieder der letzte Schrei. 1992 war Premarin das meistverschriebene Medikament in den USA und generierte Umsätze in Höhe von über einer Milliarde Dollar. Millionen Frauen sprangen auf den Zug auf, teils, weil Wyeth den Hormonersatz als Ticket für ein aufregendes, sexy Leben jenseits der Wechseljahre verkaufte, teils, weil die meisten Ärztinnen und Ärzte ebenfalls dahinterstanden und es Patientinnen ohne zu zögern empfahlen.

Sobald bei einer Frau der Östrogenspiegel sank, sollte sie Ersatzhormone nehmen, um Hitzewallungen entgegenzuwirken, sie vor Herzerkrankungen zu schützen, die Knochen stark zu erhalten und obendrein ihr Liebesleben zu verbessern – wer würde da Nein sagen? Zu diesem Zeitpunkt befürworteten auch die großen Fachgesellschaften die HET als die Behandlung der Wahl, nicht nur bei Hitzewallungen, sondern auch zur Vorbeugung von Herzkrankheiten und Osteoporose. Schließlich unterstützten Forschungsergebnisse und zahlreiche anekdotische Belege die Behauptungen: Frauen, die sich für eine Hormonersatztherapie entschieden hatten, litten seltener unter Hitzewallungen und Herzerkrankungen als andere.[1] Zwar musste das Brustkrebsrisiko bei einer HET abgewogen werden, den Frauen wurde jedoch gesagt, falls sie keine Brustkrebs-Vorgeschichte hätten, sollten sie sich deswegen keine allzu großen Sorgen machen. Die Sache schien klar zu sein: Mit Beginn der Menopause nahm frau Hormone. In den Neunzigern ging es bei der Hormontherapie nicht mehr nur darum, für immer »eine vollkommene Frau« zu sein. Nun wurde sie auch als Mittel angepriesen, um »vollkommen gesund« zu bleiben.

Die HET fällt in Ungnade

2002 stellte eine von der Women's Health Initiative (WHI) durchgeführte Studie alles auf den Kopf. Es handelte sich um eine staatlich geförderte Untersuchung der Hormonersatztherapie, die in den frühen Neunzigern begonnen hatte. Sie war sowohl in ihrem Umfang als auch in ihrem Ehrgeiz einzigartig: Fast 160 000 Frauen in der Postmenopause nahmen an einem mehrjährigen Vergleich von Östrogentabletten mit und ohne Progesteron gegenüber Placebos teil. Das Ziel war es, mit besonderem Fokus auf der Vorbeugung von Herzkrankheiten zu abschließenden Ergebnissen dazu zu kommen, ob die weitverbreitete Verschreibung der HET tatsächlich eine gute Idee war. Doch am 9. Juli 2002 wurde schockierenderweise verkündet, dass die WHI *drei Jahre früher als geplant* abgebrochen werden würde. Wie sich herausstellte, war die HET »zu gefährlich« für die Gesundheit der Teilnehmerinnen, um sie fortzusetzen. Die Frauen, die Hormone einnahmen, hatten nicht weniger Herzprobleme als diejenigen, die ein Placebo bekamen, sondern mehr.[2] Das Schlaganfallrisiko war ebenfalls erhöht, genau wie das für Blutgerinnsel und Brustkrebs.[3] Ebenso überraschend war, dass auch das Demenzrisiko gestiegen war.[4] Aus irgendeinem Grund bewirkte die HET das genaue Gegenteil dessen, was sie sollte – und Schlimmeres. Die WHI-Berichte beherrschten den ganzen Sommer über bis weit in den Herbst hinein die medizinischen Nachrichten. Die überall verbreiteten Warnungen waren so düster, dass Millionen Frauen auf der Stelle ihre HET beendeten. Die Verkaufszahlen der Östrogentabletten stürzten ab. Die Entwicklung von Medikamenten für die Menopause kam zum Stillstand. Die neue Botschaft lautete: Die Hormonersatztherapie ist tödlich.

DIE WHI ERNEUT UNTER DIE LUPE GENOMMEN: DIE FALSCHEN MEDIKAMENTE, GETESTET AN DER FALSCHEN BEVÖLKERUNGSGRUPPE

Über zwanzig Jahre sind seitdem vergangen, und noch immer tobt eine wilde Hormondebatte, in der sowohl die Validität der Studie als auch ihre Ergebnisse angezweifelt werden. Nun, da sich der Staub etwas gelegt hat, stellen wir fest, dass das – eigentlich unübersehbare – Kleingedruckte in dieser Angelegenheit eine große Rolle spielt.

Was es bedeutet, (k)eine Gebärmutter zu haben

Fangen wir mit den Grundlagen an. Wenn Sie eine Gebärmutter haben, erhalten Sie bei einer HET während der Menopause Östrogen und Progestogen (ein generischer Begriff für verschiedene Arten progestogener Präparate – nur zur Erinnerung: Der Grund dafür ist, dass Östrogen allein das Risiko erhöhen kann, an Gebärmutterkrebs zu erkranken, während Progesteron dieses Risiko senkt). Diese Behandlung mit zwei Hormonen wird als Östrogen-Progesteron-Therapie oder Kombinationstherapie bezeichnet. Falls Sie eine Hysterektomie hatten, Ihnen also die Gebärmutter entnommen wurde, besteht kein Risiko mehr für Gebärmutterkrebs und Sie benötigen in der Regel kein Progesteron. In diesem Fall ist es gängige Praxis, nur Östrogen zu verschreiben. Dies ist als reine Östrogentherapie bekannt.

Das WHI-Programm enthielt zwei klinische Studien, die dieser Unterscheidung Rechnung tragen sollten. In der ersten, die 2002 für so viel Wirbel sorgte, erhielten Frauen mit Gebärmutter Prempro, ein Östrogen-Progesteron-Präparat. Das Progesteron, das hier verwendet wurde, war ein »Progestin«, eine synthetische Form des Hormons. In der zweiten Studie bekamen Frauen ohne Gebärmutter Premarin, also eine reine Östrogentherapie. Beide Gruppen wurden mit Teilnehmerinnen verglichen, die keinerlei Hormone erhielten. Am Ende wurden beide Studien wegen eines vermehrten Risikos von Schlaganfällen und Blutgerinnseln abgebrochen. Das Brustkrebsrisiko war jedoch nur bei den Frauen unter der Kombinationstherapie erhöht.[5] Die reine Östrogentherapie hatte den gegenteiligen Effekt: Dort trat Brustkrebs um 22 Prozent *seltener* auf.[6] Die Medien fokussierten sich jedoch auf den Krebsschrecken der ersten Studie und erzeugten in der Öffentlichkeit Panik rund um beide Arten der HET, mit der Folge, dass noch heute Skepsis bezüglich hormoneller Therapien herrscht. Glücklicherweise haben wir mittlerweile ein differenziertes Verständnis davon, ob und wann tatsächlich ein Krebsrisiko existiert. Darauf werden wir noch eingehen.

Oral, transdermal, bioidentisch, individuell gemischt … Oh je!

Etwas anderes, das die WHI-Studie nicht beachtet hatte, war, dass verschiedene Östrogenpräparate unterschiedliche Wirkungen haben können. Derzeit gibt es zwei Haupttypen:

- *Konjugierte equine Östrogene* (CEE): Die Art von Östrogen, die in den WHI-Studien verwendet wurde, nennt sich *konjugiertes equines Östrogen*. Dabei handelt es sich um ein Konzentrat, das aus dem Urin trächtiger Stuten gewonnen wird. Es enthält normalerweise mehr als zehn verschiedene Formen von Östrogen, hauptsächlich Östron und geringere Mengen Östradiol.
- *Östradiol:* Heute ist natürliches Östradiol als sogenanntes *mikronisiertes Östradiol* erhältlich. Es stammt üblicherweise aus der Yamswurzel, deren Moleküle so bearbeitet wurden, bis sie Atom für Atom dem Östradiol gleichen, das wir in unseren Eierstöcken produzieren. Aus diesem Grund wird es auch bioidentisches oder körperidentisches Östrogen genannt.

Außerdem gibt es künstliche Nachahmungen der equinen Präparate, sogenannte *synthetische konjugierte Östrogene* sowie *synthetisches Östradiol* (*Ethinylestradiol*), das häufig in hormonellen Verhütungsmitteln angewandt wird. Dies sind die wichtigsten Arten von Östrogen, die uns zur Verfügung stehen.

Neben der Wahl des Präparats spielt es eine Rolle, wie das Östrogen verabreicht wird und ob es lokal oder großflächig wirkt. Die HET ist eine systemische Therapie, das bedeutet, dass Hormone über den Blutkreislauf freigesetzt und überall im Körper absorbiert werden und deshalb eine – wie wir sagen – systemische Wirkung haben. Die Aufnahme erfolgt hauptsächlich auf zwei Wegen:

- *Oral (durch den Mund):* Als die WHI ihre Studie durchführte, wurde Östrogen (genauer, CEE) in einer hohen Dosis und immer oral, in Form von Tabletten, eingenommen. Auf diese Weise wird das Östrogen in der Leber verstoffwechselt und verursacht so mögliche zusätzliche Probleme, bevor es seine beabsichtigte Wirkung entfalten kann. Forschende gehen davon aus, dass die orale Einnahme von CEE für noch mehr Verwirrung im WHI-Programm gesorgt hat, da in einigen Studien festgestellt wurde, dass Östradiol in Tablettenform sicherer sein könnte als oral eingenommene CEE.[7]
- *Transdermal (über die Haut):* Transdermal verabreichtes Östrogen wird über die Haut aufgenommen und gelangt unmittelbar in den Blutkreislauf, ohne Passage durch die Leber. Auch wenn transdermales Östrogen erst noch in klinischen Studien getestet werden muss, legen Daten aus Beobachtungsstudien nahe, dass es weniger gefährlich ist als oral verabreichtes Östrogen.[8] Transdermales Östrogen ist in Form von Hautpflastern, Gels, Cremes oder Sprays erhältlich.

Im Gegensatz zu der systemischen Hormonersatztherapie werden bei der topischen (lokalen) Hormonersatztherapie die Hormone direkt an der betroffenen Stelle aufgetragen. Solche niedrig dosierten Östrogenpräparate werden bei vaginalen Symptomen der Menopause wie Scheidentrockenheit, und damit verbundenem Juckreiz oder Schmerzen angewandt. Topisches Östrogen wird in Cremes, Zäpfchen, Gels oder Ringen direkt in die Vagina appliziert.

Östrogenpräparate sind nicht das einzige Puzzleteil, auf das wir achten müssen. Wie sich gezeigt hat, spielt auch die Art des Progesterons eine Rolle. Es existiert in zwei Varianten: einer synthetischen, Progestin, und einer natürlichen, Progesteron. Das in den WHI-Studien angewandte Progestin heißt *Medroxyprogesteronacetat* (MPA) und hat seine eigene problematische Geschichte. Zwar reduziert es das Risiko für Gebärmutterkrebs, doch es gibt Gründe für die Annahme, dass es bei der erhöhten Brustkrebsgefahr eine Rolle gespielt hat.[9] Diese Beobachtung bedeutet nicht, dass MPA der einzige beteiligte Faktor war. Dennoch enthalten neuere Präparate in der Regel *mikronisiertes Progesteron*, was, ähnlich wie beim Östradiol, eine molekulare Kopie des Progesterons ist, das natürlicherweise in den Eierstöcken entsteht. Dadurch ist es bioidentisch. Gegenwärtig gibt es kaum Hinweise darauf, dass die Kombination aus bioidentischem Östrogen und Progesteron das Risiko für Brustkrebs erhöht.[10] Übrigens kann Östrogen wie besprochen auf verschiedene Arten verabreicht werden, Progesteron dagegen wird üblicherweise oral eingenommen.

Bevor wir fortfahren, möchte ich einen Moment dafür nutzen, ein paar Dinge über bioidentische Hormone klarzustellen. Der Begriff *bioidentisch* bezieht sich auf Hormone, die eine perfekte Nachbildung derjenigen sind, die der weibliche Körper produziert. Hin und wieder wird behauptet, bioidentische Hormone seien »sicherer« oder wirksamer als andere Hormone. Solange es um Rezepturen geht, die von der staatlichen Arzneimittelbehörde zugelassen und in strengen klinischen Tests geprüft wurden, sind auch andere Arten von Hormonen vollkommen sicher.

Dass es sowohl staatlich zugelassene als auch bioidentische Hormone gibt, die individuell zusammengestellt werden, sorgt zusätzlich für Verwirrung. Zum Vergleich: Bei staatlich zugelassenen Präparaten ist jeder einzelne Inhaltsstoff zulassungspflichtig und wird auf Reinheit und Wirkung geprüft. Hormonmischungen dagegen werden in einer Apotheke hergestellt, das heißt, es werden nicht geprüfte Rezepturen verwendet und gegebenenfalls verschiedene Hormone kombiniert. Sie können außerdem auf nicht standardisiertem oder ungeprüftem Wege verabreicht werden und werden mitunter auf der Basis von Speichel- oder Urintests verschrieben, die als unzuverlässig gelten. Insgesamt lässt sich der potenzielle Nutzen bioidentischer Hormone mit konventionellen, zugelassenen Produkten erzielen.[11] Bioidentische individuelle Hormonmischungen können eine hilfreiche Alternative sein, falls Sie allergisch auf Inhaltsstoffe der staatlich geprüften Präparate reagieren, oder wenn bestimmte Dosierungen nicht verfügbar sind. Zurück zur WHI-Studie und vor allem zu der Frage: Wie können wir die Hormonersatztherapie zu unserem Vorteil nutzen?

Der richtige Zeitpunkt ist das A und O

Ein großes Problem der WHI-Studie hat mit dem Zeitpunkt der Hormontherapie zu tun. Wenn man sich die Studie genau ansieht, zeigt sich, dass Risiko und Nutzen der HET mit zwei grundlegenden Faktoren zusammenhängen: nämlich, wie alt eine Frau ist und wie lange sie bereits in der Menopause ist. Diese Idee wird als »Timing-Hypothese« bezeichnet. Ganz einfach gesagt, scheint die Wirkung von Östrogen davon abhängig zu sein, wann wir mit der Therapie beginnen.

Jahrzehnte vor der WHI-Studie begannen Frauen die Behandlung meist mit Anfang fünfzig, und damit als Reaktion auf Symptome der Menopause. Bei den Teilnehmerinnen der Studie handelte es sich jedoch mehrheitlich um postmenopausale Frauen über sechzig, siebzig oder älter, von denen nur wenige überhaupt Wechseljahresbeschwerden hatten. Diese Diskrepanz von zehn bis zwanzig Jahren sollte einen Riesenunterschied machen. Tatsächlich haben viele wissenschaftliche Studien klargestellt, dass die Hormonersatztherapie am besten wirkt, wenn unsere Körper noch empfänglich für Östrogen sind.[12] Das ist der Fall, wenn eine Frau mitten in der Menopause steckt, und kann so lange andauern, wie sie Symptome hat, jedoch nicht weit darüber hinaus. In diesem entscheidenden Zeitfenster kann Östrogen die Zellgesundheit im ganzen Körper verbessern und schützen. Wird das Hormon jedoch erst danach verabreicht, verliert es unter Umständen nicht nur die Fähigkeit zu stärken und zu reparieren, es kann sogar einen gegenteiligen Effekt haben. Diese Tatsache verdeutlicht, wieso dieselben Hormone Frauen in ihren Fünfzigern helfen, bei zwanzig Jahre älteren Frauen dagegen keine oder sogar eine schädliche Wirkung haben konnten.

Eine weitere Tatsache, die berücksichtigt werden sollte: Aufgrund des Alters der Frauen in der WHI-Studie litten viele bereits unter einigen der Krankheiten, die durch die Hormontherapie eigentlich vermieden werden sollten. Beispielsweise neigen die Arterien bei Frauen nach der Menopause dazu zu verhärten. Wird die HET zu spät begonnen, kann die Arteriosklerose dadurch möglicherweise nicht mehr umgekehrt oder gelindert werden. Da die HET außerdem das Risiko für Blutgerinnsel erhöht und sie sich bei älteren Frauen von vornherein eher bilden, können die Hormone in dieser Konstellation häufiger zu Herzinfarkten führen. Ähnlich sieht es bezüglich des erhöhten Risikos für Brustkrebs und Demenz aus.

Warum, fragen Sie sich vielleicht, wurden für die bekannteste Arzneimittelstudie in der Geschichte der Frauengesundheit Teilnehmerinnen ausgewählt, die die Menopause längst hinter sich hatten? Erstens war zu der Zeit, als die WHI-Studie begonnen wurde, herzlich wenig erforscht, wie Östrogen eigentlich im Körper und im Gehirn einer Frau wirkt. (Vielleicht erinnern Sie sich an Kapitel 2.) Die Mechanismen wurden erst ein paar Jahre nach Beginn der Studie entdeckt, und die oben erwähnte Timing-Hypothese wurde erst ganze zehn Jahre später entwickelt. Den WHI-Forschenden fehlten also einige sehr wichtige Informationen. Hinzu kam, wie es in der Forschung häufig der Fall ist, dass die Entscheidung, die Studie mit Frauen im Alter von über sechzig Jahren durchzuführen, aufgrund von statistischen Erwägungen getroffen wurde. Mit der WHI-Studie wollte man vor allem die präventive Wirkung der Hormonersatztherapie auf Herzkrankheiten testen, sie sollte allerdings nur acht oder neun Jahre laufen. Herzinfarkte und Schlaganfälle treten tendenziell erst nach der Menopause auf. Die einzige Möglichkeit festzustellen, ob die Hormontherapie diese Erkrankungen verhinderte, war, Frauen teilnehmen zu lassen, die so alt waren, dass sie sich bereits vor dem Ende der Studie in der Gefahrenzone befanden. Leider ging dieser Plan nach hinten los.

Die Entscheidung orale CEE und MPA als einzige Hormone zu verwenden, sind zum einen auf die damaligen begrenzten Möglichkeiten für eine Hormonersatztherapie, zum anderen auf finanzielle Überlegungen zurückzuführen. Denn Arzneimittelstudien sind teuer. Wyeth bot an, für die gesamte Studiendauer kostenlos Hormone zur Verfügung zu stellen – eine ziemlich große Sache. Außerdem wurden genau diese Hormone bereits von Millionen Frauen genommen, es ergab also Sinn, sie wissenschaftlich zu testen. Zum Glück wurde das getan. Auch wenn dies nicht die Absicht hinter der WHI-Studie war, legte sie etwas sehr Wichtiges offen: Es ist keine gute Idee, *Frauen in der Postmenopause* hochdosierte orale CEE- und MPA-Tabletten zu geben (was damals der Standard war).

Diese Fakten hätten die Schlagzeilen beherrschen sollen, nicht das, was die Frauen 2002 zu hören bekamen. Außerdem haben seitdem beruhigenderweise Dutzende Studien gezeigt: Bei *gesunden Frauen mit Wechseljahressymptomen* überwiegen die Vorteile der Hormoneinnahme im Allgemeinen gegenüber den Gefahren – vorausgesetzt, die Dosis ist niedrig und – auch das ist häufig ausschlaggebend – die Hormone werden transdermal verabreicht. Diese Forschungsergebnisse wurden jedoch erst nach und nach bekannt, ohne dieselbe Aufmerksamkeit zu erzeugen wie die WHI-Studie. Dadurch leidet der Ruf der Hormonersatztherapie nach wie vor, mit schwerwiegenden Konsequenzen. Da uns die alte Studie im Gedächtnis geblieben ist, sind die meisten Frauen verständlicherweise unsicher, ob sie überhaupt eine HET gegen ihre Symptome der Menopause in Erwägung ziehen sollen.

DER RICHTIGE ZEITPUNKT

Wir haben herausgefunden, dass es einen Zeitpunkt gibt, ab dem eine HET besser vermieden werden sollte. Aber wie sieht es mit dem Beginn einer solchen Therapie aus? Ist die HET sicherer für Frauen, die *jünger* sind als diejenigen in der WHI-Studie, also für Frauen in der Perimenopause oder Postmenopause, die nach wie vor Symptome haben – ein Zeichen dafür, dass sich Ihr Körper und Ihr Gehirn noch in der Umstellung befinden?

Heute gewinnt die Timing-Hypothese zunehmend an Bedeutung. Zahlreiche wissenschaftliche Studien haben gezeigt, dass ein Start der HET zum richtigen Zeitpunkt die Wechseljahressymptome verringern und potenziell Herzkrankheiten und andere chronische Erkrankungen verhindern kann.[13] Beispielsweise ergaben Studien an Primaten, dass Östrogen ein starker Schutz vor Herzkrankheiten sein kann, wenn es den weiblichen Affen in der Menopause verabreicht wird. Gibt man ihnen Östrogen umgerechnet sechs Menschenjahre nach Abschluss dieser Phase, bleibt der Schutz aus – das Zeitenster hat sich geschlossen. Studien an Mäusen im Rahmen der Forschung an einem Mittel gegen Alzheimer wiesen ein ähnliches Muster nach. Bekommen sie Östrogen in der Perimenopause oder kurz nach Beginn der Postmenopause, regt es das Zellwachstum an, unterstützt die Hirnfunktionen und kann sogar die Bildung von Alzheimerplaques verhindern. Erhalten sie es aber zu spät nach der

Menopause, hat die HET entweder keine positive oder sogar eine schädliche Wirkung auf die Tiere.

Insgesamt legt die Forschung nahe, dass die HET gegen diese Erkrankungen hilft, sofern sie frühzeitig begonnen wird. Auch an dem WHI-Programm nahm eine geringe Zahl von Frauen zwischen fünfzig und sechzig teil oder befand sich bei Beginn der Studie innerhalb der ersten zehn Jahre nach dem Einsetzen der Menopause. Bei diesen Frauen war die HET mit einem *verringerten* Risiko für Herzinfarkte und Sterblichkeit aufgrund von Herzerkrankungen assoziiert.[14] Die Gesamtsterblichkeit war bei ihnen ebenfalls geringer als bei der Kontrollgruppe, die keine Hormone bekam.[15] Es gibt auch zunehmend Hinweise darauf, dass die Hormonersatztherapie zumindest bei einigen Frauen kognitivem Verfall entgegenwirken könnte. Darauf werden wir später noch detailliert eingehen. Zum Glück hat die wachsende Zahl positiver Beobachtungen wie dieser zu einem Sinneswandel hinsichtlich der Anwendung der HET in der klinischen Praxis geführt.

Aktualisierte Richtlinien für den Einsatz einer HET

Bis vor Kurzem empfahlen die meisten Fachgesellschaften *äußerste* Vorsicht bei der Einnahme von Hormonen. Frauen sollten die HET für einen begrenzte Anzahl an Symptomen in der niedrigsten Dosis und so kurz wie möglich nehmen. 2022 dann, nach einer gründlichen Analyse der vielen positiven Forschungsergebnisse, die sich mit der Zeit gehäuft hatten, veröffentlichte die North American Menopause Society ein aktualisiertes Positionspapier, das Nutzen und Risiko der HET neu bewertet.[16] Diese Korrekturen, die von weiteren zwanzig internationalen Organisationen unterstützt wurden, gewähren eine höhere Flexibilität und berücksichtigen gleichzeitig, dass jede Frau anders ist. Schauen wir uns diese wichtigen Neuerungen an.

Steigt durch eine HET das Brustkrebsrisiko?

Die Frage, die sich wohl jede Frau, die auf die Menopause zugeht, stellt: Wird der Östrogenersatz mein Brustkrebsrisiko erhöhen? Entscheide ich mich für die Hormone und werde die Hitzewallungen los, riskiere aber, Krebs zu bekommen, oder entscheide ich mich gegen die HET, halte irgendwie durch und hoffe, dass die Symptome irgendwann verschwinden?

Wir haben bereits gesehen, dass diese Sorgen durch die Ergebnisse der WHI-Studie hervorgerufen wurden. Dort hatte man festgestellt, dass die Gefahr, Brustkrebs zu entwickeln, bei der Einnahme der Östrogen-Progesteron-Rezeptur um 26 Prozent erhöht war. Gehen wir auch hier wieder das Kleingedruckte durch. Aus der gesamten Kohorte von insgesamt 10 000 Frauen bekamen 38 Frauen, die sich in der HET befanden, Brustkrebs, verglichen mit 30 in der Placebogruppe. Schaut man sich die absoluten Zahlen an, führte die HET zu insgesamt acht zusätzlichen Brustkrebserkrankungen. Anders ausgedrückt: Von 10 000 Frauen, die Hormone nahmen (also die spezifische Kombination aus oralem CEE und Progestin) entwickelten acht mehr Brustkrebs. Das wirkt viel weniger bedrohlich als ein um 26 Prozent erhöhtes Risiko.

Noch etwas, das in Betracht gezogen werden sollte, ist, dass das erhöhte Brustkrebsrisiko erst fünf Jahre nach der Behandlung in Erscheinung trat. Zwanzig Jahre danach war die Sterblichkeit der Frauen, die Hormone genommen hatten, nicht höher als in der Kontrollgruppe.[17] Vergessen wir auch nicht die andere WHI-Studie, die gezeigt hat, dass eine Therapie mit ausschließlich Östrogen bei Frauen nach einer Hysterektomie zu 7 Prozent *weniger* Brustkrebsfällen geführt hat als mit einem Placebo – das ist eine *Verringerung* um 24 Prozent.[18] Aber von diesen wichtigen Fakten hört man nicht genug.

Basierend auf diesen und zusätzlichen Daten, die nach dem Ende der WHI-Studie erhoben wurden, stimmen die meisten Fachgesellschaften nun überein, dass das Gesamtrisiko für Brustkrebs aufgrund einer Hormonersatztherapie in Wahrheit niedrig ist: Aktuellen Studien zufolge ist es »selten«.[19] Mit den Worten von Dr. JoAnn Pinkerton, Vorständin der North American Menopause Society: »Die meisten gesunden Frauen können die Hormontherapie unter sechzig oder innerhalb von zehn Jahren nach ihrer letzten Periode gefahrlos anwenden, wenn sie Östrogen allein oder in Kombination mit Progesteron nehmen.«* Wird innerhalb dieses Zeitraums mit der Hormonersatztherapie begonnen, kann sie viele Symptome der Menopause lindern. Darüber hinaus wurde sie langfristig mit einem reduzierten Risiko für Hüftfrakturen, Herzkrankheiten, Dickdarmkrebs und Diabetes Mellitus assoziiert. Eine Einschränkung: Das gilt nur, wenn die Frau in der Vergangenheit keinen Brustkrebs hatte, da die Gefahr eines erneuten Auftretens besteht.[20] Falls Sie das im Augenblick besonders beschäftigt, springen Sie vor zu Kapitel 11, das speziell diesem Thema gewidmet ist. Alle vom Krebs verschonten Frauen können sich nun einige Zahlen anschauen:

- Eine Östrogen-Progesteron-Therapie erhöht das Brustkrebsrisiko kurzfristig nicht signifikant (bei Einnahmedauer innerhalb von fünf Jahren), wird aber mit einer sehr geringen Zunahme des Risikos über einen längeren Zeitraum (mehr als fünf Jahre) in Verbindung gebracht. Das betrifft stärker orale CEE in Kombination mit MPA (dem synthetischen Gestagen, das in der WHI-Studie angewandt wurde) als neuere Präparate wie bioidentisches Östrogen und Progesteron.
- Bei einer Anwendungsdauer von bis zu zehn Jahren erhöhen reine Östrogentherapien das Brustkrebsrisiko bei brustkrebsfreien Frauen ohne Gebärmutter nicht – das heißt, bei Frauen, die eine Hysterektomie hatten. Für einen darüber hinaus-

* https://www.sciencedaily.com/releases/2022/08/220824152312.htm

gehenden Zeitraum haben wir noch nicht genügend eindeutige Daten, Beobachtungsstudien legen aber nahe, dass das Krebsrisiko länger niedrig bleibt.
- Vaginal (topisch) angewendetes Östrogen wurde nicht mit einem erhöhten Brustkrebsrisiko in Verbindung gebracht, weder bei kurzfristiger noch bei langfristiger Anwendung.

Hilfreich ist außerdem, das Brustkrebsrisiko in einen Kontext zu setzen. Tatsächlich stellen mehrere häufig auftretende gesundheitliche und vom Lebensstil abhängige Faktoren ein größeres Risiko dar als eine Hormontherapie. Viel zu sitzen birgt beispielsweise ein mit der HET vergleichbares Brustkrebsrisiko.[21] Zwei Gläser Wein am Tag zu trinken oder deutliches Übergewicht können das Brustkrebsrisiko verglichen mit jeder Form der HET verdoppeln.[22] Die Debatte um Hormonersatz und Krebs ist wichtig, genauso wichtig ist es jedoch, sie in den Zusammenhang weiterer Faktoren wie Allgemeingesundheit, Lebensstil und sonstige medizinische Entscheidungen zu stellen.

Kurzfristige vs. langfristige Anwendung

Viele Jahre lang stand in den professionellen Richtlinien, dass man bei Wechseljahressymptomen nur die niedrigste Hormondosierung nehmen sollte, und dies so kurz wie möglich, also lediglich, um die Symptome unter Kontrolle zu bringen, und auch das nur bei Indikation. Inzwischen ist die Medizin zu der Einsicht gekommen, dass diese Empfehlungen möglicherweise falsch waren und manchen Frauen sogar geschadet haben könnten.[23] Heute ist man sich einig, dass eine HET bei Frauen über sechzig nicht zwangsläufig beendet werden muss, besonders, wenn Wechseljahressymptome oder Einschränkungen der Lebensqualität fortbestehen. Fachgesellschaften zufolge unterstützen die Daten diesen Abbruch nicht mehr und die Behandlungsdauer sollte nicht willkürlich beschränkt werden, sofern die Symptome anhalten.[24] Eine individuelle Risiken-Nutzen-Abwägung ist jedoch immer ratsam.

Spontane und verfrühte Menopause und Menopause nach einer Operation

Die größte Erkenntnis aus den vergangenen zwei Jahrzehnten Forschung ist, dass das Alter eine Rolle spielt. Anders als man im Allgemeinen glaubt, wird die Hormontherapie für Frauen, die früh in die Menopause kommen, sogar empfohlen, sofern keine Kontraindikationen vorliegen.[25] Die HET kann auch günstig bei verfrühtem oder frühem Eintritt der Menopause aufgrund genetischer Faktoren, prämaturer Ovarialinsuffizienz, Autoimmun- und Stoffwechselerkrankungen und vor allem bei Beginn der Menopause nach einer Oophorektomie (Entfernung eines oder beider Eierstöcke) sein. Verglichen mit der spontan einsetzenden Menopause ist die Menopause aufgrund eines chirurgischen Eingriffs für die meisten Frauen eine weitaus größere Herausforderung. Leider macht sich kaum jemand Gedanken darüber oder bereitet die betroffenen Frauen darauf vor. Häufig ist ihnen nicht klar, was nach der Operation geschieht. Es ist also wirklich wichtig, deutlich zu sagen, dass eine Hormontherapie eine gute Möglichkeit für viele Frauen ist, die aufgrund einer Oophorektomie verfrüht in die Menopause kommen. Expert*innen sind der Ansicht, dass Patientinnen mit der entsprechenden Indikation sobald wie möglich nach einer solchen Operation zu einer Hormonersatztherapie ermuntert werden sollten und dass sie diese mindestens bis zu dem durchschnittlichen Alter, in dem üblicherweise die Menopause beginnt, fortführen sollten (das ist etwa mit einundfünfzig Jahren).[26] Dadurch werden Hitzewallungen und vaginale Symptome wirksam behandelt und außerdem die Knochen geschützt. Daten aus Beobachtungsstudien zeigen darüber hinaus, dass die Östrogentherapie – kombiniert mit Progesteron, wenn die Gebärmutter noch vorhanden ist – das Risiko für zukünftige Herzkrankheiten und kognitive Einschränkungen nach einer Oophorektomie senken kann.

Beginn einer Hormonersatztherapie nach der Menopause

Was ist, wenn Sie über sechzig sind oder sich seit zehn Jahren in der Postmenopause befinden? Ist es dann noch sicher, mit einer HET anzufangen? Nach allem, was wir aus wissenschaftlicher Sicht wissen (und nicht wissen), muss hier sorgfältig abgewogen werden. Wenn wir eine Sache aus der WHI-Studie gelernt haben, dann, dass eine orale, hochdosierte Östrogeneinnahme lange Zeit nach der Menopause das Risiko für manche chronische Erkrankungen wie Herzkrankheiten verstärken kann. Wird die HET nach dem Alter von sechzig Jahren oder mehr als zehn Jahre nach der Menopause begonnen, empfehlen die Fachgesellschaften eine niedrige Dosis und vorzugsweise eine transdermale Verabreichung beispielsweise durch ein Pflaster oder Gel, um fortbestehenden Wechseljahresbeschwerden oder Einschränkungen der Lebensqualität zu begegnen.[27] Solange keine der seltenen Gegenanzeigen für eine vaginale Östrogenanwendung bestehen, kann mit dieser in jedem Alter begonnen werden.[28]

Wann eine Hormonersatztherapie angezeigt ist und wann nicht

Zu den Kontraindikationen für eine systemische Hormontherapie gehören aktuell:

- Schwangerschaft
- ungeklärte oder abnormale vaginale Blutungen
- eine aktive Erkrankung der Leber
- unkontrollierter Bluthochdruck
- bekannte oder vermutete Erkrankung mit hormonsensitivem Krebs wie Brustkrebs

- aktuelle Brustkrebsbehandlung
- aktive oder kürzlich aufgetretene arterielle Thromboembolie (Blutgerinnsel, das sich in einer Arterie entwickelt)
- frühere oder aktuelle venöse Thromboembolie (VTE; Blutgerinnsel in den Venen, den Beinen oder der Lunge)
- frühere oder aktuelle koronare Herzkrankheit oder andere Erkrankungen der Herzkranzarterien, Schlaganfall oder Myokardinfarkt

Es kann jedoch Ausnahmen aufgrund der eigenen medizinischen Geschichte geben, die Sie unbedingt mit Ihrem Arzt oder Ihrer Ärztin besprechen sollten. Beispielsweise gilt ein Blutgerinnsel als »relative« Kontraindikation, die genauer betrachtet werden muss. Der Weg, auf dem die HET verabreicht wird, kann ebenfalls einen Unterschied machen, da das Risiko für Schlaganfälle und Blutgerinnsel bei transdermaler Anwendung geringer ist. Wichtig zu wissen: Eine familiäre Vorgeschichte der oben genannten Erkrankungen stellt keine Kontraindikation dar, auch wenn in diesem Fall eine medizinische Überprüfung erforderlich ist. Um es klar zu sagen: Von Hormonen ist abzuraten, wenn Sie *persönlich* einen östrogensensitiven Krebs haben (oder hatten) – nicht, weil jemand in ihrer Familie Brustkrebs hat (oder hatte).

Bei Frauen ohne Gegenanzeigen wird eine HET nicht nur empfohlen, sondern ist auch von der FDA zugelassen für:

▸ VASOMOTORISCHE SYMPTOME

Eine Hormontherapie ist nach wie vor die wirksamste Behandlung, um moderate bis starke vasomotorische Symptome wie Hitzewallungen und Nachtschweiß zu lindern. In klinischen Studien senkte sowohl die reine Östrogentherapie wie auch die Kombinationstherapie mit Progesteron die Häufigkeit der Hitzewallungen um etwa 75 Prozent und reduzierte zugleich deren Intensität.[29] Dabei scheinen transdermale Rezepturen genauso wirksam zu sein wie orale.

▶ OSTEOPOROSEPRÄVENTION

Es ist erwiesen, dass eine HET bei Frauen ohne Osteoporose Knochenschwund vorbeugt und Frakturen reduziert. Bei bestehender Osteoporose sind andere Medikamente besser geeignet.

▶ UROGENITALE SYMPTOME

Zu den urogenitalen Beschwerden gehören Scheidentrockenheit, Brennen und Irritation, Schmerzen und verminderte Feuchtigkeit bei sexueller Aktivität sowie Inkontinenz, eine überaktive Blase und chronische Harnwegsinfektionen. Am besten eignet sich niedrig dosiertes vaginal angewandtes Östrogen in Form von Cremes, Tabletten, Ringen und Softgel-Kapseln, um Scheuern, Trockenheit und das Ausdünnen des Gewebes zu verringern. Bedauerlicherweise nutzen in den USA nur 25 Prozent der Frauen, die unter vaginaler Atrophie leiden, diese Behandlung, zum Teil aus Angst vor Brustkrebs. Das hat unter anderem damit zu tun, dass die US-amerikanische Arzneimittelbehörde eine Black-Box-Warnung auf die Packungen drucken lässt, die Ärzte, Ärztinnen und Patientinnen zusätzlich davon abbringt, eine Hormontherapie in Betracht zu ziehen. Diese Warnungen beruhen jedoch auf den Ergebnissen der WHI-Studie, bei der vaginal appliziertes Östrogen überhaupt nicht untersucht wurde. Lassen Sie es mich also wiederholen: Niedrig dosiertes Östrogen ist nicht mit einem erhöhten Krebsrisiko verbunden.[30]

In einigen seltenen Fällen kann lokales Östrogen für eine Patientin nicht das Richtige sein, dann ist eine hormonfreie Feuchtigkeitscreme die beste Option. Beachten Sie, dass vaginal angewandtes Östrogen nicht unbedingt die Libido oder das Interesse an Sex fördert. Dafür ist eine systemische Hormonersatztherapie das Mittel der Wahl, wobei transdermales Östrogen gegebenenfalls bevorzugt werden sollte. Eine weitere Möglichkeit, die wir im nächsten Kapitel besprechen werden, ist eine Testosterontherapie.

Andere Indikationen

Obwohl die Hormonersatztherapie von der FDA gegenwärtig nicht für Veränderungen des Schlafverhaltens, der Stimmung oder der kognitiven Leistung in der Menopause zugelassen ist, wird sie in der Praxis – und auf Grundlage von Berichten über ihre positiven Wirkungen – besonders während des hormonellen Chaos der Perimenopause verschrieben. Insbesondere bei:

▶ SCHLAFSTÖRUNGEN

Auch wenn hier noch weitere Forschung nötig ist, zeigen bereits einige Studien, dass niedrig dosiertes Östrogen mit oder ohne Progesteron insgesamt Schlafstörungen bei Frauen in der Perimenopause verbessern – zum Teil wegen des verminderten Nachtschweißes – und bei Frauen in der Postmenopause einer Insomnie entgegenwirken kann.[31]

▶ DEPRESSIVE SYMPTOME

Hier ist es wichtig, zuerst klarzustellen, ob die Symptome von der Perimenopause herrühren oder sonstige Ursachen haben. Ist es eine hormonelle Reaktion oder liegen die Gründe woanders? Davon hängt ab, welche Behandlung angemessen ist. Bei einer schweren Depression sind Antidepressiva oder eine Psychotherapie angezeigt, bei leichten depressiven Symptomen im Zusammenhang mit der Perimenopause eine Östrogentherapie.[32] Die Wirkung ist ähnlich wie bei Antidepressiva, geht aber an die Wurzel der Symptome. Östrogentherapie kann, wenn nötig, in Kombination mit Antidepressiva erfolgen. Sie wird jedoch nicht bei *schweren* Depressionen empfohlen. Um eine informierte Entscheidung zu treffen, sollte hier das Gespräch mit einer qualifizierten Ärztin oder einem Arzt gesucht werden.

▶ BRAIN FOG UND VERGESSLICHKEIT

Bekanntlich steht die kognitive Gesundheit von Frauen im Mittelpunkt meiner Arbeit, also habe ich natürlich versucht herauszufinden, ob eine Hormonersatztherapie das Gedächtnis unterstützen und Demenz verhindern kann. Ich stellte mir also erstens die Frage: Ist es vorstellbar, dass eine HET das Nachlassen der kognitiven Funktionen in der Perimenopause abfangen kann? Die Ergebnisse sind ermutigend. Es gibt Belege dafür, dass eine in der Perimenopause oder frühen Menopause begonnene Östrogentherapie unsere kognitiven Funktionen, vor allem das Gedächtnis, unterstützen und sogar verbessern kann.[33] Zwar ist die Forschung hier noch lange nicht am Ende, doch wie es scheint, hilft eine HET zumindest manchen bei Brain Fog und Vergesslichkeit. Diese günstigen Effekte sind besonders deutlich bei Frauen, die eine Hysterektomie oder eine Oophorektomie hatten.[34]

Die andere große Frage ist: Kann eine Hormontherapie einer Demenz im späteren Leben vorbeugen? Leider ist die WHI-Studie bislang die einzige, in der die Wirkung einer HET als Demenzprävention getestet wurde. Wie Sie wissen, hat man sich dabei Frauen angeschaut, die schon einige Zeit in der Postmenopause waren. Daher überrascht es kaum, dass die Therapie keine oder sogar eine negative Wirkung zeigte, je nachdem welche Art von Hormonen zum Einsatz kam.[35] Die Kombination oraler CEE mit MPA erhöhte das Demenzrisiko, wenn sie von postmenopausalen Frauen ab Ende sechzig eingenommen wurde. Bei einer reinen Östrogentherapie dagegen war das Demenzrisiko nicht höher als im Vergleich mit Placebos, was beruhigend ist, aber immer noch nicht die Antwort, auf die wir gehofft hatten. Hier sollten wir zwei wichtige Dinge im Kopf behalten: Erstens wissen wir nicht, ob andere HET-Rezepturen abweichende Resultate ergeben würden, und zweitens sollten die Studien mit Frauen *mitten in* der Menopause durchgeführt werden, nicht Jahrzehnte danach.

Leider fehlen klinische HET-Studien mit jüngeren Frauen im

Übergang zur Menopause oder kurz danach, bei denen die Therapie mit größerer Wahrscheinlichkeit anschlagen würde. Es gibt nicht eine einzige klinische Studie, in der die Hormontherapie zur Demenzprävention mit Frauen in der Perimenopause getestet wurde, und das ist schlicht unakzeptabel. Dennoch ergab eine erneute Untersuchung der wenigen jüngeren Frauen (zwischen fünfzig und neunundfünfzig) aus der WHI-Studie wichtige Belege dafür, dass eine in mittleren Jahren begonnene HET tatsächlich das Demenzrisiko senken kann.[36] Die Ergebnisse zeigen, dass die Frauen, die im mittleren Alter Östrogen genommen hatten, später längst nicht so häufig unter kognitivem Verfall litten wie diejenigen, die ein Placebo erhalten hatten. Mehrere Beobachtungsstudien kamen zu ähnlichen Ergebnissen.[37] Das hat viele Ärztinnen und Ärzte veranlasst, sich für eine HET in der Perimenopause oder frühen Menopause zur Erhaltung der neurologischen Gesundheit im Alter auszusprechen. Solange es keine eindeutigeren Ergebnisse gibt, wird die HET einstweilen nicht zur Vorbeugung oder Behandlung von kognitivem Verfall oder Demenz empfohlen. Wir sind noch nicht am Ziel, aber ich hoffe, die Richtlinien werden sich weiterentwickeln, wenn wir mehr Forschungsergebnisse haben.

Die nächste Generation der Hormontherapie: Designer-Östrogene

Viele haben das Gefühl, sie müssten sich für eine Seite entscheiden, wenn es um die Hormonersatztherapie geht: Ja oder nein? Anwenden oder lieber nicht? Das Hin und Her zu diesem Thema wirkt endlos, und es scheint, als müssten Frauen sich zwischen ihren Brüsten und ihrem Gehirn entscheiden. Als Wissenschaftlerin glaube ich, dass wir die falsche Frage stellen. Wir sollten uns nicht damit begnügen abzuwägen, welche Optionen uns derzeit zur Verfügung stehen – wir brauchen bessere Lösungen. Die Frage, die ich vorschlagen würde, wäre: Könnten wir eine Art der HET entwickeln, die sowohl die Hirnfunktion unterstützt *als auch ein steigendes Krebsrisiko* verhindert? Klingt zu einfach oder zu gut, um wahr zu sein?

Darf ich vorstellen? Die neue Generation sogenannter Designer-Östrogene. Das sind Östrogene, die dafür geschaffen wurden, genau das zu tun, was Frauen brauchen. Diese Verbindungen nennen sich Selektive Östrogenrezeptormodulatoren (SERM). SERM können die Wirkung von Östrogen in bestimmten Bereichen des Körpers blockieren und an anderen Stellen wie Östrogene agieren und die Wirkung des Hormons steigern. Dadurch bieten sie viele Vorteile des Östrogens, ohne die möglichen Risiken. Einige SERM sind bereits für den medizinischen Gebrauch erhältlich. Beispielsweise ist der SERM Tamoxifen als Medikament bei Brustkrebs verbreitet. Es blockiert Östrogenrezeptoren im Brustgewebe, indem es Östrogen daran hindert, sich an Krebszellen in der Brust zu binden und sie wachsen zu lassen. Gleichzeitig ahmt es die Wirkweise von Östrogen woanders im Körper nach, beispielsweise in den Knochen, wo es einige positive Effekte haben kann. Genau diese Fähigkeit, Östrogen an bestimmten Stellen zu blockieren und an anderen zu aktivieren, hat den Selektiven Östrogenrezeptormodulatoren ihren Namen gegeben.

Nach Jahren intensiver wissenschaftlicher Forschung gelang es Dr. Roberta Diaz Brinton (meiner Mentorin und Kollegin), einen SERM *für das Gehirn* zu entwickeln. Er nennt sich PhytoSERM. *Phyto* bedeutet, dass das Östrogen aus Pflanzen stammt. Dieses geniale Präparat wurde entwickelt, damit Östrogen zum Gehirn gelangt, während es in reproduktivem Gewebe größtenteils inaktiv oder sogar hemmend wirkt, das Risiko für Brustkrebs oder Gebärmutterkrebs also nicht erhöht.[38] Man kann sich PhytoSERM als pflanzlich basiertes GPS für das Gehirn vorstellen: Es schleust Östrogen an den Fortpflanzungsorganen vorbei direkt zum Gehirn. 2022 starteten wir in Zusammenarbeit mit Dr. Brinton eine vom National Health Institute (NHI) geförderte, randomisierte, placebokontrollierte klinische Studie (sprich, eine sehr gründliche Studie), um PhytoSERM darauf zu testen, ob es den Gehirnstoffwechsel und die kognitiven Funktionen bei Frauen in der Perimenopause und frühen Menopause unterstützt. Die bisherigen Ergebnisse sind vielversprechend. Mit klinischer Validierung hoffen wir, dass sich das Östrogenpräparat nicht nur als nützlich für die Symptome der Menopause erweist, sondern auch einen zusätzlichen Schutz für unser Gehirn bietet, insbesondere gegen Demenz.

EINE INFORMIERTE ENTSCHEIDUNG TREFFEN

Man kann mit Fug und Recht sagen, dass Frauen in der Menopause unterversorgt waren – sie ist einer der großen blinden Flecke der Medizin. Doch da immer mehr Forschung ein zunehmend verlässlicheres Bild von den Risiken und Nutzen der HET zeichnet, ist die Lage weit weniger düster als in den vergangenen zwanzig Jahren. Es ist an der Zeit, dass nicht nur Aufklärung an die Stelle der Angst tritt, sondern auch Innovation. Viele Jahre lang basierte die Entscheidung, ob eine Frau eine Hormonersatztherapie machen sollte oder nicht, auf der pauschalen Perspektive randomisierter klinischer Studien. Man weiß heute, dass jeder Mensch eine maßgeschneiderte Behandlung braucht, in deren Verlauf fortwährend die Resultate kontrolliert werden. Natürlich ist Brustkrebs ein wichtiger Faktor, der bedacht werden sollte, doch das sind eine Linderung der Symptome und eine Verbesserung der Lebensqualität auch, und jede Frau hat nicht nur andere Sorgen, sondern auch eigene Vorlieben und eine persönliche Risikotoleranz. Es sollte also einen ganzheitlichen, individuellen Ansatz zur Behandlung der Menopause geben, basierend auf einer umfassenden, vorurteilsfreien Einordnung der Hormonersatztherapie und dem gesamten Menü der Lebensstilfaktoren und hormonfreien Heilmittel, die uns zur Verfügung stehen.

Für viele Frauen mögen Hormone so etwas wie eine Erlösung

sein. Doch während wir unser Verständnis der HET auf den neuesten Stand bringen sollten, ist es genauso wichtig zu betonen, dass Östrogen keine Wunderwaffe und kein Allheilmittel ist. Ich verstehe den Wunsch vollkommen, allen Frauen, für die eine Hormontherapie geeignet ist, auch eine anzubieten. Doch deren undifferenzierte Anwendung ist weder wissenschaftlich noch durch die Richtlinien der medizinischen Institutionen, die sich der Menopause widmen, gestützt, und es bestünde die Gefahr, dass wir uns dadurch geradewegs zurück in die 1960er-Jahre katapultieren würden. Viele Unbekannte sind im Spiel, wenn wir die Risiken und Vorteile der HET abwägen, und alle, die glauben, es gäbe auf diese Frage eine einfache Antwort, ignorieren die wissenschaftlichen Argumente oder sind nicht bereit, sich mit dem Kleingedruckten auseinanderzusetzen. Östrogen kann viel: Es kann bei Hitzewallungen, Schlafstörungen aufgrund von Hitzewallungen und Niedergeschlagenheit in der frühen Menopause helfen, und es kann der Osteoporoseprävention dienen. Vaginal angewandtes Östrogen kann Schmerzen beim Sex oder wiederkehrende Blasenentzündungen therapieren. Doch es braucht mehr Forschung, bevor die HET zur Vorbeugung oder Behandlung anderer Krankheiten wie Herzerkrankungen, schweren Depressionen oder Demenz eingesetzt werden kann. Außerdem funktioniert eine HET für manche einfach nicht, ganz gleich, welche Arten von Hormonen auf welchem Weg verwendet werden.

Darüber hinaus ist es auf der einen Seite zwar wichtig, dass wir die HET als Option für die Behandlung der Menopause neu bewerten. Auf der anderen Seite können sich jedoch Frauen, für die wegen bestimmter Krankheiten oder Nebenwirkungen keine HET infrage kommt, die keine HET benötigen, denen sie nicht guttut und die lieber keine Hormone nehmen möchten, allein gelassen oder übersehen fühlen. Ich möchte also betonen, dass Respekt vor der Vielfalt der gesundheitlichen Erfahrungen und Entscheidungen aller Frauen unerlässlich ist. Es gibt nicht nur einen Weg. Wir alle verdienen es, ausgestattet mit dem nötigen Wissen und mit Möglichkeiten, unsere eigene Wahl zu treffen. Von hormonfreien Medikamenten bis zu Veränderungen des Lebensstils gibt es andere Methoden, Wechseljahresbeschwerden zu behandeln, die Lebensqualität zu verbessern und die Gehirngesundheit zu unterstützen. All das werden wir auf den folgenden Seiten besprechen. Vergessen Sie nicht: Sie sind die Einzige, die weiß, was für *Sie* richtig ist.

10

ANDERE HORMONELLE UND HORMONFREIE THERAPIEN

WÄGEN SIE IHRE OPTIONEN AB

Die vorherigen Kapitel dürften gezeigt haben, dass das Erleben der Menopause so einzigartig ist wie ein Fingerabdruck. Ebenso individuell sind die Methoden, um ihre lästigen Symptome in den Griff zu bekommen. In den vergangenen Jahren hat die wieder zunehmende Popularität der Hormonersatztherapie vielen Frauen mit Wechseljahresbeschwerden Trost und Erleichterung verschafft. Doch obwohl sie das bekannteste Mittel sein dürfte, ist sie nicht das einzige.

In diesem Kapitel werden wir uns mit den weiteren pharmazeutischen Möglichkeiten für die Behandlung von Symptomen der Menopause beschäftigen. Dazu gehören hormonelle Therapien wie die Testosterontherapie und Verhütungsmittel, aber auch hormonfreie rezeptpflichtige Medikamente. Hormonfreie Methoden sind besonders relevant für Fälle, in denen Hormone wegen medizinischer Kontraindikationen wie hormonsensitiven Krebsarten keine Option sind. In Anbetracht der jüngsten Welle der Begeisterung für die HET könnten sich Krebspatientinnen – die ohnehin schon mit den körperlichen und emotionalen Stressfaktoren ihrer Diagnose und Behandlung zurechtkommen müssen – ausgeschlossen fühlen oder den Eindruck bekommen, ihnen würden vergleichsweise minderwertige Therapien angeboten und nicht die tatsächlich wirksamen.

Unter diesen Umständen können hormonfreie Medikamente eine zuverlässige Alternative für die Behandlung von Symptomen der Menopause sein. Paroxetin beispielsweise, ein Antidepressivum, ist von der amerikanischen Arzneimittelbehörde (nicht aber in Deutschland) für die Behandlung von Hitzewallungen zugelassen. Seit 2013 ist sowohl in den USA als auch in Deutschland ein neues hormonfreies Medikament namens Fezolinetant (wird in Deutschland unter dem Namen Veoza[1] vertrieben) zur Behandlung moderater bis starker Hitzewallungen auf dem Markt. Sämtliche verfügbaren Möglichkeiten zu besprechen ist unumgänglich, um sicherzustellen, dass alle Frauen eine angemessene, effektive Behandlung für ihre individuellen Bedürfnisse bekommen.

Testosterontherapie

Wenn Frauen in die Menopause kommen, sind Hitzewallungen, Stimmungsschwankungen, Energiemangel und eine verringerte Libido häufig ungebetene Gäste. Hier kann Testosteron wie ein hormoneller Türsteher wirken, der die lästigen Symptome gar nicht erst hereinlässt. Doch ist Testosteron tatsächlich so zuverlässig?

Testosteron gilt üblicherweise als männliches Hormon, doch auch wir Frauen benötigen es. Tatsächlich produzieren unsere Körper vor der Menopause drei Mal mehr Testosteron als Östrogen, unter anderem, weil wir Testosteron brauchen, um Östrogen herzustellen. Testosteron wird in den Eierstöcken, den Nebennieren und in Fettgewebe produziert. Deshalb sinkt seine Konzentration nach der Menopause nicht so stark ab wie die des Östradiols. Dennoch schwindet im Alter auch das Testosteron und mit ihm oftmals der Sexualtrieb.[2] Frauen mit niedrigen Testosteronwerten können an Symptomen wie Angstgefühlen, Depressionen, Abgeschlagenheit, Gedächtnisstörungen und Schlaflosigkeit leiden.[3] In der Regel sinkt der Testosteronspiegel nicht durch den Eintritt in die Menopause, sondern aufgrund des Alterungsprozesses, eine *induzierte* Menopause kann jedoch zu einem abrupteren Absinken des Testosterons führen, was eine große Herausforderung darstellen kann. Bei Frauen mit Ovarialinsuffizienz kann die Testosteronkonzentration außerdem stärker abnehmen. Diese Unterschiede werden bei der Auswahl von Behandlungsmöglichkeiten zu häufig übersehen.

Im Augenblick ist die einzige klinische Indikation für die Verschreibung von Testosteron eine niedrige Libido. Diese Empfehlung beruht auf Forschungsprogrammen und klinischen Studien, die zeigen, dass eine Therapie mit Testosteron die sexuelle Lust, die Befriedigung und den Genuss der Sexualität nach der Menopause wirksam verstärken.[4] Häufig genügt eine Hormonersatztherapie, um diesen Problemen entgegenzuwirken. Sollten Sie jedoch nach ein paar Monaten immer noch unter Libidoverlust, Müdigkeit und Erschöpfung leiden, ist es sinnvoll, mit Ihrer Ärztin oder Ihrem Arzt zu besprechen, ob zusätzliches Testosteron eine Möglichkeit für Sie sein könnte. Aktuellen Richtlinien der North American Menopause Society (NAMS) zufolge gilt eine Testosterontherapie zusätzlich zu einer HET als angemessen, wenn:

- Sie sich in der Postmenopause befinden, Östrogen verwenden und, ohne erkennbare andere Ursachen, einen verringerten sexuellen Antrieb haben;
- Ihr Sexualtrieb nach einer operativ induzierten Menopause verringert ist, Sie an Depression und Abgeschlagenheit leiden und die Östrogentherapie keine Linderung dieser Symptome ergeben hat.[5]

Auch wenn sich diese Vorgaben nicht spezifisch auf die Perimenopause beziehen, gibt es keinen Grund, weshalb jüngere Frauen nicht ebenfalls von einer Testosterontherapie profitieren könnten. Das ist besonders relevant, wenn man bedenkt, dass Veränderungen der Libido häufig zu einem frühen Zeitpunkt des Übergangs in die Menopause auftreten.

Testosteron wird gegenwärtig nicht für das Anheben der Stimmung oder eine Verbesserung der Kognition empfohlen.[6] Trotz allem, was Sie möglicherweise in den Nachrichten mitbekommen haben, ist die Testosterontherapie insbesondere für die Unterstützung kognitiver Funktionen so umstritten wie Ananas auf Pizza. Der Grund: Während einige Studien nahelegen, dass Testosteron eine positive Wirkung auf die kognitiven Funktionen haben könnte, sind die verfügbaren Belege noch sehr begrenzt.[7] Auf der anderen Seite haben ein paar kleinere klinische Studien einen positiven Einfluss auf manche kognitive Funktionen bei Frauen in der Postmenopause gezeigt, die mit Testosteron statt mit einem Placebo behandelt wurden.[8] Genauso viele kleine Studien konnten jedoch keine Verbesserung nachweisen.[9] Studien, in denen die Wirkung von Testosteron auf die Stimmung bei Frauen untersucht werden, sind noch seltener. Zusammengefasst lässt sich sagen, dass wir noch nicht genügend Belege für diese mögliche positive Wirkung haben, um endgültige Schlüsse zu ziehen. Wie immer ist auch hier mehr Forschung nötig!

Hier drei Dinge, die Sie im Hinterkopf behalten sollten, falls Sie Testosteron ausprobieren möchten: Erstens wird bei einer Testosterontherapie in der Menopause üblicherweise über ein Pflaster, ein Gel oder eine Creme eine niedrige Dosis des Hormons transdermal angewendet. Zweitens ist es nicht nötig, Ihre Blutwerte zu testen, um zu entscheiden, ob Testosteron in Ihrem Fall eine gute Wahl ist, ganz einfach weil eine niedrige Testosteronkonzentration im Blut nicht mit einer verringerten Libido oder anderen Symptomen korreliert. Das bedeutet umgekehrt auch, dass Sie nicht unbedingt eine Testosterontherapie beginnen müssen, wenn der Wert im Blut niedrig ist. Falls Sie sich jedoch dafür entscheiden, kann es hilfreich sein, Ihre Testosteronwerte über einen gewissen Zeitraum zu prüfen, um die Behandlung gegebenenfalls anzupassen. Eine jährliche Besprechung mit Ihrer Ärztin oder Ihrem Arzt ist sinnvoll, um den Fortschritt der Therapie im Blick zu behalten und jederzeit über Ihre persönlichen Risiken und Nutzen im Bilde zu sein. Drittens raten viele

Mediziner*innen bei Problemen mit der Libido dazu, vaginal appliziertes Östrogen oder andere Mittel gegen Scheidentrockenheit oder ein unangenehmes Gefühl in der Scheide einzusetzen. Haben Sie Schmerzen beim Sex, ist es jedoch empfehlenswert, zuerst den Beckenboden von Spezialist*innen untersuchen zu lassen und sich um jegliche Beschwerden oder Schmerzen zu kümmern, bevor Sie anfangen, ein Medikament für die Libido zu nehmen.

Und schließlich tut die Testosterontherapie zwar einigen Frauen gut, nichtdestotrotz ist es wichtig, sorgfältig und von Fall zu Fall die potenziellen Risiken und Nutzen abzuwägen. Weitere wissenschaftliche Arbeit ist außerdem notwendig, um eindeutig nachzuweisen, dass die Anwendung von Testosteron langfristig wirksam und sicher ist, besonders, was das Brustgewebe und die Gebärmutterschleimhaut angeht. Positiv ist, dass Testosteron wenig Nebenwirkungen hat. Dazu gehört hauptsächlich verstärkter Haarwuchs an der Stelle, an der es aufgetragen wird. Im Gegensatz zu weitverbreiteten Befürchtungen sind Nebenwirkungen wie der Verlust des Haupthaars, Akne und Haarwuchs nach männlichem Muster (Hirsutismus) sowie eine tiefere Stimme selten.[10]

Empfängnisverhütung

Eine weitere Methode, um einige Symptome der Menopause zu behandeln, ist etwas, von dem Sie vielleicht glaubten, Sie würden nie wieder etwas damit zu tun haben: Verhütung. Das vorrangige Ziel von Verhütungsmitteln ist es, eine Schwangerschaft zu verhindern, doch hormonelle Methoden wie die Kombipille, die östrogenfreie Minipille und hormonelle Intrauterinsysteme geben jeweils geringe Dosen von Östrogen und/oder Progesteron ab, was dazu beitragen kann, die hormonelle Lage zu regulieren und damit den Monatszyklus ins Gleichgewicht zu bringen. Dadurch können Blutungen und Krämpfe verringert und Symptome von Erkrankungen wie dem polyzystischen Ovarialsyndrom oder Endometriose gelindert werden. (Anmerkung: Kupfer-Intrauterinsysteme, also die Kupferspirale oder Kupferkette, wirken ohne Hormone, deshalb gehen wir an dieser Stelle nicht auf sie ein.)

So kann hormonelle Verhütung in der Menopause helfen:

- *Regulierung des Monatszyklus:* Durch die stetige Abgabe von Hormonen, können hormonelle Verhütungsmittel den Menstruationszyklus regulieren und die Blutungen in der Perimenopause regelmäßiger werden lassen.
- *Reduzierung der Hitzewallungen:* Klinische Studien haben gezeigt, dass durch niedrigdosierte orale Kontrazeptiva die Häufigkeit und Schwere von Hitzewallungen und Nachtschweiß zurückgehen kann. In mehreren Studien mit Frauen in der Perimenopause hatten diejenigen, die eine niedrige Dosis oraler Kontrazeptiva erhielten, im Durchschnitt um 25 Prozent weniger vasomotorische Symptome.[11]
- *Knochengesundheit:* Orale Kontrazeptiva können in der Perimenopause zur Verbesserung der Knochendichte beitragen und damit das Osteoporoserisiko senken.
- *Verringerung des Risikos von Gebärmutterschleimhaut- und Eierstockkrebs:* Die Anwendung oraler Kontrazeptiva wurde mit einem geringeren Risiko assoziiert, an Gebärmutterschleimhaut- und Eierstockkrebs zu erkranken.[12]

Insgesamt können hormonelle Verhütungsmittel Frauen mit Wechseljahresbeschwerden ein wenig Erleichterung verschaffen. Wie bei jedem Medikament ist es jedoch auch hier wichtig, die möglichen Nebenwirkungen, Gesundheitsrisiken und individuellen Reaktionen auf die Behandlung zu berücksichtigen. Die hormonelle Verhütung eignet sich nicht für alle Frauen, das gilt besonders für Frauen, die eine Vorgeschichte mit Blutgerinnseln, bestimmten Krebsarten oder anderen Erkrankungen haben. Zu den Nebenwirkungen können Gewichtszunahme, empfindliche Brüste und Übelkeit gehören.

Stimmungsschwankungen und eine verringerte Libido treten seltener auf.

In den vergangenen Jahren gab es eine Kontroverse um einen möglichen Zusammenhang zwischen hormoneller Verhütung und psychischer Gesundheit. Die Debatte wurde durch ein paar Studien angeheizt, die eine Verbindung zwischen hormonellen Kontrazeptiva und einem erhöhten Risiko für Depressionen festgestellt hatten. In der bisher größten Studie wurden die Daten von mehr als einer Million dänischer Frauen zwischen fünfzehn und vierunddreißig analysiert. Bei der Anwendung hormoneller Verhütungsmittel bestand demnach eine größere Wahrscheinlichkeit, dass die Frauen begannen, Antidepressiva zu nehmen, verglichen mit denjenigen, die nicht hormonell verhüten.[13] Diese Ergebnisse gerieten in die Schlagzeilen und erregten ernsthafte Besorgnis. Der Blick auf die Daten zeigt jedoch, dass die tatsächliche Zunahme der Fälle relativ klein ausfiel. Etwa zwei bis drei Frauen pro Jahr aus der ersten Gruppe (Anwenderinnen von hormonellen Verhütungsmitteln) begannen damit, Antidepressiva zu nehmen, gegenüber ein bis zwei Frauen aus der zweiten Gruppe (Teilnehmerinnen, die nicht hormonell verhüten). Der Unterschied besteht also in einer oder zwei Anwenderinnen. Dennoch sollten Frauen, die darüber nachdenken, mit hormoneller Verhütung zu beginnen, im Gespräch mit Ihrer Ärztin oder Ihrem Arzt ihre psychische Vorgeschichte und damit verbundene Bedenken äußern, um eine informierte Entscheidung über ihre Optionen treffen zu können. Das gilt insbesondere, wenn Sie zuvor bereits einmal an Depressionen gelitten haben.

Alles in allem können hormonelle Kontrazeptiva eine hilfreiche alternative Form der Hormontherapie in der Perimenopause darstellen und oft vasomotorische Symptome lindern – mit dem zusätzlichen Vorteil der Verhütungswirkung.[14] Falls Sie sich für diese Möglichkeit interessieren, hier einige häufig gestellte Fragen:

Verzögert oder beschleunigt die Einnahme von Verhütungsmitteln die Perimenopause oder den Beginn der Menopause?

Nein, Verhütung führt weder zu einer früheren noch zu einer späteren Menopause. Sie kann jedoch Unregelmäßigkeiten im Monatszyklus verbergen, die Ihnen ansonsten einen ersten Hinweis auf das Herannahen der Menopause geben könnten. Kombinationspillen (Pillen mit Östrogen und Progesteron) verursachen eine monatliche Abbruchblutung, die genauso aussehen kann wie die Periodenblutung. Sogar nach der Menopause könnten solche Blutungen weiterhin auftreten. Wenn Sie ein Verhütungsmittel anwenden, das ausschließlich Progesteron enthält, wie die östrogenfreie Minipille, ein Implantat, eine Spritze oder ein hormonelles Intrauterinsystem, könnte es sein, dass die Blutungen ganz ausbleiben. Das kann es erschweren, den Beginn der Menopause mitzubekommen. Die beste Möglichkeit festzustellen, ob Sie bereits in der Menopause sind, wenn Sie Kontrazeptiva anwenden, ist eine Untersuchung durch eine Gynäkologin oder einen Gynäkologen.

Ist es möglich, eine HET zur Verhütung zu nutzen?

Nein, eine HET ist keine Verhütung.

Kann ich in der Perimenopause oder Postmenopause aufhören zu verhüten?

Zwar sinkt die Wahrscheinlichkeit schwanger zu werden nach dem fünfundvierzigsten Lebensjahr, dennoch ist es nach wie vor möglich. Solange Sie Ihre Periode haben, selbst wenn sie unregelmäßig ist, können Sie weiterhin einen Eisprung haben (Eizellen produzieren). Aktuelle Richtlinien raten Frauen unter fünfzig bis zwei Jahre nach der letzten Monatsblutung zu verhüten, um eine Schwangerschaft zu vermeiden. Frauen über fünfzig sollten dies noch ein Jahr nach ihrer letzten Periode tun. Ihre Ärztin oder Ihr Arzt kann Sie basierend auf Ihren persönlichen Umständen und Ihrer medizinischen Vorgeschichte beraten.

Ist es in Ordnung, gleichzeitig eine Hormontherapie zu machen und ein Verhütungsmittel anzuwenden?
Viele Verhütungsmethoden können gefahrlos gleichzeitig mit einer HET angewandt werden.

Antidepressiva

Hormontherapien können bei einer großen Bandbreite physischer und neurologischer Symptome der Menopause hilfreich sein – eine andere Möglichkeit, über die wir sprechen sollten, sind Antidepressiva. Im Zusammenhang mit der Behandlung von Wechseljahresbeschwerden haben Antidepressiva einen tendenziell negativen Ruf bekommen. Das liegt vor allem daran, dass bei Frauen mit klimakterischen Symptomen häufig fälschlich eine Angststörung oder Depression diagnostiziert wird. Folglich kann es passieren, dass ihnen Antidepressiva verschrieben werden, statt gezielt die Symptome der Wechseljahre zu therapieren. Diese Fehldiagnosen erhalten die Vorstellung aufrecht, Antidepressiva seien eine unzureichende oder ungeeignete Lösung. Bei korrektem Gebrauch unter ärztlicher Anleitung können diese Medikamente jedoch gut gegen Symptome wie Hitzewallungen und Depression helfen und die Lebensqualität vieler Frauen verbessern.

Antidepressiva können unter gewissen Umständen sogar genauso hilfreich sein wie eine Hormonersatztherapie.[15] Mit ihnen lassen sich schwere depressive Symptome in der Perimenopause, Depressionen nach der Menopause sowie eine schwere Depression vor oder nach der Menopause behandeln.

Antidepressiva, die im Hinblick auf die Linderung klimakterischer Symptome getestet wurden, sind unter anderem *Selektive Sero-*

tonin-Wiederaufnahmehemmer (SSRI) und *Serotonin-Noradrenalin-Wiederaufnahmehemmer* (SNRI). Die genauen Mechanismen, durch die SSRI und SNRI Hitzewallungen abschwächen, sind noch nicht ganz klar, aber man geht davon aus, dass ihre Wirkung auf die Neurotransmitter Serotonin und Noradrenalin eine Rolle bei der Regulation der Körpertemperatur spielt. Interessant zu wissen ist auch, dass Antidepressiva schnell wirken können und in der Regel schon nach wenigen Wochen Besserung eintritt. Die Effektivität dieser Medikamente variiert jedoch von Mensch zu Mensch. Manchen Patientinnen helfen sie so gut wie gar nicht, andere haben starke Nebenwirkungen. Die häufigste Nebenwirkung sind Entzugssymptome.

Fezolinetant

Fezolinetant (in Deutschland unter dem Namen Veoza[16] zugelassen), ist ein neues, hormonfreies Medikament, das speziell für die Behandlung moderater bis schwerer Hitzewallungen entwickelt wurde.[17] Das Medikament ist ein sogenannter Selektiver Antagonist der Neurokinin-3 (NK3)-Rezeptoren. Fezolinetant verhindert nämlich, dass sich ein Protein namens Neurokinin B an die NK3-Rezeptoren im Hypothalamus bindet – also in der Hirnregion, in der die Körpertemperatur gesteuert wird. Dadurch reduziert das Medikament die Intensität und Häufigkeit der Hitzewallungen. Fezolinetant könnte ein Gamechanger für Frauen sein, die keine Hormontherapie machen können oder aus anderen Gründen an einer Alternative interessiert sind. Die Zulassung durch die FDA bedeutet auch, dass Symptome der Menopause und die Notwendigkeit, sie zu behandeln, zunehmend anerkannt werden. Das bereitet den Weg für mögliche weitere hormonfreie Optionen in der nahen Zukunft.

Die Sicherheit und Wirksamkeit des Medikaments wurden in randomisierten, placebokontrollierten klinischen Phase-III-Studien mit über zweitausend Frauen zwischen vierzig und fünfundsechzig, die täglich sieben oder mehr Hitzewallungen hatten, überprüft. Die

Ergebnisse zeigen eine deutliche Reduktion der Häufigkeit moderater bis schwerer Hitzewallungen: um 48 Prozent bei Frauen, die eine höhere Dosis des Medikaments nahmen, und um 36 Prozent bei jenen, die eine niedrigere bekamen, verglichen mit 33 Prozent bei jenen, die ein Placebo erhielten. Die Studie dauerte jedoch nur ein Jahr, die Langzeitwirkungen sind daher noch nicht bekannt. Fezolinetant hat einige Nebenwirkungen, darunter gastrointestinale Beschwerden und ein erhöhter Transaminasewert, ein Marker für einen möglichen Leberschaden. Deshalb wird empfohlen, vor und während der Therapie mit Fezolinetant Blutuntersuchungen zu machen, um die Leberfunktion zu kontrollieren.

11

KREBSTHERAPIEN UND DAS »CHEMOBRAIN«

BEDENKEN WEGEN ÖSTROGEN UND BRUSTKREBS

Krebs ist ein Wort, das allen von uns Angst einjagt und uns ein Gefühl von Machtlosigkeit gibt. Wenige Frauen sind immun gegen die Furcht insbesondere vor Brustkrebs, der Albtraumkrankheit im Zusammenhang mit nahezu allen Überlegungen rund um hormonelle Therapien. Die meisten von uns kennen eine Frau, die davon betroffen war oder ist – und selbst wenn wir es nicht sind, sind uns die Risiken teilweise gerade aufgrund der Geschichten anderer Frauen bewusst.

Jedes Jahr wird bei weltweit 1,4 Millionen Frauen Brustkrebs diagnostiziert und mehr als 400 000 von ihnen sterben daran.[1] Brustkrebs ist eine multifaktorielle Erkrankung, dennoch sind 60 bis 80 Prozent aller Fälle mit Sexualhormonen verknüpft.[2] Viele Tumoren der Fortpflanzungsorgane enthalten sogenannte Östrogenrezeptor-positive Zellen, die speziell so gebaut sind, dass sie sich an Östrogen binden können. Docken sie an das im Blutkreislauf zirkulierende Östrogen an, wachsen sie und werden stärker. Daher zielt die Behandlung dieser Krebsarten darauf ab, Östrogen zu blockieren oder zu unterdrücken, um den Krebs aufzuhalten und später zu verhindern, dass er zurückkehrt. Das kann in Kombination mit einer

Chemotherapie und manchmal mit einer Operation zur Entfernung von Brustgewebe geschehen (*Mastektomie*).

Zwei der am häufigsten verschriebenen hormonellen Brustkrebstherapien, in medizinischen Kreisen als endokrine oder antihormonelle Therapie bekannt, sind:

- *Selektive Östrogenrezeptormodulatoren (SERM) oder Östrogenblocker:* Wie der Name schon sagt, ist es die Aufgabe dieser Substanzen, die Östrogenrezeptoren in Krebszellen zu blockieren. Sie funktionieren wie ein abgebrochener Schlüssel in einem Schloss. Indem sie an die Rezeptoren (das Schloss) andocken, verhindern sie, dass der eigentliche Schlüssel (Östrogen) hineinpasst. Auf diese Weise halten sie den Tumor auf. Das hier am häufigsten angewandte Medikament ist Tamoxifen.
- *Aromatasehemmer:* Diese Medikamente verhindern die Östrogenproduktion im ganzen Körper, indem sie Aromatase deaktivieren, das Enzym, das notwendig ist für die Produktion von Östrogen. Aromatasehemmer können steroidal sein, wie Exemestan, oder nicht-steroidal, wie Anastrozol und Letrozol. Ohne zu sehr ins Detail zu gehen, bezieht sich diese Unterscheidung auf die unterschiedlichen Wege, wie diese Medikamente das Enzym außer Gefecht setzen.

Diese Therapien können buchstäblich Leben retten, häufig können sie die Krankheit sogar vollständig heilen, in anderen Fällen verlängern sie zumindest das Leben von Millionen von Frauen. Sie beeinflussen jedoch die Aktivität und Produktion von Östrogen nicht nur im Brustgewebe, sondern auch in anderen Bereichen des Körpers. Das heißt für uns: Sie können sich auf die Eierstöcke auswirken und den Eisprung und die Menstruation verhindern. Das kann eine vorübergehende oder dauerhafte Nebenwirkung sein. In letzterem Fall beginnt damit die Menopause, egal in welchem Alter eine Frau ist.

Diese Medikamente können auch ihre typischen Symptome beschleunigen. Beispielsweise leiden etwa 40 Prozent der Frauen, die das östrogenblockierende Tamoxifen einnehmen, unter Hitzewallungen.[3] Auch andere neurologische Symptome treten häufig auf, darunter Brain Fog und Veränderungen der Stimmung und des Erinnerungsvermögens, die manchmal als »Chemobrain« bezeichnet werden. Diese Symptome können so schwerwiegend sein, dass sich Krebspatientinnen fragen, ob sie die Vorboten einer Frühdemenz erleben. Wie Ihnen vielleicht aufgefallen ist, ist die Sorge um die eigenen verringerten kognitiven Fähigkeiten ein wiederkehrendes Thema in diesem Buch – eines, mit dem wir uns ernsthaft auseinandersetzen müssen.

2018 schrieb ich einen Kommentar für die *New York Times* über die Beziehung zwischen der Menopause und Alzheimer. Meine Absicht war es, die Aufmerksamkeit auf diesen entscheidenden Übergang im Leben als bedeutendes, aber häufig übersehendes Element der neurologischen Gesundheit einer Frau zu richten. Ich hatte mit einigen starken Reaktionen aus verschiedenen Interessengruppen gerechnet, nicht aber mit den vielen E-Mails von Brustkrebspatientinnen. Da ich die Verbindung zwischen Östrogenmangel und einem potenziell erhöhten Alzheimerrisiko hervorgehoben hatte, melden sich noch heute viele Betroffene mit der Sorge, dass ihre Krebsmedikamente ihrem Gehirn schaden könnten.

Als ich damals den Kommentar schrieb, existierten noch nicht genügend Daten, um diese drängenden Fragen zu beantworten. Zum Glück ist in den vergangenen Jahren das Bewusstsein für die Bedeutung von Östrogen für die neurologische Gesundheit gewachsen. Dazu hat sicher beigetragen, dass mehr und mehr Frauen genaue Informationen zu diesem wichtigen Zusammenhang und sämtlichen seiner möglichen Auswirkungen verlangt haben. All das hat nicht nur neues Interesse an diesem Thema geweckt, sondern auch zu mehr Forschung geführt, die sich darauf konzentriert, die Wirkung der Antihormontherapie auf die kognitive Gesundheit von Krebspatientinnen zu evaluieren – sowie zu hitzigen Debatten um die mögliche Rolle der Hormonersatztherapie. Was wir darüber wissen, werde ich in diesem Kapitel darlegen.

EIERSTOCKKREBS (OVARIALKARZINOM)

Zuvor müssen wir jedoch auch auf Eierstockkrebs eingehen. Diese Krebsform tritt häufig gemeinsam mit Brustkrebs auf, was teilweise an der häufig übersehenen hormonellen Verbindung zwischen Brüsten und Eierstöcken liegt. Genau wie bei Brustkrebs steigt auch die Gefahr für ein Ovarialkarzinom mit dem Alter und ist nach der Menopause besonders groß. Zwischen Brüsten und Eierstöcken besteht zudem eine genetische Verknüpfung. Einige Genmutationen erhöhen das Risiko für beide Krebsarten, und machen bei Erkrankung mit einer Krebsart das Auftreten der anderen wahrscheinlicher.[4]

Üblicherweise beinhaltet die Behandlung eines Ovarialkarzinoms auch eine Kombination aus Chemotherapie und Operation, wobei eine Oophorektomie als First-Line-Treatment gilt. Eine Oophorektomie kann auf zwei Arten durchgeführt werden: einseitig (nur ein Eierstock wird entfernt) oder beidseitig (beide Eierstöcke werden entfernt). Werden zugleich die Eileiter entnommen, bezeichnet man den Eingriff als bilaterale Salpingo-Oophorektomie. Dieses Verfahren ist erwiesenermaßen günstig, wenn ein Verdacht auf ein Ovarialkarzinom besteht oder eines diagnostiziert wurde.[5] Es wird auch bei Patientinnen mit einer relevanten familiären Vorgeschichte oder einer nachgewiesenen genetischen Neigung zu Eierstockkrebs empfohlen, also wenn sie spezifische BRCA-Genmutationen aufweisen, sowie Frauen, die vom Lynch-Syndrom oder dem Peutz-Jeghers-Syndrom betroffen sind.[6] Es gibt jedoch zunehmend Belege dafür, dass Eierstockkrebs tatsächlich in den Eileitern entsteht. Deshalb kann es sinnvoll sein, als Präventivmaßnahme bei manchen Frauen die Eileiter ohne die Eierstöcke zu entfernen, um das Risiko zu senken.

Ein Nachteil der Operation ist, dass sie die Menopause einleitet. Das kann in Kombination mit einer Chemotherapie eine besonders komplexe körperliche und geistige Gemengelage schaffen. Es ist wichtig, sich das klarzumachen, da Patientinnen nicht immer ein genaues Bild der möglichen langfristigen Folgen dieser Behandlungen vermittelt bekommen. Das gilt auch für die Schritte, die unternommen werden können, um den eventuell auftretenden Symptomen zu begegnen.

DAS CHEMOBRAIN EXISTIERT WIRKLICH

Viele Krebspatient*innen leiden vor, während und nach ihrer Krebsbehandlung unter einer Bewusstseinstrübung, oder sie fürchten sich davor. Leider ist das sogenannte Chemobrain ein weiteres Paradebeispiel dafür, wie die Sorgen von Frauen um ihre kognitive und physische Gesundheit von der Medizin ignoriert wurden. Trotz allem, was Krebspatientinnen seit *Jahrzehnten* sagen, wurden die Symptome bis vor Kurzem auf die Erkrankung und ihre Behandlung geschoben. Die Überzeugung der Patientinnen, dass ihre Symptome – Erschöpfung, Depression, Angststörungen und Stress – nichts mit dem Krebs zu tun hatten, wurde nicht ernst genommen – entweder, weil Ärzte und Ärztinnen nicht glaubten, dass sich die Krebstherapie negativ auf das Gehirn auswirken könnte, oder weil sie nicht dafür ausgebildet waren, diese spezielle Problematik zu behandeln. Leider stoßen nach wie vor viele Patientinnen auf genau diese Hürden.

Falls Sie oder eine Person, die Sie kennen, dieselben Erfahrungen gemacht hat, kann ich Ihnen versichern: Sie bilden sich diese Symptome nicht ein. *Das Chemobrain existiert wirklich.* Es ist ein *begründetes, diagnostizierbares Leiden*, das zunehmend anerkannt wird und Aufmerksamkeit erhält.

Ein Hauptgrund für die vermehrte Akzeptanz des Chemobrains als Erkrankung sind die besseren Darstellungsmöglichkeiten des

Gehirns. In einigen Bildgebungsstudien wurde festgestellt, dass das Chemobrain mit messbaren Veränderungen der weißen Substanz im Gehirn assoziiert ist, besonders der Faserbahnen, die den Hippocampus und den präfrontalen Kortex miteinander verbinden.[7] Wie Sie wissen, sind diese Bereiche des Gehirns wesentlich an unserem Gedächtnis und höheren kognitiven Funktionen beteiligt. Auch andere Teile des Gehirns, die für unsere kognitiven Funktionen zuständig sind, können nach einer Chemotherapie bezüglich Vernetzung und Aktivität beeinträchtigt sein.[8] Diese Beobachtungen haben erheblich zu einer Veränderung darin beigetragen, wie wir über dieses Thema nachdenken, gerade weil sie die direkten Auswirkungen bestimmter Krebstherapien auf das Gehirn deutlich gemacht haben und damit die Berichte von Patientinnen, die am Chemobrain leiden, gestützt haben.

Heute wird das Chemobrain in der Medizin als kognitive Störung aufgrund einer Krebsbehandlung beziehungsweise als krebsbedingte kognitive Störung nach der Chemotherapie bezeichnet. Ich bin kein Fan des Begriffs *Störung* – auf die Gründe gehe ich gleich ein –, doch wie dem auch sei: Ganze 75 Prozent der Krebspatientinnen berichten davon.[9] Es wird häufig als Schwierigkeit, Informationen zu verarbeiten, beschrieben und als Eindruck, man könne nicht so schnell und klar denken wie vor der Krebserkrankung oder -therapie. Alltägliche Tätigkeiten erfordern mehr Konzentration, Zeit und Mühe. Wie Ihnen vielleicht aufgefallen ist, unterscheidet sich das nicht allzu sehr von dem Brain Fog, den viele Frauen in der Menopause erleben. Hier einige Beispiele der möglichen Symptome von Patientinnen mit Chemobrain:

- Probleme mit dem Kurzzeitgedächtnis; Vergessen von Details wie Namen, Daten und manchmal Ereignissen; Vergessen von Dingen, an die Sie sich normalerweise ohne Schwierigkeiten erinnern (Gedächtnislücken); Durcheinanderbringen von Daten und Terminen

- Mühe, sich zu konzentrieren; reduzierter Fokus; kürzere Aufmerksamkeitsspanne
- das Gefühl, geistig langsamer als sonst zu sein; länger dafür zu brauchen, Dinge abzuschließen; das Gefühl, unorganisiert zu sein, langsamer zu denken und Informationen zu verarbeiten
- Schwierigkeiten, Neues zu lernen
- Schwierigkeiten mit dem Multitasking
- Suchen nach den richtigen Worten oder Ausdrücken, zum Beispiel, um einen Satz zu Ende zu bringen
- Mühe, einem Gespräch zu folgen oder eines zu beginnen
- Mühe, sich zu orientieren
- sich träge, müde oder energielos fühlen
- sich ungeschickt fühlen, als würde mit den motorischen Fähigkeiten etwas nicht stimmen

Was steckt hinter dem Chemobrain? Selbst wenn wir von einem *Chemo*brain sprechen, muss das nicht bedeuten, dass die Gründe dafür ausschließlich in der Chemotherapie liegen. Es kann durch die Chemotherapie, aber auch durch den Krebs selbst verursacht werden, oder durch sekundäre Leiden wie Blutarmut. Es wird zwar am häufigsten mit Chemotherapie in Verbindung gebracht, doch auch Behandlungen wie eine zusätzliche Antihormontherapie, Bestrahlung oder Operation können es auslösen – nicht zu vergessen die möglichen Entzündungen aufgrund dieser Therapien. Mit anderen Worten, auch ohne Chemotherapie können Krebspatientinnen unter einem Chemobrain leiden.

Kognitive Probleme vor, während und nach der Behandlung kann jede bekommen. Egal wie lang der Chemobrain-Zustand anhält, er stört die Lebensqualität und wirkt sich negativ auf die Leistungsfähigkeit bei der Arbeit und im Alltag aus. Normalerweise ist das Chemobrain eine kurzfristige Angelegenheit und die kognitiven Funktionen verbessern sich nach Therapieende wieder. Meistens verschwindet der Eindruck von Nebel im Kopf sechs bis zwölf Monate nachdem der Krebs erfolgreich behandelt wurde. In manchen Fällen jedoch können die Symptome noch weitere Monate oder gar Jahre nach dem Ende der Behandlung bestehen bleiben. Diese langfristigen kognitiven Schwierigkeiten müssen anerkannt und in Angriff genommen werden.

Selbstverständlich will ich damit nicht sagen, dass Patientinnen die Therapie ablehnen oder vermeiden sollen. Ganz und gar nicht. Ich gebe diese Informationen hier wieder, weil es wichtig ist zu wissen, was diese Verfahren mit sich bringen, sowohl im Hinblick auf den ganzen Körper als auch auf das Gehirn. Mein Ziel ist nicht, Leben zu gefährden und von Krebstherapien abzuraten, sondern die Aufmerksamkeit auf diese größtenteils zu wenig untersuchten Probleme zu lenken.

Ist das Chemobrain ein Anzeichen für Demenz?

Aufgrund der Tatsache, dass Östrogenblocker und Aromatasehemmer die Östrogenfunktion unterdrücken, gibt es Bedenken wegen eines möglichen Demenzrisikos. Das tatsächlich festzustellen ist so kompliziert, weil eine Antihormontherapie mit oder ohne Chemotherapie durchgeführt werden kann, die Wirkungen beider Behandlungsformen aber nur schwer auseinanderzuhalten sind. Dennoch haben mehrere Studien gezeigt, dass vor allem die Chemotherapie schuld an Brain Fog und Gedächtnislücken ist. Die Auswirkungen der Antihormontherapie sind variabler und abhängig von mehreren Faktoren, besonders dem Alter der Patientin und der Art der Therapie.[10] Tamoxifen beispielsweise, der häufigste Östrogenblocker, der üblicherweise Frauen verschrieben wird, die sich noch nicht in der Menopause befinden, kann eine negative Wirkung auf das Gedächtnis und die Sprachproduktion haben.[11] Selbstverständlich kann der Brain Fog bei einer Frau, die sowohl eine Chemotherapie als auch Tamoxifen erhält, schlimmer sein, als bei nur einer der beiden Therapieformen. Andererseits scheinen Aromatasehemmer zumindest bei Frauen in der Postmenopause keinen eindeutig negativen Effekt auf die kognitive Leistung zu haben.[12]

Insbesondere im Hinblick auf Alzheimer haben einige Studien – trotz nach wie vor großem Forschungsbedarf – gezeigt, dass das Demenzrisiko bei Patientinnen, die mit Tamoxifen behandelt wurden, nicht erhöht ist, verglichen mit Patientinnen, die andere Therapien erhalten haben.[13] Wie kann das sein? Tamoxifen blockiert zwar Östrogenrezeptoren im Brustgewebe, aber es hat eine neutrale oder positive Wirkung in anderen Bereichen des Körpers. Es ist daher denkbar, dass das Medikament nach vorübergehenden negativen Auswirkungen auf die kognitive Leistung milde oder gar keine langfristigen Folgen hat. Was Aromatasehemmer angeht, gibt es einige Unterschiede zwischen steroidalen und nicht-steroidalen Präparaten. Exemestan, ein steroidaler Aromatasehemmer, ist mit einem möglicherweise niedrigeren Demenzrisiko verknüpft als die nicht-steroidalen Medikamente Anastrozol und Letrozol.[14] Es ist dringend weitere Forschung nötig, um diese Ergebnisse zu bestätigen, doch bereits in Gesprächen mit Ärztinnen oder Ärzten sowohl über den Krebs als auch über die neurologische Gesundheit der Patientin kann diese Information helfen. Ich persönlich bin für einen ganzheitlicheren Ansatz in der Krebstherapie, der neben Onkologinnen und Chirurgen auch Gehirnspezialistinnen einbezieht. Immer wenn echte Sorgen um kognitive Beeinträchtigungen oder Demenz bestehen oder wenn Patientinnen sechs oder zwölf Monate nach Abschluss der Therapie noch mit starken kognitiven Problemen und der Reintegration kämpfen, kann eine gründliche neurologische Begutachtung mit Gehirnscans und neuropsychologischen Tests einen gewaltigen Unterschied machen.

Genauso wichtig ist mir jedoch klarzustellen, dass das Chemobrain und ein subjektives Nachlassen der kognitiven Fähigkeiten nicht notwendigerweise eine kognitive Störung darstellen, egal, welche Worte Ihr Arzt oder Ihre Ärztin dafür verwenden. Es stimmt, dass die kognitive Leistung vieler Krebspatientinnen während oder nach der Therapie abnehmen kann, doch diese Veränderungen sind selten so schwer, dass man sie als »Störung« bezeichnen kann – geschweige denn, dass sie den tatsächlichen Kriterien für eine kognitive Störung oder Demenz entsprechen würden. Leider erkennen viele medizinische Fachleute diesen wichtigen Unterschied nicht und verwenden den Begriff »Störung«, egal ob es sich um eine messbare oder bloß eine subjektiv empfundene Beeinträchtigung handelt. Wir müssen sorgfältiger auf unsere Wortwahl achten. Patientinnen zu sagen, sie hätten eine kognitive Störung, obwohl das gar nicht zutrifft, kann sich ungünstig auf deren Lebensqualität auswirken, Stress und Ängste verstärken und ihr Selbstwertgefühl schwächen. Um es ganz klar und deutlich zu sagen: An einem Chemobrain zu leiden ist *nicht dasselbe, wie eine Demenz zu entwickeln.* So herausfordernd und beängstigend die Symptome auch sein können, unsere starken Gehirne haben die Fähigkeit, diesen Leistungsknick zu überstehen und sich wieder zu erholen. In Fällen, in denen die Genesung nicht so leicht vonstattengeht, kann es hilfreich sein, sich Unterstützung und Rat von einer Person einzuholen, die sich mit dem Gehirn auskennt. Falls Sie ernsthafte Sorgen haben, Sie könnten eine Demenz entwickeln, besonders, wenn die Chemobrain-Symptome nicht verschwinden oder Sie eine familiäre Vorgeschichte mit Demenz haben, empfehle ich, sich an eine Neurologin oder einen Gerontologen zu wenden. Durch gezielte Untersuchungen, unter anderem Bluttests, kognitive Tests und spezielle Gehirnscans, können diese Expert*innen Sie bezüglich der besten Vorgehensweise beraten.

Behandlung des Chemobrains

Falls Sie unter dem Chemobrain leiden und die Symptome Sie im Alltag beeinträchtigen, fragen Sie Ihren Arzt oder Ihre Ärztin, ob Sie nicht Unterstützung von Spezialist*innen wie einer Psychologin oder einem Psychotherapeuten, einer Neuropsychologin, einem

Logopäden, einer Ergotherapeutin oder einem Arbeitstherapeuten erhalten könnten. Diese Fachleute können Sie untersuchen und Methoden für den Umgang mit auftretenden Problemen empfehlen. Allgemein sind folgende Dinge hilfreich:

- Kognitive Rehabilitation mit Aktivitäten zur Verbesserung der Hirnfunktion – zum Beispiel zu erfahren, wie das Gehirn funktioniert und Möglichkeiten kennenzulernen, neue Informationen aufzunehmen und neue Tätigkeiten auszuführen; bestimmte Tätigkeiten immer wieder zu wiederholen, deren Schwierigkeitsgrad sich mit der Zeit erhöht; und Hilfsmittel wie Terminkalender und Notizbücher zu verwenden, um organisiert zu bleiben.
- Sport, oder allgemein körperliche Aktivität, ist gut für Ihren Körper und Ihr Gehirn – und er verbessert Ihre Stimmung, sie fühlen sich munterer und weniger abgeschlagen.
- Meditation kann Ihre Konzentration und Achtsamkeit verbessern und zugleich Stress reduzieren.
- Erholung und Schlaf können Ihrem Körper helfen, sich anzupassen und gesund zu werden.
- Vermeiden Sie Alkohol, Koffein und andere Stimulanzien, die Ihren geistigen Zustand und Ihr Schlafverhalten verändern.
- Holen Sie sich Hilfe. Erzählen Sie Familienmitgliedern, Freund*innen und dem medizinischen Team, das sich während Ihrer Erkrankung um Sie kümmert, von Ihren Schwierigkeiten. Ihre Unterstützung und ihr Verständnis können Ihnen helfen loszulassen und es Ihnen erleichtern, sich auf Ihre Genesung zu konzentrieren.

ICH HATTE / HABE BRUSTKREBS ODER EIERSTOCKKREBS: KANN ICH EINE HORMONTHERAPIE MACHEN?

Während die oben beschriebenen medizinischen Verfahren etabliert sind, wird die Rolle der Hormontherapie in der Behandlung des Chemobrains und der langfristigen Auswirkungen der induzierten Menopause bei Krebspatientinnen heiß diskutiert. Die meisten Expert*innen sind der Ansicht, dass für die Behandlung von Wechseljahresbeschwerden bei Frauen nach einer Erkrankung mit Brustkrebs oder Eierstockkrebs als Erstes hormonfreie Therapien zum Einsatz kommen sollten. Wir sind in Kapitel 10 auf hormonfreie Therapieformen eingegangen und werden in Teil 4 Möglichkeiten besprechen, den Lebensstil zu verändern.

Was die HET angeht, besteht Fachgesellschaften zufolge ein Mangel an Daten über die Sicherheit der Anwendung einer systemischen (oralen oder transdermalen) Hormontherapie.[15] Dennoch kann Patientinnen mit schweren Wechseljahresbeschwerden eine Hormonersatztherapie angeboten werden (der North American Menopause Society und der deutschen Leitlinie[16] zufolge »in Ausnahmefällen«), wenn Veränderungen des Lebensstils und hormonfreie Optionen keine Linderung erbringen.[17] Außerdem kann, »basierend auf den zahlreichen Vorteilen der Östrogentherapie bei einer frühen Menopause« eine HET »in Erwägung gezogen werden bei Frauen in der Prämenopause, die sich einer Oophorektomie zur vollständigen Entfernung des Tumors unterziehen müssen«.[18] Zur Erinnerung: Für die große Mehrheit von Frauen sind niedrig dosiertes, vaginal appliziertes Östradiol und DHEA (ein Hormon, das der Körper in Östrogen und Testosteron umwandeln kann) ungefährlich und effektiv für die Behandlung von Symptomen wie Scheidentrockenheit und urogenitalen Beschwerden, ohne nachweisbare Zunahme des Östrogens im Blut.[19]

All dies unterstreicht vor allem, dass Sie umfassend und ausgehend von Ihrer individuellen Situation mit Ihren Ärztinnen und Ärzten sprechen müssen, um informierte Entscheidungen fällen zu können. Dabei sollten Sie sowohl Ihre Gesundheit als auch die Symptombehandlung im Blick haben – und Ihre eigene Risikotoleranz. Diese Gespräche werden es Ihnen ermöglichen, einen Weg durch den mitunter verwirrenden Dschungel der Therapien zu finden und diese an Ihre spezifischen Bedürfnisse anzupassen. Ich freue mich darauf, wenn zusätzlich eine neue Generation von Östrogenen für das Gehirn, SERM, zur Verfügung steht. Wie im vorherigen Kapitel erklärt, können SERM selektiv für eine Östrogenaufnahme im Gehirn sorgen und zugleich eine neutrale oder sogar schützende Wirkung auf die Fortpflanzungsorgane haben.[20] Es besteht die Hoffnung, dass diese Art der Therapie nach der vollständigen Testung für alle Frauen sicher sein wird – auch für Krebspatientinnen.

Was, wenn ich eine familiäre Vorgeschichte mit Brustkrebs oder Eierstockkrebs habe?

2013 verriet Angelina Jolie, dass sie eine Genmutation hat, die mit einem hohen Risiko für Brustkrebs und Eierstockkrebs verbunden ist. Das betroffene Gen ist BRCA-1. Seine Mutationen sind für etwa 12 Prozent aller Brustkrebserkrankungen und 10 bis 15 Prozent aller Ovarialkarzinome verantwortlich. Obwohl sie keine Krebserkrankung hatte, entschied Angelina Jolie, sich vorsichtshalber die Brüste und Eierstöcke entfernen zu lassen. Damit senkte sie ihr Risiko, an einer der beiden Krebsarten zu erkranken, wieder auf Normalniveau. Diese Entscheidung traf bei vielen Frauen rund um die Welt einen Nerv. Ihre Geschichte machte einen derart großen Eindruck, dass wahrscheinlich zahlreiche Frauen bei ihrer gynäkologischen Praxis anriefen und einen Termin für eine genetische Beratung und eine Brustkrebsuntersuchung ausmachten – um Fragen über das weitere Vorgehen zu stellen. Falls Sie einmal an diesem Punkt waren, wissen Sie Bescheid.

Ist eine HET sicher, wenn man Ihnen die Eierstöcke entfernt und Sie so in eine vorzeitige Menopause katapultiert? Gilt die Empfehlung, sobald wie möglich nach einer Oophorektomie mit einer HET zu beginnen, auch für Frauen mit Genmutationen oder einer Familiengeschichte, in der Brustkrebs vorkam, oder beidem? Eine Hormontherapie ist tatsächlich eine Option. Mehrere Studien deuten darauf hin, dass eine HET für Frauen geeignet ist, die genetische Mutationen oder eine familiäre Vorgeschichte mit Brustkrebs haben, *selbst* aber nicht erkrankt sind.[21] Dasselbe gilt für Frauen mit einer Genmutation, die sich für eine präventive Operation entscheiden.[22] Falls Sie oder eine Frau, die Sie kennen, in dieser Situation ist, hilft es vielleicht zu wissen, dass eine HET durchaus eine Lösung sein kann. Gleichermaßen sollten hormonfreie Therapien und Anpassungen des Lebensstils in Erwägung gezogen werden, da auch sie eine nicht unerhebliche Rolle bei der Behandlung von Wechseljahresbeschwerden und der Unterstützung der Gehirngesundheit spielen. Letztendlich sollte die Entscheidung auf einer ausführlichen Analyse individueller Umstände und im Gespräch einer jeden Patientin mit ihren Ärztinnen und Ärzten beruhen.

GEMEINSAM DIE ANGST ÜBERWINDEN

In meinem Beruf werde ich häufig daran erinnert, wie glücklich ich mich nicht nur im Hinblick auf meine Gesundheit schätzen kann, sondern auch wegen meiner Krankenversicherung und weil ich Zugang zu Krankenhäusern habe – ganz zu schweigen von meiner Ausbildung, die mir ermöglicht, die richtigen Fragen zu stellen, die häufig schwer zu verstehenden, unklaren Informationen zu sortieren und für mich und meine Familie informierte Entscheidungen zu treffen.

Ich möchte heute mein Privileg zum Wohl aller Frauen in meinem Umkreis nutzen. Mir ist überaus bewusst, dass sich woanders auf der Welt, vielleicht auch im Zimmer nebenan, eine Frau wie ich befindet, mit ähnlichen Fähigkeiten und einer ebenso großen Liebe zu ihrer Familie, die jedoch auf das Ergebnis einer Krebsuntersuchung wartet, auf Informationen darüber, ob sie operiert werden muss oder ob ihre Erkrankung nicht mehr heilbar ist. Vielleicht macht sie sich Sorgen darüber, ob sie sich den Arztbesuch überhaupt leisten kann oder ob sie ihren Job verliert, weil sie deswegen nicht zur Arbeit erscheinen kann – oder sie fragt sich, ob sie lang genug leben wird, um ihre Kinder aufwachsen zu sehen.

In den USA und auch in Deutschland bekommt eine von acht Frauen Brustkrebs. Aufgrund des Tumors wird bei vielen eine Hysterektomie oder Oophorektomie durchgeführt und sie kommen gegebenenfalls in die induzierte Menopause. Ich bin der festen Überzeugung, dass Frauen, die irgendeine dieser Erfahrungen gemacht haben, echte Kämpferinnen sind. Sie haben eine andere Perspektive auf das Leben, einen anderen Blick. Sie sind auf eine tiefgehende Weise mit ihrer eigenen Menschlichkeit konfrontiert worden. Sie haben sich der Gefahr gestellt, dem Stigma, der Angst und dem Wahnsinn des medizinischen Establishments, das häufig so wenig Unterstützung für Frauen in der Menopause bietet und erst recht nicht für Frauen, die eine Krebserkrankung überstanden haben. Viele von Ihnen hatten diese gefürchtete Krankheit vielleicht schon und können ihre Weisheit mit uns teilen. Ich für meinen Teil werde mein Bestes geben, um mit meiner Zeit, meinem Wissen und meiner Stimme die Geschichten und Erfahrungen aller Frauen zu bekräftigen und zu bestätigen und sicherzugehen, dass keine davon in dem Lärm der öffentlichen Erzählung untergeht, in der diese Realitäten nicht abgebildet sind. Zu diesem Zweck habe ich ein ganzes klinisches Forschungsprogramm ins Leben gerufen, das der Frauengesundheit gewidmet ist, und ich hoffe, dass dieses Buch noch mehr Frauen hilft, sich dieser Herausforderungen bewusst zu werden und von möglichen Lösungen zu erfahren. In vielen anderen regt sich hoffentlich Mitgefühl oder vielleicht sogar ein Pflichtgefühl gegenüber jenen, die weniger Glück haben und Unterstützung benötigen.

Letztendlich ist das Ziel natürlich: bessere Lösungen und eine bessere Gesundheitsversorgung für alle. Bislang haben wir uns die Risiken und Vorteile hormoneller Therapien bei einer Krebserkrankung, die Dos und Don'ts einer Hormonersatztherapie und die realistischen Alternativen in Form von hormonfreien Medikamenten angeschaut. Zusätzlich werden wir in Teil 4 einige Möglichkeiten durchgehen, die Krebspatientinnen haben, um während ihrer Genesung ihre mentale und körperliche Gesundheit zu schützen. Dazu gehören nicht nur Hormone oder Medikamente, sondern auch eine der neurologischen Gesundheit zuträgliche Optimierung des Lebensstils und der Umgebung. Eine ganz kurze Vorschau: Nachweislich hilfreich sind unter anderem Veränderungen, den Lebensstil und gewohnte Verhaltensweisen betreffend, wie etwa Nahrungsergänzungsmittel in den Ernährungsplan einzubauen, bestimmte Sportprogramme, kognitive Verhaltenstherapie, Hypnose und Entspannungstechniken. Vergessen Sie nicht: In Ihren alltäglichen Entscheidungen steckt Kraft. Das ist ein wichtiger Gedanke, von dem ich hoffe, dass Sie ihn sich zu Herzen nehmen.

12

GESCHLECHTSANGLEICHENDE HORMONTHERAPIE

BIOLOGISCHES UND SOZIALES GESCHLECHT

In den vorausgegangenen Kapiteln haben wir den Begriff *Frau* verwendet, um über Menschen zu sprechen, die mit zwei X-Chromosomen und Fortpflanzungsmerkmalen wie Brüsten und Eierstöcken auf die Welt gekommen sind, also cis Frauen. Diese Kombination galt lange als die biologische Definition des weiblichen Geschlechts. Das binäre Konzept von weiblich und männlich, XX oder XY, ist tief in unserer Gesellschaft verwurzelt, doch unser Verständnis des sozialen Geschlechts hat sich mit der Zeit weiterentwickelt. In der Medizin erkennen wir an, dass ein weibliches Fortpflanzungssystem nicht die soziale Identität einer Person diktiert. Nicht alle Menschen identifizieren sich mit dem Geschlecht, mit dem sie geboren wurden, und ordnen sich stattdessen auf einem Spektrum ein. Das hat die LGBTQ-Gemeinde in den vergangenen Jahrzehnten zu LGBTQIA+ anwachsen lassen (lesbisch, schwul, bisexuell, trans*, queer oder questioning – das eigene biologische Geschlecht oder die sexuelle Identität in Frage stellend –, intergeschlechtlich und asexuell).

Für trans* Personen und Intergeschlechtliche ist es häufig eine enorme Herausforderung, eine angemessene medizinische Versorgung zu erhalten.[1] Insbesondere mit der von trans* Personen kennen sich viele Menschen nicht genügend aus, sodass bis zu 50 Prozent der Betroffenen Ihre Ärzt*innen erst darüber informieren müssen, was sie wirklich brauchen.[2] Kommen nun zusätzlich Hormone ins Spiel, wird das Bild noch komplexer. Praxen und Kliniken, die auf geschlechtsangleichende Therapie spezialisiert sind, wozu hormonelle Behandlungen und chirurgische Eingriffe gehören, konzentrieren sich in der Regel also auf den *Körper*. Nur wenige sind darauf ausgerichtet, sich auch um das kognitive und psychische Wohlbefinden ihrer Patient*innen zu kümmern.

Bei unserer Betrachtung der gesundheitlichen Wirkung von Hormonen auf das Gehirn wollen wir nun auf die Erfahrungen von trans* Personen eingehen, die im Rahmen ihrer geschlechtsangleichenden Therapie Hormone nehmen. In diesem Kapitel liegt der Fokus besonders auf trans* Männern mit weiblichem Geburtsgeschlecht, bei denen nach der Transition zu einem männlichen oder maskulinen Gender möglicherweise, ohne dass es ihnen bewusst ist, neurologische Veränderungen auftreten können, die aufgrund geschlechtsangleichender Maßnahmen oder hormonellen Umwälzungen, die denen der Menopause ähneln, auftreten. Dieser neurologische und körperliche Wandel wurde viel weniger erforscht und verstanden als die hormonellen Umstellungen bei cis Frauen, sodass es besonders schwierig ist, zuverlässige Informationen zu diesem Thema zu finden. Wir werden auch auf trans* Frauen eingehen, die mit einem männlichen Geschlecht geboren wurden und die Transition zu einem weiblichen oder femininen Gender vorgenommen haben, da sie vor ähnlichen Herausforderungen stehen können.

Ich bin keine Psychologin oder Soziologin und muss daher auf andere Profis verweisen, was die emotionalen und gesellschaftlichen Aspekte der Transition angeht. Mir ist jedoch wichtig zu verstehen, wie sich die neue hormonelle Lage auf die Gesundheit und das kognitive Wohlbefinden der betreffenden Menschen auswirken können. Abgesehen davon, dass mir daran gelegen ist, dieses Buch so inklusiv wie möglich zu gestalten, gibt es einen weiteren Grund, warum es wichtig ist, darüber zu sprechen, inwieweit die geschlechtsangleichende Therapie das Gehirn betreffen kann: Die Behandlung der Wahl für trans* Männer ist häufig Testosteron in Kombination mit östrogenunterdrückenden Mitteln, was bewirken kann, dass es zur Menopause oder einigen ihrer Symptome kommt. Genauere Kenntnisse der Wirkung dieser Behandlungen unterstützen nicht nur den Fortschritt in der Gesundheitsfürsorge für trans* Personen, sondern tragen auch dazu bei, dass die diversen Erfahrungen aller Menschen, die diese hormonelle Umbruchsphase erleben, besser verstanden werden.

GESCHLECHTSIDENTITÄT: EINE EINFÜHRUNG

Manche Menschen sind sich nicht sicher, was eine trans* Identität ausmacht und was nicht. Andere verwechseln sie vielleicht mit der Homosexualität. Fangen wir doch da an: Man unterscheidet zwischen sexueller Orientierung und sexueller Identität. Sexuelle Orientierung bezieht sich darauf, von wem man sich angezogen fühlt. Bei der sexuellen Identität geht es darum, wer man selbst dem eigenen Gefühl nach *ist*. Sexuelle Orientierung und sexuelle Identität hängen nicht zwangsläufig zusammen.

Steigen wir etwas tiefer ein. Cis Frauen identifizieren sich mit dem Geschlecht, das sie bei der Geburt bekommen haben. Sie sind mit einem als weiblich betrachteten Fortpflanzungssystem zur Welt gekommen und fühlen sich mit ihren Genitalien und der damit assoziierten sexuellen Identität wohl. Dasselbe gilt für cis Männer, die mit als männlich geltenden Genitalien geboren wurden und deren Selbstwahrnehmung mit der entsprechenden maskulinen Identität übereinstimmt. Trans* Personen dagegen identifizieren sich mit einem sozialen Geschlecht, das nicht ihrem biologischen entspricht. In der medizinischen Fachsprache wird die Inkongruenz zwischen dem persönlichen Empfinden der Genderidentität und dem Geburtsgeschlecht oder der zugeschriebenen sozialen Rolle als *Gender-*

dysphorie, Geschlechtsdysphorie oder *Geschlechtsinkongruenz* bezeichnet.[3] Genderdysphorie umfasst nicht nur die körperlichen Aspekte. Trans* Personen können eine körperliche und/oder eine soziale Inkongruenz verspüren und eine der beiden kann stärker ausgeprägt sein als die andere. Das Unwohlsein, weil man in einem Körper lebt, der sich nicht wie der eigene anfühlt oder nicht der eigenen Identität entspricht, kann beträchtliches psychisches Leid verursachen und das Risiko für Stress, Ängste und Depressionen erhöhen.[4]

Geschlechtsangleichende Therapie

Für trans* Personen gibt es verschiedene Formen der Geschlechtsangleichung, darunter die soziale (beispielsweise eine Änderung des Namens oder der Pronomen), die rechtliche (wie etwa die Eintragung eines anderen Geschlechts in offiziellen Dokumenten) oder die medizinische (unter anderem durch Pubertätsblocker, Gesichtsoperation, Brustvergrößerung oder Mastektomie). Nicht alle trans* Menschen wollen eine Geschlechtsveränderung auf jedem dieser Gebiete. Dies sind sehr persönliche und individuelle Entscheidungen.

In diesem Kapitel konzentriere ich mich auf die medizinische geschlechtsangleichende Therapie, oder eine Behandlung mit Cross-Sex-Hormonen (CSH), die trans* und geschlechtlich non-binäre Personen zunehmend anwenden, um den Übergang in die Pubertät zu verhindern oder ihre sexuelle Identität nach der Pubertät anzupassen. Die medizinische Geschlechtsangleichung beinhaltet also eine Transition mithilfe von Hormonen und in manchen Fällen Operationen. Im Allgemeinen ist das Ziel, die körperlichen Merkmale des Geburtsgeschlechts einer Person zu reduzieren und zugleich diejenigen der Genderidentität zu verstärken. Eine hormonelle Behandlung findet häufiger statt. Für eine Operation entscheiden sich weniger trans* Personen, sei es aus gesellschaftlichen, medizinischen oder finanziellen Gründen oder schlicht aufgrund von persönlichen Vorlieben. Diese Verfahren und Hilfen ergänzen einander und sind für viele trans* Menschen mit einer besseren Lebensqualität und psychischen Gesundheit verbunden.[5]

Es gibt zwei Hauptarten der medizinischen Geschlechtsanpassung, abhängig von dem angestrebten Geschlecht:

▶ GESCHLECHTSANGLEICHENDE HORMONTHERAPIE FRAU ZU MANN

Diese Form der Hormontherapie wird vor allem von trans* Männern oder Menschen mit anderen maskulinen oder intergeschlechtlichen Genderidentitäten genutzt. Das Ziel ist die Umwandlung der sekundären Geschlechtsmerkmale von weiblich oder androgyn zu männlich, sodass der Körper stärker der männlichen Identität entspricht. Diese Therapie bewirkt in der Regel, dass die Stimme tiefer wird und eine männlichere Körperbehaarung und Verteilung von Muskeln und Fett erreicht werden. Vor der Pubertät begonnen, kann sie zu einem gewissen Grad die Entwicklung von Brüsten und Vulva bremsen. Nach der Pubertät sorgt sie allerdings nicht mehr dafür, dass diese Geschlechtsmerkmale zurückgehen, dies lässt sich dann nur noch durch operative oder andere Eingriffe ändern.

Die tragende Säule der Hormontherapie von Frau zu Mann ist das Testosteron. Hier sind unterschiedliche Darreichungsformen verfügbar, darunter intramuskuläre Injektionen, transdermale Pflaster, Gels, Kügelchen und Tabletten. Mit einer Anti-Östrogentherapie wird die Produktion von Östrogen und Progesteron im Körper unterdrückt. Einige der eingesetzten Medikamente sind die sogenannten GnRH-Antagonisten. Der Begriff *Antagonist* bezieht sich darauf, dass diese Mittel die Freisetzung der Hormone LH und FSH verhindern. Dies wiederum stoppt die Produktion von Östrogen und Progesteron in den Eierstöcken. Einige Östrogen- und Aromatasehemmer wie die im vorherigen Kapitel besprochenen Medikamente zur Krebsbehandlung können ebenfalls eingesetzt werden. Darüber hinaus entscheiden sich manche trans* Männer für die operative

Entfernung der Brüste, der Gebärmutter und/oder der Eierstöcke und danach gegebenenfalls für rekonstruktive Operationen. Diese Veränderungen beeinflussen den Hormonhaushalt von trans* Männern zusätzlich.

Was den Zeitraum angeht: Das zunehmende Haarwachstum, der Verlust von Haupthaar und die Zunahme von Muskelmasse und Kraft treten üblicherweise innerhalb eines Jahres nach Beginn der geschlechtsangleichenden Therapie von Frau zu Mann ein.[6] Der Monatszyklus endet nach zwei bis sechs Monaten. Etwas, das durch die Behandlung nicht unbedingt unterdrückt wird, ist der Eisprung. Die Folge ist, dass Transmänner schwanger werden können (wenn sie nicht verhüten) und dass sie, wenn es an der Zeit ist, in die Menopause kommen. Während also das soziale Geschlecht immer fluider wird, ist unser physiologisches Geschlecht möglicherweise nicht so flexibel. Um es also klar zu sagen: Wird ein Mensch mit Eierstöcken geboren und hat irgendwann in seinem Leben einen Menstruationszyklus, geht er durch die Menopause.

Das bedeutet: Wir haben es hier in gewisser Weise mit einer *doppelten* Transition zu tun – eine zur Geschlechtsangleichung und eine zweite, die zur Menopause führt. Diese Übergänge können ineinandergreifen und sich potenziell gegenseitig verkomplizieren. Bei trans* Männern kann die Menopause irgendwann spontan auftreten oder als Resultat von chirurgischen Eingriffen. Trans* Männer, bei denen eine Oophorektomie (die chirurgische Entfernung der Eierstöcke, gegebenenfalls mit gleichzeitiger Entnahme der Gebärmutter) durchgeführt wird, kommen kurz nach der Operation in die Menopause und haben dieselben Risiken wie cis Frauen bei einer induzierten Menopause. Wie bereits besprochen, kann eine Oophorektomie vor der Menopause die Gefahr erhöhen, im Alter an Herzkrankheiten, Osteoporose, Angststörungen, Depressionen und sogar kognitiven Beeinträchtigungen zu leiden. Leider werden trans* Männer selten angemessen darauf vorbereitet, was die Menopause mit sich bringt, egal ob natürlich oder induziert. Ich hoffe, dass dieses Buch dazu beiträgt, Klarheit darüber zu schaffen, was einen erwartet, und wie sich mögliche Symptome und Nebenwirkungen minimieren lassen.

▶ GESCHLECHTSANGLEICHENDE HORMONTHERAPIE MANN ZU FRAU

Diese Hormontherapie wird üblicherweise von trans* Frauen und anderen transfemininen und intergeschlechtlichen Menschen angewandt, um einen weiblicheren Körper zu bekommen. Die Therapie wird normalerweise mit oralen, transdermalen oder injizierbaren Östrogenpräparaten durchgeführt, häufig zusammen mit GnRH-Analoga. Diese GnRH-Medikamente stimulieren die Produktion von Östrogen und Progesteron (im Gegensatz zu den oben erwähnten GnRH-Antagonisten). Anti-androgene Medikamente können ebenfalls eingesetzt werden, in diesem Fall, um das Testosteron zu reduzieren.

Verändert die geschlechtsangleichende Hormontherapie das Gehirn?

Nachdem wir die beiden Hauptformen der geschlechtsangleichenden Hormontherapie kennengelernt haben, kehren wir nun zu meinem Spezialgebiet zurück: der Gehirngesundheit und der Frage, ob eine solche Behandlung einen merklichen Effekt auf das Gehirn hat.

Es ist wichtig, sich vor Augen zu halten, dass körperfremde Hormone zwar die körpereigene Hormonproduktion dramatisch einschränken, zugleich jedoch den gesamten Körper einschließlich des Gehirns stark beeinflussen. Die Auswirkungen auf das Erscheinungsbild und die Geschlechtsmerkmale sind zwar offensichtlich, doch noch verfügen wir nicht über genügend klinische Forschung dazu, was die geschlechtsangleichende Hormontherapie mit dem Gehirn macht. Die Forschung an trans* Personen steckt noch in den Kinderschuhen, und die Mehrheit der wenigen Studien, die existieren, wurden mit dem Fokus auf trans* Frauen durchgeführt. Es gibt kaum neurologische Studien mit trans* Männern, was erneut die bereits mehrfach erwähnte Stigmatisierung und Marginalisierung von als Frauen geborenen Personen im Gesundheitswesen veranschaulicht. Ein weiteres Problem ist, dass die meisten Studien bisher auf trans* Menschen Anfang zwanzig oder dreißig oder sogar noch jünger beschränkt waren. Lassen Sie uns trotzdem einen Blick auf das werfen, was wir bisher wissen.

Wie zu Beginn dieses Buches besprochen, hat die Forschung an cis Personen gezeigt, dass sich die Gehirne von Männern und Frauen in mancher Hinsicht unterscheiden. Der am häufigsten angeführte Unterschied ist, dass Männergehirne insgesamt tendenziell größer sind und Frauengehirne mehr Verbindungen aufweisen. Diese interessanten Fakten sollten wir im Kopf behalten, wenn wir uns die Wirkung der geschlechtsangleichenden Hormontherapie auf das Gehirn anschauen.

In einigen Studien wurde das Gehirn von trans* Personen, vor allem trans* Frauen, mithilfe von MRT-Bildern vor und nach einer geschlechtsangleichenden Hormontherapie betrachtet. Anhand der Abbildungen konnten die Forschenden einen Blick auf die graue Substanz im Gehirn werfen und sehen, ob diese Schicht nach einer hormonellen Transition vom Mann zur Frau dicker oder dünner war. Gleichzeitig konnten sie Veränderungen der Vernetzung zwischen benachbarten und weiter entfernt liegenden Gehirnregionen messen. Die Ergebnisse sind faszinierend. Sechs Monate bis ein Jahr nach Beginn der Behandlung mit Testosteron unterdrückenden Medikamenten waren bestimmte Hirnregionen der trans* Frauen tatsächlich kleiner geworden, während die Konnektivität zugenommen hatte.[7] Mit anderen Worten, die geschlechtsangleichende Hormontherapie brachte das Gehirn von trans* Frauen dazu, einige der strukturellen Merkmale des Gehirns einer cis Frau anzunehmen, das im Vergleich zu dem eines cis Mannes meist kleiner und stärker verknüpft ist.[8] Auch wenn es weniger Studien mit trans* Männern gibt, lässt sich bei ihnen die umgekehrte Variante dieser Anpassungen beobachten. In diesem Fall bewirkte die Behandlung mit Testosteron und Anti-Östrogenen das genaue Gegenteil: Das Gesamtvolumen des Gehirns nahm zu und einzelne Regionen, die typischerweise bei cis Männern größer sind, waren ebenfalls gewachsen.[9] Insgesamt scheint eine geschlechtsangleichende Hormontherapie das Gehirn – zumindest zu einem gewissen Grad – mit den Charakteristika in Übereinstimmung zu bringen, die mit dem sozialen Geschlecht assoziiert sind, mit dem sich die betreffende Person identifiziert.[10] Diese Ergebnisse deuten darüber hinaus darauf hin, dass die Hormontherapie das Gehirn genauso zuverlässig umbaut wie den Körper. Vielleicht tragen diese Umgestaltungen dazu bei, das Gefühl der Inkongruenz zwischen dem eigenen Körper und der geschlechtlichen Identität abzumildern. Ein Ergebnis, das Sie möglicherweise überraschen wird, ist, dass diese Anpassungen gleichzeitig die Stimmung, das Energieniveau, den Schlafrhythmus, die kognitive Leistung und sogar die langfristige Gesundheit beeinflussen können.

Wie wirken sich diese Veränderungen gesundheitlich aus?

Aus klinischer Perspektive hat die geschlechtsangleichende Hormontherapie neben den erwünschten Resultaten einige zusätzliche Vor- und Nachteile. Beispielsweise berichten trans* Männer, die eine Testosterontherapie erhalten, mehr Energie, Fokus, Appetit und Libido sowie ein geringeres Schlafbedürfnis zu haben.[11] Das sind die guten Nachrichten. Die weniger guten: Die Behandlung kann Hitzewallungen, Brain Fog, depressive Episoden und andere neurologische Symptome der Menopause auslösen. Diese Effekte können schwerwiegender sein, wenn auch die Eierstöcke entfernt wurden, und bereits mit der Pubertät eintreten, sollte hier schon eine Operation stattgefunden haben. Eine geschlechtsangleichende Hormontherapie für trans* Männer kann außerdem vaginale Atrophie und Trockenheit mit sich bringen. In diesem Fall können Östrogencremes und

Gleitmittel helfen (siehe Kapitel 9). Auf lange Sicht kann diese Therapie die Wahrscheinlichkeit erhöhen, Osteoporose oder das polyzystische Ovarialsyndrom (PCOS) zu bekommen. Letzteres kann unbehandelt die Fruchtbarkeit verringern und möglicherweise das Risiko für Gebärmutterkrebs vergrößern. Es ist wichtig, sich diese Risiken vor Augen zu halten und sie zu besprechen, genau wie diejenigen, die mit einer vor der Menopause vorgenommenen Oophorektomie einhergehen können.

Trans* Frauen können nach einer Anti-Testosteron und/oder Östrogen-Therapie zu einem gewissen Grad gegenteilige Symptome erleben, wie eine verringerte Libido und Veränderungen der Stimmung, des Schlafes und der Temperaturempfindlichkeit[12] – also ganz ähnlich zum Gehirn in der Menopause. Einige Studien, in denen die Langzeitfolgen untersucht wurden, zeigen, dass bei trans* Frauen, die eine Hormontherapie machen, im Vergleich zu cis Männern das Risiko für Herzerkrankungen und Brustkrebs erhöht sein kann.

Die geschlechtsangleichende Hormontherapie und die kognitive Leistung

Vor dem Hintergrund all dessen, was wir über die Auswirkungen der hormonellen Umstellungen auf die Gehirngesundheit wissen, stellt sich die Frage, ob die Hormontherapie auch die kognitiven Fähigkeiten beeinflussen könnte. Im Augenblick haben wir noch nicht genügend Daten. Ihre langfristigen Risiken und Nutzen sind bislang kaum erforscht worden, und auch hier beschränken sich die wenigen Studien, die es gibt, auf junge trans* Personen, vor allem trans* Frauen. Dennoch deutet die bisher umfassendste Studie, die Daten von mehreren Hunderten jungen erwachsenen trans* Personen, Männern und Frauen, zusammengetragen hat, darauf hin, dass sie auf kurze Sicht keine eindeutigen negativen Folgen hat.[13] Trans* Männer, die eine Testosterontherapie machten, zeigten vielmehr eine leicht verbesserte visuell-räumliche Leistung, während mit Östrogen behandelte trans* Frauen eine leichte Verbesserung des verbalen Gedächtnisses aufwiesen.[14] Vielleicht erinnern Sie sich aus dem vorherigen Kapitel: Die kognitiven Unterschiede zwischen den Geschlechtern können zuverlässig nachgewiesen werden, doch es ist noch offen, ob diese Ergebnisse zu den kognitiven Stärken des jeweiligen sozialen Geschlechts, mit dem sich die trans* Person identifiziert, passen (cis Frauen haben tendenziell ein ausgeprägteres verbales Gedächtnis als cis Männer, während diese bessere visuell-räumliche Fähigkeiten besitzen).

Abgesehen davon ist es erstaunlich, dass buchstäblich nichts über die Wirkung der geschlechtsangleichenden Hormontherapie bei trans* Menschen über dreißig bekannt ist, besonders bei trans* Männern. Wir müssen noch verlässliche Informationen darüber gewinnen, wie sich die geschlechtsangleichende Hormontherapie und die Menopause in Kombination auf die kognitive und psychische Gesundheit dieser Personengruppen und ganz individuell auswirken könnte. Dies sollte unbedingt erforscht werden, besonders, da die Rate der Angststörungen und Depressionen bei trans* Personen bereits vor der Menopause erhöht ist. Während wir die notwendigen Studien entwickeln, um trans* Menschen mit Umsicht und Fachwissen durch ihre Transition begleiten zu können, müssen wir fürs Erste auf zusätzliche Daten warten, um die Auswirkungen einer geschlechtsangleichenden Hormontherapie auf das Gehirn vollständig einschätzen zu können.

Dieses Wartespiel macht die Vorsorge umso wichtiger. Bis wir das nötige Wissen haben, ist mein Rat an trans* Personen derselbe wie an alle anderen. Wir haben verstanden, wie kritisch Hormone für eine ganze Reihe von Gehirnfunktionen sind, und müssen uns daher besonders gut um dieses Organ kümmern, während wir die Forschung vorantreiben. Mein Rat ist: Behandeln Sie Ihr Gehirn wie Ihre beste Freundin oder Ihren besten Freund und erweisen Sie ihm in jedem Alter und in jeder Lebensphase den allergrößten Respekt.

Dieses Buch soll Sie dabei unterstützen, die Gesundheit Ihres Gehirns und Ihrer Psyche an erste Stelle zu setzen und zu diesem Zweck die wissenschaftlich geprüften, erwiesenermaßen funktionierenden Techniken anzuwenden. Während Gesellschaft und Medizin die neuesten Ergebnisse der Forschungsfront integrieren, liegt es an uns, das Wohlergehen unseres Gehirns mit den Mitteln zu stärken, die in diesem Buch besprochen werden.

TEIL 4

LEBENSSTIL UND GANZHEITLICHE GESUNDHEIT

13

SPORT UND BEWEGUNG

DIE MACHT DES LEBENSSTILS

Bisher haben wir die verschreibungspflichtigen Medikamente besprochen, die Wechseljahresbeschwerden lindern und Sie auf diesem Weg unterstützen können. Viele Frauen greifen jedoch lieber auf natürliche Heilmittel, Ernährung und Sport zurück. Zum Glück ist das problemlos machbar, und es gibt einige Self-Care-Praktiken und Möglichkeiten, den eigenen Lebensstil anzupassen. Wichtig zu wissen: Diese Maßnahmen können Sie auch dann unterstützen, wenn Sie eine HET machen oder andere Medikamente einnehmen.

Was den Lebensstil angeht, ist die Menopause ein geeigneter Augenblick, um neue, gesunde Gewohnheiten anzunehmen und die hilfreichen, die Sie bereits haben, konsequent beizubehalten. Stellen Sie sich Ihr Gehirn in diesem Sinne wie einen Muskel vor, den sie aufbauen können. Mit bestimmten Verhaltensweisen können Sie ihn trainieren. Kümmern Sie sich um ihr Gehirn – denn wenn Sie das tun, wird es viel bessere Leistungen erbringen, egal in welchem Alter. Eine gesunde Ernährung, die Vermeidung von Giftstoffen und exzessivem Stress können viel bewirken, genau wie Sport, Schlaf und eine innere Einstellung, die sich aus Fakten und nicht aus Falschinformationen speist. Sorgen Sie für Ihren Körper und Ihr Gehirn, werden diese auch für Sie da sein.

Ein gesunder Lebensstil kann beeinflussen, wie Ihr Gehirn auf die

Menopause *reagiert*, sodass Sie sich insgesamt wohler, leichter und gescheiter fühlen. Falls Sie in der Zeit, die zu der Menopause hinführt, zu kämpfen haben, ist es hilfreich, sich daran zu erinnern, dass Sie Einfluss auf Ihren Lebensstil, Ihre Umgebung und Ihre Überzeugungen nehmen können. Diese Faktoren können wiederum einen entscheidenden Einfluss darauf haben, wie Sie die Menopause erleben. Hormonelle Umbrüche können sich auf Ihren Schlaf, Ihre Konzentration und Ihre Körperzusammensetzung auswirken. Genauso können sich umgekehrt Ihre Alltagsgewohnheiten auf Ihre Hormone und die Intensität ihrer Wirkung auf den Körper niederschlagen.

Ich möchte deutlich sagen, dass ich nicht dafür bin, sich eine To-do-Liste herunterzuladen, um die Menopause zu »überwinden« oder zu »besiegen«. Die Menopause ist nicht Ihr Feind. Ich habe kein Interesse daran, Ihnen ein Programm zu verkaufen, das Ihr Gehirn immun gegen die Menopause macht oder auf magische Weise dafür sorgt, dass Sie sie schneller hinter sich bringen. Das ist Science-Fiction. Die geprüften Lebensstilbausteine, die ich im Folgenden vorstellen werde, basieren auf bewährter wissenschaftlicher Forschung. Spürbare Veränderungen sind möglich – mit Geduld, Beständigkeit und Ausdauer. Legen wir los!

SPORT FÜR EINE GESUNDE MENOPAUSE

Es wird Sie nicht überraschen, dass sich die meisten von uns längst nicht so viel bewegen, wie es optimal wäre – nicht einmal ansatzweise! Der US-amerikanischen Gesundheitsbehörde CDC zufolge betätigen sich weniger als 40 Prozent der Erwachsenen auch nur zweieinhalb Stunden in der Woche körperlich. (In Deutschland sieht es mit 45 Prozent nur wenig besser aus.)[1] Und wissen Sie was? Frauen ab vierzig und älter sind mit Abstand die Bevölkerungsgruppe, die am wenigsten Sport treibt. Viele tun es gar nicht. Dieses Nachlassen körperlicher Aktivität hat seinen Preis, und der Zeitpunkt könnte nicht ungünstiger sein.

Es mangelt nicht an guten Gründen, sich zu bewegen. Wenn Sie auf die Menopause zugehen, kommen noch welche hinzu. Körperliche Aktivität kann positive hormonelle Veränderungen bewirken, die unmittelbar die Häufigkeit und die Intensität von Hitzewallungen reduzieren, sowie die Stimmung und den Schlaf verbessern. Sie unterstützt zudem die kognitiven Fähigkeiten, fördert die Ausdauer und die Lebensqualität. Allein diese Informationen sollten dafür sorgen, dass Sie die Sportschuhe schnüren. Doch das ist noch nicht alles. Leiden, die die Menopause verschlimmern oder die gern zeitgleich mit ihr auftreten, wie Stoffwechselprobleme oder Insulinresistenz, können durch Sport eingedämmt oder sogar zurückgedrängt werden. Regelmäßige körperliche Aktivität kann dazu beitragen, das Risiko einer scheinbar endlosen Liste chronischer Krankheiten zu verringern, darunter Herzerkrankungen, Schlaganfälle, Bluthochdruck, Typ-2-Diabetes, Osteoporose, Adipositas, Darmkrebs, Brustkrebs, Angststörungen, Depressionen und sogar Demenz! Gäbe es dafür eine Pille, würden wir sie alle schlucken. Wie wäre es, wenn wir uns stattdessen etwas bewegen, aber eben so, wie wir mögen?

Stellen Sie es sich folgendermaßen vor: In unserem Körper ist alles miteinander verbunden, dort ist definitiv ein Dominoeffekt am Werk. Sport kann das Blutzuckerniveau stabilisieren und Ihnen mehr Energie bescheren, was an sich schon für eine bessere Stimmung sorgt. Mehr Lebenskraft und eine positivere psychische Verfassung können Sie dazu veranlassen, sich weiterhin zu bewegen, was hilft, das Gewicht zu regulieren. Das wiederum ist großartig, um Hitzewallungen in Schach zu halten, und es fördert das Selbstbewusstsein. Weniger Hitzewallungen bedeuten eine bessere Schlafqualität, was Ihnen im Hinblick auf das Stressmanagement hilft. Und so weiter. Mit der Zeit können diese Wechselbeziehungen einen positiven Flow in unserem Körper und unserem Leben erzeugen, und einen Teufelskreis in eine Erfolgsspirale verwandeln. Sport kann ein Weg sein, in der Menopause die Zügel in die Hand zu nehmen und einen frischen, regelmäßigen Galopp zu genießen, statt uns zu fühlen, als würden wir auf einem buckelnden Wildpferd sitzen.

Es ist unbestreitbar: Ein konsequentes Sportprogramm ist ein realistisches Ziel für alle, die sich eine gesündere, reibungslosere Menopause wünschen und zugleich den Weg für lebenslanges Wohlbefinden ebnen wollen. Die Goldgrube an Vorteilen, die Sport mit sich bringt, wird in vielen Aspekten deutlich. Auf einige davon werde ich im Folgenden eingehen.

Ein gesundes Gewicht und ein funktionierender Stoffwechsel

Um die Menopause herum beobachten viele Frauen an sich eine Zunahme an Körperfett, die sie sich nicht erklären können. Es ist schlimm genug, dass Ihr Schlaf von Hitzewallungen gestört wird, die einem Vulkanausbruch Konkurrenz machen könnten, und dass in der Folge Ihr Stresslevel oft jenseits von Gut und Böse ist, doch nun hat sich auch noch Ihre ehemals bequemste Jeans gegen Sie gewandt. Verständlich, wenn Sie deshalb frustriert und verwirrt sind. Aber Sie müssen sich nicht länger den Kopf zerbrechen, wir kennen die Schuldigen.

Es ist ein kombinierter Angriff. Im Alter können sich die Menopause und eine geringere sportliche Betätigung zusammentun und dazu führen, dass die Stoffwechselrate sinkt und die Muskelmasse abnimmt.[2] Frauen mittleren Alters neigen dazu, im Schnitt innerhalb weniger Jahre rund zwei Kilogramm zuzunehmen.[3] Auch der Hüftumfang vergrößert sich um gut zwei Zentimeter. Entgegen verbreiteter Überzeugungen kann das Altern zwar zu einer *leichten* Gewichtszunahme führen, die Menopause selbst jedoch nicht.[4] Sie kann allerdings die Bildung von mehr Bauchfett bewirken. Wie das? Eine schwankende Östrogenkonzentration kann bewirken, dass Fett im Körper gespeichert wird – und der Bauch ist dafür die Vorratskammer. So lästig es auch erscheinen mag, der Wahnsinn hat Methode. Wenn die Produktion von Östrogen in den Eierstöcken nachlässt, verlässt sich unser Körper darauf, dass das Fettgewebe am Bauch Östron herstellt, das Backup für Östrogen. Wir brauchen das Bauchfett tatsächlich, um sicherzugehen, dass eine gewisse Östrogenproduktion auch im Alter noch weiterläuft. Doch auch wenn es der hormonellen Gesundheit zugutekommt, genügend Körperfett zu haben, kann zu viel davon bekanntlich andere Probleme verursachen. Diese Veränderung kann zu einer Apfel-Körperform führen, die in der Regel von einem Aufbau viszeralen Fettes begleitet ist. Das ist äußerlich nicht wahrnehmbares Fett, das sich an den inneren Organen ablagert und das Risiko für Herz- und Stoffwechselerkrankungen erhöht. Das Absinken des Östrogenniveaus kann außerdem zu Abgeschlagenheit, Gelenkschmerzen und verringerter Ausdauer führen, sodass es viel verlockender erscheint, auf dem Sofa herumzulümmeln, als von ihm aufzuspringen.

Gut zu wissen: Eine mögliche Zunahme an Kilos und Zentimetern an der Hüfte ist bei den meisten Frauen *vorübergehend* und lässt ein paar Jahre nach der Menopause nach.[5] Am wichtigsten ist jedoch: Nichts davon geschieht unausweichlich. Eine Möglichkeit dem entgegenzuwirken, ist Sport – er regt den Stoffwechsel an und stabilisiert das Gewicht. Mehrere Studien haben gezeigt, dass Frauen in der Perimenopause und Postmenopause, die regelmäßig Sport treiben, ihre Körperzusammensetzung stark verbessern, einen niedrigeren Body-Mass-Index (BMI), weniger Bauchfett und einen höheren Grundumsatz erzielen können, was ihnen ermöglicht, Kalorien zu verbrennen – *unabhängig von ihrem Alter.*[6]

Reduziertes Risiko für Herzkrankheiten und Diabetes

Herzerkrankungen sind nach wie vor die Todesursache Nummer eins bei Frauen über fünfzig. Das kann mit dem Verlust der günstigen Effekte von Östrogen auf das Gefäßsystem und einem gleichzeitigen Anstieg des »schlechten« Cholesterins LDL in der Lebensmitte zusammenhängen.[7] Das zusätzliche Wachstum des Bauchfetts in der Menopause kann das Risiko für Insulinresistenz und Typ-2-Diabetes erhöhen (wiederum Risikofaktoren für Herzerkrankungen).

Aber stellen Sie sich vor: Sport kann diese Risiken verringern oder sogar auf null senken. In nur zwölf Wochen Training können Gewicht, Hüftumfang, Triglyceridkonzentration und das Gesamtcholesterin von Frauen heruntergehen.[8] Gleichzeitig unterstützt Bewegung einen gesunden Blutdruck in jedem Alter.[9] Nicht umsonst haben Frauen unter sechzig, die regelmäßig Sport treiben, ein deutlich geringeres Risiko für Herzerkrankungen in ihren Siebzigern und Achtzigern.[10] Das Fazit: Körperliche Aktivität fördert die Herzgesundheit, und was gut ist für das Herz, ist auch gut für das Gehirn – und den übrigen Körper!

Weniger Hitzewallungen

Der starke Einfluss von Sport bei der Verringerung und möglicherweise Verhinderung von Symptomen der Menopause macht weltweit Schlagzeilen. Etablierte Fachgesellschaften wie die North American Menopause Society und das britische Royal College of Obstetricians and Gynaecologists empfehlen regelmäßige sportliche Aktivität als sinnvolle Maßnahme, um Hitzewallungen im Zaum zu halten. Das funktioniert, weil Sport die Fähigkeit des Körpers zur Temperaturregulation verbessert und somit die Wahrscheinlichkeit sinkt, dass unsere Wärmerezeptoren überstimuliert werden. Wie oben erwähnt, hilft Sport auch, Körpergewicht und Körperfett zu regulieren. Diese doppelte Wirkung kann die Anzahl und Intensität von Hitzewallungen dramatisch reduzieren! In klinischen Studien berichteten Frauen, die anfangs zu viel Körperfett hatten, das sie im Verlauf der Studie durch Sport reduzierten, von spürbaren Verringerungen und manchmal vollständigem Aufhören der Hitzewallungen in nur einem Jahr.[11]

Treten Hitzewallungen auf, schwitzen Frauen, die regelmäßig Sport treiben, zudem nicht so stark und fühlen sich weniger unwohl. In einer Studie mit 3500 lateinamerikanischen Frauen, die sich regelmäßig moderat bewegten, war die Wahrscheinlichkeit für schwere Hitzewallungen gegenüber jenen, die dies nicht taten, um 28 Prozent niedriger.[12] In einer Stichprobe von 400 australischen Frauen hatten diejenigen, die täglich Sport trieben, 49 Prozent weniger Hitzewallungen als die Kontrollgruppe.[13] Das ist beeindruckend, wenn man bedenkt, dass im Vergleich dazu eine Hormonersatztherapie Hitzewallungen um etwa 75 Prozent reduzieren kann. Die beste Nachricht ist jedoch, dass diese Vorteile auch dann erreicht werden können, wenn Sie jetzt beginnen, selbst wenn Sie zuvor nicht regelmäßig körperlich aktiv waren. Mehreren Studien zufolge zeigen Frauen, die zum ersten Mal im Leben mit einem Fitnessprogramm beginnen und nicht aufgeben, einen deutlichen Rückgang der Hitzewallungen innerhalb von nur drei Monaten.[14]

Besserer Schlaf

Tatsache ist, dass Frauen, die sich bewegen, besser schlafen. Weniger körperliche Betätigung ist durchweg mit schlechterem Schlaf oder gar ausgewachsenen Schlafstörungen assoziiert – verbreitete Probleme von Frauen in der Menopause. Umgekehrt wachen physisch aktive Frauen in der Perimenopause und Postmenopause seltener nachts auf, die Qualität ihres Schlafes ist höher und sie leiden seltener unter Schlaflosigkeit.[15]

Verbesserung von Stimmung und Wohlbefinden

Wenn wir Sport treiben, strömen Endorphine, die natürlichen Schmerzmittel unseres Körpers, frei durch den Körper, was automatisch die Stimmung hebt. Serotonin wird ausgeschüttet, entspannt uns und macht uns zufriedener. Dieser antidepressive Effekt ist verbunden mit einem Rückgang der Stresshormone – und das können wir alle gebrauchen. Das Resultat: Bei Frauen mittleren Alters, die sich viel bewegen, waren durchweg die Lebensqualität und das psychische Wohlbefinden besser und Symptome einer Depression oder Angststörung geringer – sowohl vor als auch nach der Menopause.[16] In einer Analyse von insgesamt elf klinischen Studien mit fast 2000 Teilnehmerinnen zeigte sich, dass regelmäßiger Sport nach nur zwölf Wochen depressive Symptome sowie Stress und damit verbundene Schlafstörungen reduzierte.[17] Sowohl moderates Training als auch solches mit niedriger Intensität wirkten Wunder. Da nicht jede von uns hochintensives Training mag (oder dazu in der Lage ist), ist das eine wirklich gute Nachricht.

Ein besseres Gedächtnis und ein geringeres Demenzrisiko

Sport baut nicht nur Muskeln auf, reduziert Stress und sorgt für die Ausschüttung von Endorphinen, er verbessert auch das Gedächtnis. In einer Studie zum Beispiel war das Demenzrisiko bei denjenigen, die sich regelmäßig bewegten, 35 Prozent niedriger als bei anderen.[18] Bemerkenswert ist, dass viele dieser Aktivitäten nicht im Fitnessstudio stattfanden, sondern im Alltag, wie zügiges Gehen, Fahrradfahren, Treppensteigen und Hausarbeit.

Schauen wir uns in diesem Zusammenhang eine Studie an: Diese folgte über ganze vierundvierzig Jahre 200 Frauen mittleren Alters. Die Resultate zeigten, dass diejenigen mit der höchsten kardiovaskulären Fitness später ein um beeindruckende 30 Prozent niedrigeres Demenzrisiko hatten als diejenigen, die sich nicht bewegten.[19] Als Demenzexpertin kann ich Ihnen versichern, dass eine Reduktion um 30 Prozent bei Demenzraten außerordentlich ist – bisher hat kein Medikament eine solche Wirkung erzielt. Und tatsächlich zeigen auch unsere Gehirnscanstudien, dass bei körperlich aktiven Frauen mittleren Alters die Gehirnaktivität ausgeprägter ist, die Gehirnmasse weniger stark zurückgeht und sich weniger Alzheimer-Plaques bilden im Vergleich zu ihren unsportlicheren Geschlechtsgenossinnen.[20] Diese fantastischen Ergebnisse zeigen, wie Sie einen klaren Kopf bewahren und langlebige Erinnerungen erhalten können.

Stärkere Knochen, weniger Verletzungen

Einer der wichtigsten Gründe für Sport ist, dass er Wunder wirkt für die Knochendichte. Wenn wir unsere Muskeln stärken, stärken wir zugleich unsere Knochen. Körperliche Aktivität verlangsamt effektiv den Knochenschwund nach der Menopause und senkt somit die Gefahr von Frakturen und Osteoporose.[21] Eine geringeres Risiko zu stürzen oder sich zu verletzen wirkt sich positiv auf die Mobilität aus und vermindert das Schmerzpotenzial – sowohl in der Menopause als auch darüber hinaus.

Längere Lebensdauer

Aktiv zu bleiben kann Ihnen das Leben retten. Das ist keine Übertreibung. Ich möchte Ihnen mit der folgenden Statistik keinen Schrecken einjagen, aber auch nicht um den heißen Brei herumreden: Je mehr Zeit Sie sitzend oder liegend ohne oder mit wenig Bewegung verbringen, desto höher ist Ihr Risiko … nun ja, früher zu sterben.

Um Ihnen einige Beispiele zu geben: In der Women's-Health-Initiative-Studie mit mehr als 92 000 Frauen zwischen fünfzig und neunundsiebzig in der Postmenopause war das Sterblichkeitsrisiko bei denjenigen, die sich am meisten bewegten, verglichen mit den weniger bewegungsfreudigen Teilnehmerinnen deutlich gesenkt.[22] Insbesondere diejenigen, die mehr als fünf Stunden täglich körperlich aktiv waren, hatten ein um 27 Prozent geringeres Risiko an Herzerkrankungen zu sterben. Die Gefahr an Krebs zu versterben war im Vergleich zu jenen, die acht Stunden oder mehr körperlich inaktiv waren, um 21 Prozent reduziert.[23] (Nein, das beinhaltet nicht die Zeit, in der sie schliefen.) Weitere bemerkenswerte Beweise stammen aus der Nurse's Health Study, die ähnliche Ergebnisse mit jüngeren Teilnehmerinnen zwischen vierunddreißig und neunundfünfzig hervorbrachte.[24] Als diese Frauen siebzig, achtzig wurden, war ihr Risiko, an einer Atemwegserkrankung zu sterben, um 77 Prozent niedriger, das Risiko, an einer Herzkrankheit zu sterben, um 31 Prozent und das, an Krebs zu sterben, um 13 Prozent geringer als bei körperlich untätigeren Frauen.[25] Zeit also, in Bewegung zu kommen.

WELCHE ART VON SPORT IST AM BESTEN?

Alle von uns haben dasselbe Problem: zu wenig Zeit für sich. Können wir also vielleicht irgendwie *schlauer* trainieren statt *mehr*? Gibt es bestimmte Sportarten, die besonders gut für Frauen im klimakterischen Alter sind? Wie sieht es bei älteren Frauen aus? Die häufigsten Fragen zum Training sind: Wie hart, wie häufig, wie lang und in welcher Form lohnt es sich am meisten?

Wie häufig?

- *Vor der Menopause:* Vier bis fünf Einheiten von je 45 bis 60 Minuten pro Woche sind das Ziel. Studien haben gezeigt, dass diese Formel besonders effektiv ist, um die Hormongesundheit und sogar die Fruchtbarkeit zu unterstützen.[26] Denken Sie daran, je länger Sie fruchtbar sind, desto später gehen Sie durch die Menopause.
- *Während der Menopause bis etwa fünfundsechzig:* In dieser Phase passen wir das Training an auf drei bis fünf Tage in der Woche mit einer Dauer von 30 bis 60 Minuten pro Einheit. Die Dauer und Intensität sollte vom Alter, der Schwere der Symptome und dem allgemeinen Gesundheits- und Fitnesslevel abhängig gemacht werden. Falls bei Ihnen mehr drin ist, können Sie natürlich Gas geben.

- *Nach dem siebzigsten Lebensjahr:* Tägliche Einheiten von jeweils mindestens 15 Minuten sind eine gute Faustregel, wenngleich viele Frauen mehr machen können (und es auch tun).

Wie hart?

Ein weitverbreiteter Mythos ist, je älter man sei, desto härter müsse man trainieren, um Resultate zu sehen. Die Forschung dazu beweist das genaue Gegenteil. Besonders für Frauen in der Postmenopause gilt, dass Einheiten mit moderater Intensität *besser* für sie sind als

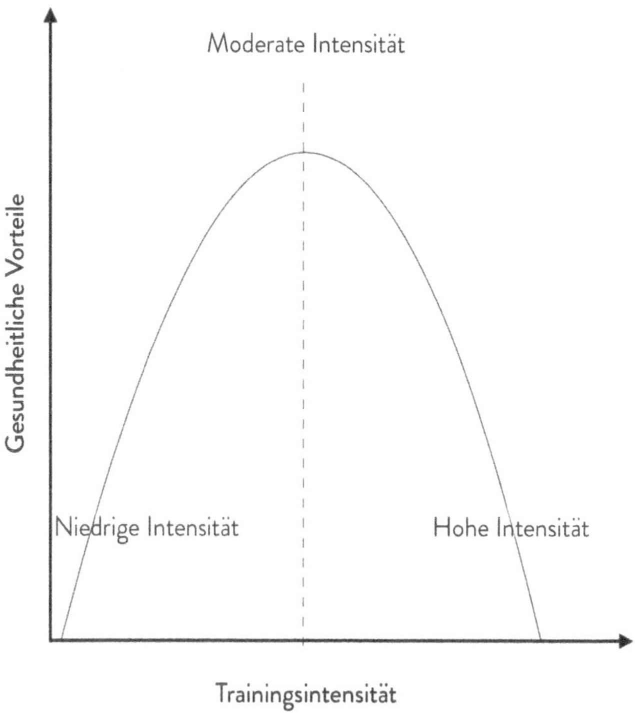

Abbildung 9. Trainingsintensität und gesundheitliche Vorteile bei Frauen im mittleren Alter

intensive Anstrengungsspitzen. Denken Sie daran, es geht hier nicht um Bodybuilding, sondern um Ihre Gesamtgesundheit.

In mittleren Jahren sieht das Verhältnis zwischen Trainingsintensität und Gesundheit aus wie ein umgekehrtes U. Wie in Abbildung 9 dargestellt, hat Sport bei niedriger Intensität zwar durchaus einen Nutzen für die Gesundheit, doch am meisten geschieht bei moderater Intensität, hier sind die Benefits am größten. Die Workouts in den Hochintensitätsbereich zu verschieben, scheint den Nutzen nicht zu maximieren. Im Gegenteil, die Ergebnisse sind – vielleicht überrascht Sie das – sogar rückläufig. Regelmäßiger Sport bei moderater Intensität verringert am effektivsten das Risiko für Herzerkrankungen, Schlaganfälle, Diabetes und Krebs bei Frauen ab dem mittleren Alter.[27] Falls das nicht reicht, um Sie anzuspornen: Er ist auch mit besserem Schlaf assoziiert.[28]

Bei all der Aufregung um Bootcamps, Boxen, Spinning und hochintensives Intervalltraining (HIIT) fragen Sie sich vielleicht, wie Sport bei moderater Intensität so effektiv sein kann. Erstens wurde keines der hier aufgezählten Programme für die weibliche Physiologie entwickelt, geschweige denn für die Menopause. Das sind zunächst Trends, die sich an eine ganz bestimmte Bevölkerungsgruppe richten, und dann als für *alle* geeignet vermarktet werden. Die Wahrheit ist jedoch: Sie sind nicht für alle geeignet. Und wissen Sie was? Die Wissenschaft hat festgestellt, dass hochintensives Training eindeutig vorteilhaft für *Männer* ist, wohingegen Ausdauer- und Krafttraining bei moderater Intensität günstiger für *Frauen* sind.[29] Ein Grund für diesen Unterschied könnte sein, dass hochintensives Training die Ausschüttung des Stresshormons Cortisol erhöht – von dem die meisten Frauen ohnehin genug haben. Um sich von hochintensiven Workouts zu erholen, ist es außerdem erforderlich, mehr zu schlafen und sich auszuruhen – in der Welt einer Frau ein seltener Luxus.

Klären wir einmal, was ein moderates Training ausmacht. Wir reden nicht von einem gemächlichen Spaziergang (auch wenn das besser ist als gar nichts, wenn Sie keine Zeit und Energie für mehr haben). Moderat ist jedes Training, bei dem der Puls hochgeht und Sie leicht ins Schwitzen geraten. Dazu müssen Sie sich schnell genug bewegen, um den Kreislauf anzukurbeln und rosa Wangen zu bekommen. Auch wenn Sie beim Sprechen leicht außer Atem sein können, sollten Sie nicht nach Luft ringen müssen. Laut zu singen sollte allerdings eine Herausforderung sein.

Um keine Missverständnisse aufkommen zu lassen: Ich sage nicht, lassen Sie die schwereren Kurzhanteln liegen und pfeifen Sie auf Push-ups. Viele Frauen können auf diese Weise oder noch härter trainieren. Ich meine damit nur, dass für unsere Zwecke häufigeres moderates Training ideal ist. Dieser Rhythmus stellt sicher, dass Sie *regelmäßig* in einer Intensität trainieren, die hoch *genug* ist, damit Sie den gewünschten Effekt erzielen.

Welche Art von Sport?

Für den maximalen Nutzen wird eine Kombination aus drei verschiedenen Sporttypen empfohlen: Ausdauer, Kraft und Flexibilität oder Balance.

▶ AUSDAUER

Wollen Sie eine große Wirkung bei kleinem Einsatz, beginnen Sie mit Ausdauertraining. Dabei steigt der Puls, der Kreislauf wird angekurbelt, Sauerstoff und Nährstoffe werden durch den Körper gepumpt. Das wiederum schützt Ihr Herz vor Plaque, macht den Kopf frei und schärft den Verstand. Als wäre das noch nicht genug, ist Ausdauersport das beste Programm, um Hitzewallungen einen Strich durch die Rechnung zu machen.[30]

Doch auch hier gilt wieder: Sie müssen sich nicht beim CrossFit anmelden oder anfangen, für einen Marathon zu trainieren, um davon zu profitieren. Walking, Wandern oder Einheiten auf dem Crosstrainer – all das erfüllt seinen Zweck. Verschiedene klinische Studien zeigen, dass selbst eine so unkomplizierte Aktivität wie zügiges Gehen innerhalb von drei Monaten die Gesundheit signifikant verbessern kann.[31] *Zügig* bedeutet, dass Sie so gehen, als wären Sie in Eile und kämen zu spät zu einer Verabredung. In mehreren Studien erwies sich zügiges Gehen drei Mal in der Woche für eine halbe Stunde als wirksam, um Schlafstörungen, Reizbarkeit und Erschöpfung bei Frauen im mittleren Alter zu reduzieren.[32] Es wirkt sich außerdem positiv auf das Gewicht und den Hüftumfang aus, senkt den Triglyceridwert und das Gesamtcholesterin. Darüber hinaus verlangsamt zügiges Gehen den Rückgang der Gehirnmasse und schützt wirksam vor Brain Fog und Gedächtnisschwund.[33] Praktisch gesehen sind 6000 Schritte oder mehr am Tag mit einem geringeren Risiko für Herzerkrankungen und Diabetes bei Frauen ab vierzig assoziiert.[34] Wenn Sie die Zielmarke auf 9000 bis 10 000 Schritte hochsetzen, senken Sie zudem das Demenzrisiko.[35]

Andere Beispiele von Sportarten mit einem angemessenen Tempo sind Fahrradfahren mit einer Geschwindigkeit von 11 bis 16 Stundenkilometern, ein gleichmäßiger Rhythmus auf dem Crosstrainer, Seilspringen, Schwimmen, Fitnessübungen im Wasser, Tennisspielen, Gruppenfitnesskurse, Tanzen oder Treppensteigen. Denken Sie daran, dass Sie aus all diesen Dingen Ihre ganz persönliche, gern eigenwillige Mischung zusammenstellen können. Jede körperliche Betätigung, bei der Sie auf den Beinen sind, hilft außerdem, die Knochendichte zu erhalten und gegen Osteoporose vorzusorgen.

Denjenigen, die keine Möglichkeit haben, ins Fitnessstudio oder auf lange Spaziergänge zu gehen, möchte ich an den geballten Impact von Alltagsaktivitäten wie Gärtnern, Putzen und anderen Hausarbeiten oder dem Hinterherlaufen hinter Kindern oder Enkeln, in Erinnerung rufen. Diese Tätigkeiten mögen nicht dieselbe Wirkung erzielen wie ein intensiveres Training, aber es gibt Quellen, die sagen, dass eine Stunde am Tag aktiv zu sein – selbst bei niedriger Intensität – einen günstigen Effekt im Hinblick auf die Menopause und die allgemeine Lebensqualität hat.[36]

▶ KRAFTTRAINING

Die jüngsten Forschungsergebnisse zeigen, dass Frauen am meisten von einer Kombination aus moderatem Ausdauertraining und Training mit Gewichten profitieren. Während Ausdauertraining auf die Stoffwechselgesundheit abzielt und Hitzewallungen reduziert, ist Krafttraining besonders gut geeignet, um Angstzustände zu verringern und die Stimmung aufzuhellen.[37]

Freihanteltraining, Gerätetraining oder Training mit Fitnessbändern kann helfen, Muskelmasse zu bilden. Es stimuliert zugleich den Knochenaufbau und kurbelt den Stoffwechsel an. Körpergewichtübungen wie Push-ups, Pull-ups, Knieheber, Planks, Ausfallschritte und Kniebeugen sorgen ebenfalls für Muskelwachstum, unterstützen die Knochengesundheit, verbessern die Rumpfkraft und das Gleichgewicht. Wählen Sie das Gewicht oder den Widerstand so, dass es bei 15 Wiederholungen brennt. Erhöhen Sie nach und nach, je stärker Sie werden.

▶ FLEXIBILITÄT UND GLEICHGEWICHT TRAINIEREN

Hier gibt es zahlreiche Möglichkeiten: So können unter anderem Yoga, Pilates, Tai Chi und Stretching die Koordination verbessern und dafür sorgen, dass Sie fest auf beiden Beinen stehen, um langfristig Stürze und Arthritis zu vermeiden. Yoga und Pilates beinhalten außerdem verschiedene Atemübungen, fördern die Entspannung und ein hormonelles Gleichgewicht und stärken die Körpermitte mit Bauch, Becken und Rücken. Studien zeigen, dass diese Art von Workout besonders geeignet ist, um Stress zu reduzieren und guten Schlaf zu unterstützen.

In Kapitel 16 gehen wir noch näher auf Mind-Body-Techniken ein, doch um Ihnen einmal die Bedeutung von Gleichgewicht und Flexibilität deutlich zu machen, ist es nun an der Zeit für einen unheimlich aussagekräftigen Test. Können Sie für mindestens 10 Sekunden auf einem Bein stehen?

Wie sich zeigt, ist ein schlechtes Gleichgewicht mit Gebrechlichkeit im Alter assoziiert und ein wichtiger Indikator für eine Verschlechterung des Gesundheitszustands.[38] Frauen unter siebzig sollten den Test ohne Weiteres schaffen. Gilt das für Sie? Super, dann verlängern Sie auf eine Minute. Falls Sie über siebzig sind und es Ihnen problemlos gelingt, Glückwunsch: Sie sind besser in Form als die meisten Ihrer Geschlechtsgenossinnen. Können Sie hingegen keine 10 Sekunden lang auf einem Bein balancieren, egal wie alt Sie sind, ist bei Ihnen die Gefahr doppelt so hoch, dass sich Ihr Gesundheitszustand innerhalb der nächsten zehn Jahre etwa rapide verschlechtert.[39] Wenn das keine Motivation ist, sich zum Yogakurs anzumelden!

MOTIVIERT BLEIBEN

Die meisten Studien, darunter auch klinische, deuten darauf hin, dass Sie innerhalb von nur zwölf Wochen die Früchte Ihrer Mühen ernten können sollten, sofern Sie den oben beschriebenen Empfehlungen folgen. Doch obwohl die meisten Menschen wissen, dass es sich lohnt, Sport zu treiben, sträuben sich viele dagegen. Die häufigsten Hinderungsgründe sind Geld, Zeit und Motivation.

Es ist ein verbreiteter Irrglaube, man müsse, um regelmäßig Sport treiben zu können, eine Menge Geld ausgeben, sei es für die Mitgliedschaft im Fitnessstudio oder für teure Sportausrüstung. Dabei ist das wirklich nicht nötig. Walking, Wandern, Laufen oder Fahrradfahren sind – wenn Sie ein Fahrrad besitzen – kostenlose Möglichkeiten, sich zu bewegen, die Spaß machen. Kleinere Trainingsgeräte wie ein Gymnastikball, Kurzhanteln oder Fitnessbänder können für eine ganze Reihe von Übungen verwendet werden und sind sehr effizient (*und* günstig). Es gibt außerdem kostenlose Workouts, die Sie im Internet, zum Beispiel bei YouTube, finden, für die Sie keinerlei Ausrüstung brauchen.

Mit dem Zeitmangel ist es schon komplizierter. Er ist wohl der häufigste Grund, weshalb Frauen keinen Sport treiben. Unsere Tage sind voll mit Arbeit, Familie, Kindern und anderen Aufgaben oder allem zusammen, es ist also schwierig, da auch noch ein Training unterzubringen. Die Herausforderung ist nicht zu leugnen, aber wir müssen uns auf die Vorteile von Bewegung konzentrieren: mehr Energie, besserer Schlaf, bessere Stimmung, ein klarerer Kopf, weniger Stress, weniger Hitzewallungen – die Liste ließe sich fortführen. Die Frage ist dementsprechend nicht, ob es machbar ist, sondern wie. Ob es nun darum geht, Prioritäten zu setzen oder Wege zu finden, Bewegung in den Alltag zu integrieren, hier ein paar hoffentlich hilfreiche Tipps:

- Planen Sie jeden Tag eine Trainingszeit ein. Schreiben Sie diese in Ihren Kalender und halten Sie sich daran.
- Teilen Sie die Zeit auf. Wenn Sie kein 60-minütiges Zeitfenster haben, finden Sie vielleicht drei Mal 20 Minuten, in denen Sie trainieren können.
- Wenn Sie nicht mehr als 20 Minuten haben, dann trainieren Sie eben für 20 Minuten. Unterschätzen Sie nicht, was ein kurzes Workout bewirken kann! Im Vergleich zum Nichtstun unterstützt es die Gesundheit immer noch enorm.
- Wenn Sie wirklich in Zeitnot sind, machen Sie Planks. Versuchen Sie diese so lange wie möglich zu halten. Zehn Minuten im Unterarmstütz können genauso herausfordernd sein wie eine Stunde Kniebeugen.
- Falls Sie sich Gedanken darüber machen, was Ihre Familie in der Zeit tun soll, während Sie trainieren, finden Sie Möglichkeiten, miteinander aktiv zu werden. Gehen Sie zusammen spazieren, spielen Sie im Park oder im Garten Ball oder machen Sie eine Radtour, springen Sie Seil oder investieren Sie in ein kleines Trampolin, das Sie drinnen aufstellen können. Als meine Tochter klein war, praktizierte ich Yoga und sie kletterte auf mir herum wie auf einem Klettergerüst. Sie wurde

mein Lieblingsgewicht und ich wurde bei ihr so beliebt wie ein Ausflug zum Spielplatz!

- Suchen Sie im Internet nach kostenlosen Kursen. Falls Sie die finanziellen Möglichkeiten haben, überlegen Sie, ob Sie nicht mit einem Personal Trainer oder einer Personal Trainerin zusammenarbeiten wollen, um einen auf Sie zugeschnittenen Trainingsplan zu bekommen. Viele bieten Einheiten über Zoom oder Skype an, sodass Sie sich die Anfahrt sparen können und das Ganze noch einfacher wird.
- Verfolgen Sie Ihren Fortschritt, um die Motivation und das Durchhaltevermögen zu steigern. So hilfreich verschiedene technische Spielereien sein können, Sie benötigen weder einen Oura Ring noch eine Apple Watch. Auch ein einfacher Schrittzähler kann helfen, Ihr Ziel im Auge zu behalten. Es gibt unzählige Wege, Ihre körperlichen Aktivitäten nachzuhalten. Schreiben Sie einfach auf, wie oft und wie viel Sie trainiert haben, was Sie gemacht und wie Sie sich gefühlt haben.

Zu guter Letzt: Dranbleiben ist alles. So viele Menschen probieren eine Sportart aus, die nicht zu ihnen passt, und hören dann auf, bevor sie überhaupt richtig angefangen haben. Das kann uns allen passieren, sei es, weil wir nicht schnell genug körperliche Veränderungen sehen oder weil wir uns von unerreichbaren Zielen entmutigen lassen. Ich denke: Vergessen Sie die Promis, die unrealistische Standards setzen und mit fünfzig aussehen wie fünfundzwanzig. Denken Sie daran, dass diese Menschen eine ganze Mannschaft von Personal Trainer*innen, Stylisten, Chirurginnen und Köchen beschäftigen, um kameratauglich auszusehen. Definieren Sie stattdessen, was Fitness und Gesundheit für Sie bedeuten.

Außerdem mögen es manche Menschen einfach nicht, Sport zu treiben. Geht es Ihnen auch so, kann ich nur betonen, wie wichtig es ist, Wege zu finden, bei denen Ihnen Bewegung tatsächlich Spaß macht und die Sie beibehalten können. Manchen Menschen gefällt der Wettbewerbsgedanke beim Sport, andere mögen den sozialen Aspekt eines gemeinsamen Kurses, wieder andere genießen es, zum Beispiel beim Spazierengehen, für sich zu sein, oder haben einfach Freude an der Sache, beispielsweise beim Tanzen. Vielleicht ist es nichts für Sie, täglich ins Fitnessstudio zu gehen. Möglicherweise sind Sie gern in der Natur und gehen Wandern, fahren Rad oder praktizieren lieber Yoga im Park. Oder Sie würden gern ins Fitnessstudio gehen, fühlen sich aber nicht wohl damit, es ohne Begleitung zu tun. Dann nehmen Sie an einem Kurs teil, schließen Sie sich einer Gruppe an oder tun Sie sich mit jemandem zusammen. Andererseits, wenn Sie sich gern allein bewegen, gehen Sie spazieren (versuchen Sie, mindestens auf die 6000 Schritte zu kommen) oder stellen Sie Musik an und tanzen Sie so, wie Sie es mögen. Was auch immer für Sie persönlich gilt – wo ein Wille ist, ist auch ein Weg. Entscheiden Sie, was Sie im Hinblick auf Ihre Gesundheit erreichen wollen und nehmen Sie Ihr Wohlbefinden in die Hand. Setzen Sie sich realistische, erreichbare Ziele und nähern Sie sich Ihnen mit Selbstliebe statt Selbstkritik. Werden Sie kreativ und stellen Sie sich Ihr ganz individuelles Programm zusammen.

14

ERNÄHRUNG UND GESUNDHEIT

DU BIST, WAS DU ISST

Der Blick auf Nahrung in unserer Gesellschaft ist vorrangig auf das Abnehmen fixiert. Paradoxerweise geht es dabei oft nicht darum, *wie* wir uns ernähren. Dabei gilt: Sorgfältig auszuwählen, was wir uns schmecken lassen, ist in jedem Alter essenziell für unsere Gesundheit und unser Wohlbefinden, und das gilt auch für die Gesundheit unseres Gehirns.

Neuro-Nutrition oder eine Ernährungsweise, die dem Gehirn guttut, ist ein wichtiger Aspekt meiner Arbeit. Als Hirnforscherin ist mir nur zu bewusst, wie entscheidend Lebensmittel für die Gehirngesundheit sind. Das hat drei Gründe. Erstens braucht unser Gehirn bestimmte Nährstoffe, um richtig zu funktionieren.[1] Zweitens bestehen unsere Gehirnzellen in hohem Maße aus unserer Nahrung. Mit jeder Mahlzeit entsteht aus dem, was wir essen – genauer, den Nährstoffen darin –, die Struktur unseres Gehirns. Und drittens sind unsere Gehirnzellen im Vergleich zu den Zellen anderer Organe besonders gebaut. Im Gegensatz zu den übrigen Körperzellen, die ständig erneuert und ersetzt werden, sind die meisten Neuronen *unersetzlich*. Wir sind mit ihnen auf die Welt gekommen und sie bleiben uns den Großteil unseres Lebens erhalten.[2] Mit dieser Information im Sinn halten Sie vielleicht beim nächsten Mal, wenn Sie zwischen einer Mahlzeit mit frischen, vollwertigen Lebensmitteln oder einem fettigen Fastfood-Burger hin und her gerissen sind, inne und überlegen, womit Sie Ihren Kopf füllen wollen.

Was die weibliche Gesundheit angeht, wirkt sich intelligente Ernährung nicht nur erwiesenermaßen auf die Körperzusammensetzung und das Energieniveau aus, sondern kann auch ein starker Verbündeter gegen Alterserscheinungen, Krankheit und – Sie haben es sich vermutlich schon gedacht – Symptome der Menopause sein. Der Schlüssel dabei ist, *schlau* zu essen, indem Sie Ihren Teller vor allem mit nährstoffreichen Lebensmitteln füllen. Diese Lebensmittel enthalten also besonders viele Nährstoffe, die gut für Sie sind, wie Vitamine, Mineralien, Ballaststoffe, komplexe Kohlenhydrate, mageres Protein und gesunde Fette. Smart Food ist nicht nur nahrhaft und schmeckt, es kann auch Entzündungen reduzieren, Ihre Stressresistenz stärken, die Stimmung heben und den Kopf frei machen. Es kann Ihnen helfen, besser zu schlafen, sich besser zu fühlen und bessere Leistungen zu bringen.

Darüber hinaus gibt es Belege dafür, dass bestimmte Lebensmittel eine positive Wirkung auf die hormonelle Gesundheit haben, den Monatszyklus erträglicher machen und nicht nur den Beginn der Menopause hinauszögern, sondern auch die Häufigkeit und Schwere ihrer lästigen Symptome verringern. Es gilt aber auch das Gegenteil. Eine schlechte Ernährung kann Symptome verschlechtern, die Menopause früher eintreten lassen und dafür sorgen, dass Sie sich gereizt, müde, ausgelaugt und neblig im Kopf fühlen. Insbesondere in der Perimenopause fällt Ihnen vielleicht auf, dass einige Lebensmittel bestimmte Beschwerden auslösen. Nahrung beispielsweise, die Ihren Blutzucker schnell ansteigen lässt, kann Ihnen plötzlich die Energie entziehen und Sie reizbarer denn je machen. Alkohol kann Hitzewallungen verstärken, ausdehnen oder häufiger auftreten lassen. Raffinierte Nahrungsmittel, die industriell verarbeitet sind und viele Konservierungsmittel enthalten, lassen die Stimmung in den Keller gehen und stören die Konzentration, sie rauben uns also zwei wertvolle Qualitäten auf einmal.

Es ist enorm wichtig zu lernen, welche Lebensmittel und Nährstoffe die Gehirngesundheit allgemein unterstützen – und die unseres Gehirns in der Menopause im Besonderen –, und welche den gegenteiligen Effekt haben und daher eher vermieden werden sollten. Genauso wichtig wie das, *was* Sie essen, ist das *Wie*. Je stärker die Menopause in den medialen Fokus rückt, desto häufiger schießen überall Diäten aus dem Boden, die ihr angeblich Einhalt gebieten. Seien Sie vorsichtig bei diesen Trends. Bei ihnen geht es weniger um die Menopause als darum, Ihnen die Taschen zu leeren. Marketingfachleute nutzen unsere verletzliche Lage aus, in der wir von einem flacheren Bauch träumen, uns aber die Energie fehlt, dafür zu sorgen, dass wir ihn bekommen. Einige empfehlen sogar, höchstens 800 Kilokalorien am Tag zu sich zu nehmen – ein nicht haltbarer, ja, unverantwortlicher Rat. Eine Sache, die uns jahrzehntelange Forschung gelehrt hat, ist, dass Extremdiäten am Ende spektakulär scheitern. Damit bleiben nicht nur die gewünschten Ergebnisse aus, oft greifen die Diäten auch in das empfindliche Zusammenspiel zwischen Körper, Gehirn und Hormonen ein. Ich hoffe, Sie sind bereit, die Zehn-Tage-Gurken- und Fett-weg-Diäten kritisch zu betrachten, wenn wir uns die tatsächlichen wissenschaftlichen Ergebnisse zur Ernährung in der Menopause anschauen.

DIE »GRÜNERE« MITTELMEER-DIÄT

Um herauszufinden, welche Ernährung wirklich funktioniert, schaut man sich am besten zwei Dinge an: Wissenschaft und Tradition. Erstere kann erklären, weshalb bestimmte Ernährungsweisen gut sind, und die Tradition zeigt uns, ob sie sich im Laufe der Zeit bewährt haben. Sind sich Wissenschaft und Tradition einig, sind wir definitiv auf der richtigen Spur.

Betrachten wir also die mediterrane Ernährung. Seit Langem als eine der gesündesten Ernährungsweisen der Welt gepriesen, hat die

Mittelmeer-Diät eine gut dokumentierte schützende Wirkung auf das Gehirn, das Herz, den Darm und die Hormone. Bei dieser Ernährungsform ist das Risiko für Herzerkrankungen, Schlaganfälle, Fettleibigkeit, Diabetes, Krebs, Depressionen und Demenz im Vergleich zu den meisten anderen geringer![3] Besonders, was die Frauengesundheit angeht, wirkt die mediterrane Ernährung wie Magie: Sie hat einen positiven Effekt auf den Blutdruck, die Cholesterinwerte und den Blutzuckerspiegel.[4] Dadurch haben Frauen, die sich auf diese Weise ernähren, ein 25 Prozent niedrigeres Risiko für Herzinfarkte und Schlaganfälle als diejenigen, die eine westliche Diät voller industriell verarbeiteter Lebensmittel, Fleisch, Süßigkeiten und zuckerhaltiger Getränke zu sich nehmen.[5] Hinzu kommt, dass Frauen, die sich in den mittleren Jahren mediterran ernähren, verglichen mit denen, die einer weniger gesunden Ernährungsweise folgen, ein 40 Prozent geringeres Risiko haben, im Alter an Depressionen zu erkranken.[6] Und das Brustkrebsrisiko ist bei ihnen *halb* so groß.[7]

Weitere gute Nachrichten? Frauen, die die Mittelmeer-Diät befolgen, haben im Allgemeinen eine mildere Menopause mit weitaus weniger Hitzewallungen. Das zeigt beispielsweise eine Studie mit über 6000 Frauen, die Wechseljahressymptome hatten. Die Teilnehmerinnen, die sich mediterran ernährten, litten zu 20 Prozent weniger unter Hitzewallungen und Nachtschweiß.[8] Darüber hinaus kann diese Form der Ernährung den Beginn der Menopause sogar *verzögern*.[9] Eine große Untersuchung der Ernährungsdaten von 14 000 Frauen zeigte, dass der Verzehr von Hülsenfrüchten wie Erbsen oder Bohnen und Fisch mit einem bis zu drei Jahre späteren Einsetzen der Menopause assoziiert ist. Die andere Seite der Geschichte war nicht so schön. Eine Diät, in der industriell verarbeitete Lebensmittel und einfache Kohlenhydrate wie weißer Reis und Pasta überwogen, beschleunigte dagegen den Beginn der Menopause. Diese Daten korrelieren auch mit der Tatsache, dass viele Frauen mit einer typisch westlichen Ernährungsweise früher in die Menopause kommen und stärker unter ihr leiden.

Wie erreicht also die mediterrane Ernährung solche großartigen Ergebnisse? Kurz gesagt ist sie kalorienarm und ballaststoffreich, enthält gesunde Fette und komplexe Kohlenhydrate – wesentliche Bestandteile der nährstoffreichen Lebensmittel, die ich oben bereits erwähnt habe. Raffinierter Zucker oder industriell verarbeitete Lebensmittel kommen dagegen nicht vor, ein gesundheitlicher Vorteil, den wir nicht außer Acht lassen können. Aus ernährungswissenschaftlicher Sicht gilt die mediterrane Ernährung als pflanzenbasiert, ohne jedoch allzu restriktiv zu sein. Frisches Obst und Gemüse, Vollkorn, Hülsenfrüchte und eine Vielzahl an Nüssen und Samen sind die Stars auf dem Teller. Kleine Mengen von Meeresfrüchten, Eiern und Geflügel sind weitere typische Zutaten, während Milchprodukte und rotes Fleisch in Maßen konsumiert werden. Zubereitet werden die Mahlzeiten mit nicht raffinierten Ölen wie nativem Olivenöl und Leinöl, dazu einen Spritzer des lokal hergestellten Essigs oder Zitronensaftes. Statt mit Salz wird das Essen mit Sträußen von Kräutern und Gewürzen verfeinert. Die Mahlzeiten werden häufig von einem Glas Rotwein begleitet und mit einem duftenden Espresso abgeschlossen, beides reich an Antioxidantien. Desserts, darunter hausgemachtes Gebäck und Eis mit qualitativ hochwertigen Zutaten, kommen nicht täglich auf den Tisch, sondern werden am Wochenende oder bei besonderen Anlässen mit Genuss verspeist. Das Ergebnis ist eine Lebensmittelkombination voller Antioxidantien, Polyphenolen, Ballaststoffen und für die Herzgesundheit förderlichen ungesättigten Fettsäuren, die zudem so flexibel ist, dass man nicht das Gefühl hat, auf irgendetwas verzichten zu müssen.

So wirksam diese Ernährungsweise auch sein kann – Expert*innen sind der Ansicht, dass sie mit ein paar kleinen Anpassungen noch besser sein könnte. Bei dieser gesundheitsoptimierten »grünen« Mittelmeer-Diät wird die Fleischmenge reduziert, stattdessen fügen wir Pflanzenprotein sowie andere nährstoffreiche Lebensmittel hinzu, die üblicherweise nicht in der mediterranen Ernährung enthalten sind, wie grüner Tee, Avocado und Sojabohnen. Diese Kombination scheint die Vorzüge dieser Ernährungsweise noch zu verstärken, zu mehr Verlust von Fett in der Körpermitte zu führen (der Apfelform, auf die wir im vorherigen Kapitel eingegangen sind) und größere Vorteile im Hinblick auf den Stoffwechsel zu haben sowie den Blutdruck zu senken, schlechtes Cholesterin zu reduzieren, eine bessere Insulinsensitivität zu fördern und chronische Entzündungen zu mindern.[10] Darüber hinaus verlangsamen beide Ernährungsformen den Hippocampus-Schwund (also der Gehirnregion, die unsere Lern- und Gedächtnisfähigkeit beeinflusst), zudem scheint die grüne Mittelmeer-Diät einen potenziell besseren Schutz gegen Alter und Krankheit zu gewähren.[11] Ich verlange nicht, dass Sie dieser Ernährungsweise akribisch folgen, aber ich würde diese grünere Option ausprobieren, auf die wir weiter unten eingehen werden.

Zuvor noch ein Wort zu einem der vielen Irrtümer über die mediterrane Diät: Sie sei zu exklusiv und/oder zu teuer. Ich kann Ihnen versichern, dass das nicht stimmt. Der Schlüssel ist, nicht in die Falle all der mediterran inspirierten Menüs voller ausgefallener Zutaten, teurer Weine und Käse zu tappen, sondern sich klarzumachen, worin die *echte* mediterrane Kost besteht. Die authentische mediterrane Ernährung ist, egal welchen Maßstab man anlegt, nicht teuer. Denn zu ihr gehören lokal angebauter Wein und landwirtschaftliche Erzeugnisse der Saison, Bohnen und Vollkorngetreide als Hauptproteinquelle. Wie ich bereits erwähnt habe, stehen Fleisch und Milch – die meist teurer sind als Gemüse – eher selten auf der Speisekarte. Falls Sie sich für gesunde Ernährung interessieren, für die Sie nicht tief in die Tasche greifen müssen, empfehle ich mein erstes Buch, *Brain Food*, das den Fokus auf Lebensmittel und Nährstoffe legt, die hilfreich für die Hormongesundheit und die Menopause sein können. Einige von Ihnen werden die meisten dieser Lebensmittel im örtlichen Supermarkt bekommen. Für andere können sie schwerer erhältlich oder zu teuer sein. In diesem Fall können Sie sie austauschen. Hier geht es mehr um einen bestimmten Ernährungsansatz als um einen strengen Plan oder darum, strikt eine Einkaufsliste abzuarbeiten. Indem Sie sich auf die Vielfalt pflanzenbasierter vollwertiger Ernährung konzentrieren, den Konsum von tierischen Produkten im Auge behalten und sich von Fertiggerichten und industriell verarbeiteten Lebensmitteln fernhalten, verbessern Sie im Nu Ihre Ernährung und damit Ihre Gesundheit.

GRÜNER GEHT IMMER

Sie kennen vielleicht den Spruch, »Nahrung ist Medizin«? Eigentlich müsste er lauten: *Pflanzen* sind Medizin. Pflanzliche Nahrung ist voller Vitamine, Mineralien und einer Fülle an *sekundären Pflanzenstoffen*, die helfen, Krankheiten zu bekämpfen, Entzündungen zu reduzieren und den ganzen Körper widerstandsfähiger zu machen. Eine ebenso große Rolle spielt es, dass Pflanzen die reichhaltigste Quelle von Ballaststoffen sind – das A und O für die Frauengesundheit. Mein wichtigster Rat in Bezug auf die Ernährung lautet denn auch: *Achten Sie auf genügend Ballaststoffe in Ihrer Nahrung.*

Neben ihrer positiven Wirkung auf den Blutzucker- und Insulinspiegel und auf die Verdauung besitzen Ballaststoffe die weniger bekannte Fähigkeit, Östrogen auszugleichen. Sie fördern die Aktivität eines Moleküls, das sich Sexualhormonbindendes Globulin (SHBG) nennt. Dieses reguliert die Östrogen- und Testosteronkonzentration im Blut und speichert im Grunde Hormone für uns.[12] Das bedeutet, Ballaststoffe zu sich zu nehmen, ist eine hervorragende erste Abwehrmaßnahme gegen Symptome der Menopause wie Hitzewallungen, die bei einer ballaststoffreichen Ernährung seltener und milder auftreten. Das Gleichgewicht, das Ballaststoffe in unserem Körper erzielen, ist unerlässlich für Frauen im Allgemeinen und besonders für jene, die Brustkrebs besiegt haben. In der Women's-Healthy-Eating-and-Living-Studie zeigte sich, dass Frauen, die wegen Brustkrebs in einem frühen Stadium behandelt worden waren und einer ballaststoffreichen Diät folgten, innerhalb nur eines Jahres unter signifikant weniger Hitzewallungen litten.[13] Diese Studie war bloß eine von vielen mit diesem eindeutigen Ergebnis. Wie viel Ballaststoffe sind ausreichend? Die Faustregel lautet, etwa 14 Gramm Ballaststoffe pro 1000 am Tag aufgenommene Kilokalorien. Das sind bei beispielsweise 2000 Kalorien am Tag, mit denen Sie Ihr Gewicht auf gesunde Weise halten, 28 Gramm Ballaststoffe.

Ein weiteres großes Plus daran, mehr pflanzenbasierte Lebensmittel zu essen: Sie bieten die denkbar größte Vielfalt an Antioxidantien. Antioxidantien bekämpfen freie Radikale, reduzieren Entzündungen und schieben die Zellalterung auf. Freie Radikale wirken sich negativ auf die Reifung und Freisetzung von Eizellen aus und richten zugleich Schäden an Gehirnzellen an. Eine hohe Zufuhr von Antioxidantien kann diese Effekte verlangsamen und die Menopause hinauszögern. Zu den stärksten Antioxidantien gehören die Vitamine C und E, Betacarotine und das Spurenelement Selen sowie eine Reihe von sekundären Pflanzenstoffen wie Lycopin und Anthocyane, die Blaubeeren, Tomaten und Trauben ihre schönen Rot- und Blaufärbungen verleihen. Sie glauben, die Lebensmittel mit den meisten Antioxidantien zu kennen? (Lassen Sie mich raten … Blaubeeren?) Einige könnten Sie überraschen: Brombeeren, Goji-Beeren und Artischocken sind diesbezüglich sogar noch reichhaltiger. Einige Gewürze und Kräuter wie Zimt, Oregano und Rosmarin enthalten ebenfalls viele Antioxidantien, und in der Vitamin-C-Abteilung sind Zitrusfrüchte bekanntlich ganz groß. Für Selen sind Paranüsse eine tolle Quelle, es findet sich aber auch in Reis, Haferflocken und Linsen.

OBST UND GEMÜSE

Erinnern Sie sich an die altmodischen Cartoons, in denen Popeye seinen Spinat direkt aus der Dose löffelte, um seine Muskeln aufzupumpen und dann jemandem zur Rettung zu eilen? Spinat allein vollbringt keine Wunder, der Verzehr von mehr Gemüse jedoch schon.

Besonders grüne Blattgemüse kommen in der westlichen Standardernährung am seltensten vor, dabei sind sie am wichtigsten für unsere Gesundheit. Heute nimmt nur jeder zehnte Mensch in Amerika das täglich erforderliche Minimum an Obst und Gemüse zu sich. Im Gegensatz dazu isst jede zweite Person in den USA *90 Kilo* rotes Fleisch und Geflügel im Jahr – zusätzlich zu all den industriell verarbeiteten Lebensmitteln, die täglich konsumiert werden.[14] In Deutschland ist der Fleischkonsum mit 52 Kilogramm pro Kopf deutlich geringer,[15] und der Gemüse- und Obstkonsum[16] etwas höher, aber dennoch unzureichend.

Diese Statistiken in Kombination mit denen, die den Mangel an körperlicher Aktivität belegen, deuten darauf hin, dass 2035 nahezu die Hälfte aller US-amerikanischen Erwachsenen fettleibig sein wird. Laut dem *World Obesity Atlas* von 2023 werden in Deutschland 36 Prozent der erwachsenen Bevölkerung an Fettleibigkeit leiden.[17] Die Zahl der Herzkrankheiten, Schlaganfälle und Typ-2-Diabetes-Erkrankungen sind in vielen Ländern ebenfalls so hoch wie nie. Wir müssen also stärker darauf achten, was wir essen.

Viele chronische Krankheiten werden durch unsere Ernährung beeinflusst. Es versteht sich also von selbst, dass wir sie auf eine Weise optimieren sollten, die unserer Gesundheit zuträglich ist. Zu diesem Zweck wird häufig empfohlen, möglichst »bunt« zu essen, also bei jeder Mahlzeit eine Vielzahl verschiedenfarbiger Obst- und Gemüsesorten einzubauen. Etwa die Hälfte Ihres Tellers sollte bei jedem Mittag- oder Abendessen aus Gemüse bestehen. Besonders

Blattgrün und Kreuzblütler-Gemüse sind außerordentlich förderlich für die hormonelle Balance und ein gesundes Nervensystem. Zu ihnen zählen beispielsweise:

- *Grünes Blattgemüse*: Grünkohl, Blattkohl, Spinat, Kopfkohl, Rote-Bete-Blätter, Wasserkresse, Römersalat, Mangold, Rucola und Endiviensalat
- *Kreuzblütler-Gemüse*: Blumenkohl, Brokkoli, Kopfkohl, Grünkohl, Blattkohl, Brauner Senf, Gartenkresse, Pak Choi, Rosenkohl

Bei Frauen, die eine Menge dieser Supergemüse verzehren, ist das Risiko, übergewichtig oder adipös zu werden, geringer, und sie haben sehr viel weniger Wechseljahressymptome als diejenigen, die Gemüse lieber links liegen lassen und sich stattdessen an Fast Food, industriell verarbeiteten Lebensmitteln sowie Fleisch und Milchprodukten aus Massentierhaltung satt essen.[18] Bei einer angeleiteten Ernährungsumstellung mit 17 000 Teilnehmerinnen in der Menopause zum Beispiel litten diejenigen, die mehr ballaststoffreiches Gemüse, Obstsorten und Bohnen bekamen, um 19 Prozent weniger an Hitzewallungen verglichen mit denjenigen, die weniger pflanzliche Lebensmittel zu sich nahmen.[19] Auch eine Studie mit 393 Frauen in der Postmenopause zeigte, dass diejenigen, die mehr Blattgemüse und Kreuzblütler-Gemüse aßen, weniger Wechseljahresbeschwerden und mehr Energie hatten.[20] Ferner kann der regelmäßige Verzehr von Kreuzblütler-Gemüse dazu beitragen, Genschäden zu reparieren und vor Brustkrebs zu schützen. Er wird außerdem mit einer 50 Prozent niedrigeren Wahrscheinlichkeit schwerer klimakterischer Symptome bei Brustkrebspatientinnen in Verbindung gebracht.[21]

Doch das ist noch nicht alles. Auch Gemüsesorten mit einem niedrigen bis mittleren glykämischen Index wie Zwiebeln, Rote Bete, Kürbis und Möhren sind eine hervorragende Wahl, genauso wie Obst. Einige raten wegen seines Zuckergehalts von Obst ab, doch es gibt zahlreiche Belege dafür, dass viele Früchte auf eine einzigartige, positive Weise zur weiblichen Gesundheit beitragen und deshalb nicht auf sie verzichtet werden sollte. Eine Studie folgte 6000 Frauen über neun Jahre. Diejenigen, die regelmäßiger Obst aßen – besonders Erdbeeren, Ananas, Melonen, Aprikosen und Mangos –, hatten 20 Prozent weniger Hitzewallungen und waren besserer Dinge als diejenigen, die nicht so viel Obst zu sich nahmen.[22] An antioxidativem Vitamin C reiche Zitrusfrüchte wie Orangen, Limetten, Zitronen, Grapefruit und Kumquats halfen ebenfalls gegen eine Reihe von Symptomen. Ein weiterer guter Grund, Obst zu essen: Eine Studie, die über viele Jahre 16 000 Frauen begleitete, wies nach, dass bei denjenigen, die an Flavonoiden reiche Beeren wie Blaubeeren und Erdbeeren konsumierten, die kognitive Leistung besser war als bei denjenigen, die das nicht taten.[23] Ein oder zwei Portionen frisches Obst am Tag reichen dafür aus. Falls Sie jedoch besonders streng darauf achten, Zucker zu vermeiden, bevorzugen Sie Obst mit einem niedrigen glykämischen Index wie Beeren, Äpfel, Zitronen, Orangen, Grapefruit und Wassermelone und wählen Sie seltener solches mit einem höheren glykämischen Index wie Trauben und Mangos.

VOLLKORN, STÄRKE UND HÜLSENFRÜCHTE

Während die meisten Menschen sich einig sind, dass Obst und Gemüse Teil einer gesunden Ernährung sein sollten, ist die Rolle von Getreide, Kartoffeln und Hülsenfrüchten umstritten. Viele haben gelernt, sie sollten sich von Kohlenhydraten fernhalten – ohne zu wissen, dass Kohlenhydrate nicht gleich Kohlenhydrate sind. Sie können nämlich einfach oder komplex sein, beruhend darauf, wie viel Ballaststoffe, Stärke und Zucker sie enthalten. Lebensmittel mit mehr Ballaststoffen als Zucker werden im Allgemeinen als komplexe Kohlenhydrate bezeichnet und haben eine geringere glykämische Last. Sie sind im Ergebnis schonender für den Körper und setzen ihre natürlichen Zucker langsam frei, die dann, ohne Insulinspitzen zu verursachen, in Energie umgewandelt werden können. Vollkorngetreide (also Getreide, bei denen die Schale nicht entfernt wurde) wie brauner Reis, Weizenkorn und Hafergrütze sowie die meisten Hülsenfrüchte und Wurzelgemüse wie Süßkartoffeln fallen in die Kategorie der komplexen Kohlenhydrate – sie werden auch als »gute« Kohlenhydrate bezeichnet. Aus frauengesundheitlicher Perspektive ist der Verzehr von Kohlenhydraten mit einem niedrigen glykämischen Index mit positiven Wirkungen verbunden, unter anderem mit einem deutlich verringerten Risiko für Herzerkrankungen, Typ-2-Diabetes, Depressionen und Demenz – und mit besserem Schlaf![24]

Am anderen Ende des Spektrums befinden sich die Kohlenhydrate mit einem hohen glykämischen Index. Sie enthalten viel Zucker, der häufig auch noch raffiniert ist, und wenig bis gar keine Ballaststoffe. Diese Lebensmittel, manchmal als »schlechte« Kohlenhydrate bezeichnet, können den Blutzucker hochtreiben und es dem Körper erschweren, so viel rasch verfügbaren Zucker auf einmal zu verwerten. Mit der Zeit überlastet das die Bauchspeicheldrüse und verursacht eine Insulinresistenz. Diese wiederum bewirkt Entzündungen im Körper und seinen Systemen, was einen Risikofaktor für Stoffwechselerkrankungen, Diabetes und Herzerkrankungen darstellt. Insulinresistenz kann außerdem die Östrogenproduktion stören – das Letzte, was wir gebrauchen können. Beispiele für Kohlenhydrate mit einem hohen glykämischen Index sind nicht bloß die offensichtlichen wie abgepackte Süßigkeiten, zuckerhaltige Kekse, industriell hergestelltes Gebäck und Bonbons. Der Club der stark zuckerhaltigen Kohlenhydrate hat viele Mitglieder, darunter auch Limonaden, gesüßte Erfrischungsgetränke und industriell verarbeitete Getreide wie sie für Toastbrot oder Weißbrot verwendet werden, weißer Reis, Fertignudeln, Bagels und Brötchen.

Die Sache ist eigentlich klar. Wollen wir als Frauen unsere Gesundheit verbessern, sind Vollkorn und Hülsenfrüchte in, raffinierte

Getreide out. Süßkartoffeln und andere Kartoffeln mit Schale sind ebenfalls in, industriell verarbeitete Produkte auf Kartoffelbasis und Pommes von McDonalds sind out. Sie verstehen, worauf ich hinauswill.

Diejenigen, die Gluten meiden, können auf von Natur aus glutenfreie Getreide wie Reis (braun, rot, schwarz), Wildreis (eigentlich Samen), Quinoa (ebenfalls Samen), Amaranth, Buchweizen, Hirse, Sorghum-Hirse und Teff zurückgreifen – sie alle sind Quellen für gute Kohlenhydrate. Seien Sie jedoch gewarnt vor den zahlreichen glutenfreien Produkten, die sich als gesunde Alternativen ausgeben, während sie in Wahrheit auch nur industriell verarbeitetes Junkfood sind.

NATÜRLICHE SÜSSUNGSMITTEL

Uns allen würde es guttun, ein für alle Mal weißen Zucker und künstliche Süßstoffe aufzugeben. Natürliche, unraffinierte Süßungsmittel wie Rohhonig, Ahornsirup, Stevia und Kokosblütenzucker sind eine andere Geschichte. Sie sind reicher an Vitaminen und Mineralien als das pudrige oder körnige weiße Zeug, sie sind leichter verträglich für den Körper und treiben den Blutzuckerspiegel nicht so stark in die Höhe. Wenn Sie wie ich die ein oder andere Süßigkeit brauchen, um zu funktionieren, empfehle ich sehr dunkle Schokolade mit einem Kakaogehalt von 80 Prozent oder mehr. Besser noch, probieren Sie es einmal mit *roher* dunkler Schokolade. In seiner reinsten Form ist diese Art von Schokolade ein Superfood mit einem beeindruckenden gesundheitlichen Leistungsspektrum. Ihre glykämische Last ist niedrig, sie befriedigt ohne den nachfolgenden Blutzuckerabfall und ist reich an Theobromin, einem ausgezeichneten Antioxidans. Mit wertvollen *Flavonoiden*, die gegen Entzündungen wirken, und den Östrogen unterstützenden *Catechinen* ist rohe Schokolade eine tolle Nascherei. Zur Inspiration hier eines meiner absoluten Lieblingsrezepte: eine köstliche Ganache aus dunkler Schokolade mit nur drei Zutaten. Schmelzen Sie eine halbe Tasse ungesüßter dunkler Schokochips und eine Vierteltasse unraffiniertes Kokosöl. Rühren Sie dann einen gehäuften Esslöffel Rohkakaopulver und einen Esslöffel Ahornsirup ein. Gießen Sie die Mischung in einen luftdichten Behälter und geben Sie ihn für drei Stunden in den Eisschrank. Dieses Dessert gibt nicht nur eine Menge Energie, sondern enthält auch eine gesunde Dosis Antioxidantien. Ein herrlicher Genuss ganz ohne schlechtes Gewissen!

FÜTTERN SIE IHR ÖSTROBOLOM

Hier ein weiterer beeindruckender, bislang jedoch nicht ausreichend erforschter Vorteil einer überwiegend pflanzlichen Ernährung: Mittlerweile ist allgemein bekannt, dass unser Körper Billiarden Bakterien, das sogenannte *Mikrobiom*, vor allem im Magen-Darm-Trakt beherbergt. Die Wissenschaft hat nachgewiesen, dass diese Darmbakterien dazu beitragen, viele Aspekte unserer Physiologie zu regulieren, darunter die Aufnahme von Nährstoffen, die Darmgesundheit und die Immunantwort. Wenige wissen jedoch, dass dieselben Mikroben auch unser wertvolles Östrogen unterstützen.

Darf ich vorstellen? Das *Östrobolom*, eine weitgehend übersehene Sammlung von Darmbakterien mit der einzigartigen Fähigkeit, Östrogen zu verstoffwechseln.[25] Das funktioniert folgendermaßen: Macht das Östrogen seinen Weg durch den Körper und vollführt seine Zaubertricks, begibt es sich Richtung Darm, wo es – genau wie Nährstoffe – wieder in den Blutkreislauf absorbiert oder eliminiert wird. Für diesen Prozess ist das Östrobolom verantwortlich. Seine Bakterien produzieren ein Enzym namens *Beta-Glucuronidase*, das Östrogen in seine aktiven Formen spaltet und entscheidet, ob es zurück in den Kreislauf geschickt wird oder das System verlassen muss.[26] Indem es diese Entscheidung trifft, hält das Östrobolom die Dinge im Gleichgewicht und sorgt für eine optimale Gesamtmenge an Östrogen im Körper. Darüber hinaus ist es ausgezeichnet darin, komplexe Kohlenhydrate zu spalten und Antioxidantien arbeiten zu lassen – ein weiterer Beleg, der den Zusammenhang zwischen Östrogen und pflanzenbasierten Lebensmitteln noch einmal unterstreicht.

Es lohnt sich, dafür zu sorgen, dass sich diese guten Bakterien bei uns wohlfühlen. Ein gesunder Darm ist mit einem niedrigeren Risiko für Adipositas, Herzerkrankungen, Demenz, Depression, Krebs und einer sanfteren Menopause assoziiert.[27] Entsprechend verhält es sich andersherum. Wenn Sie schon bereits einiges über den Darm wissen, haben Sie vielleicht bereits von *Dysbiose* gehört. Das ist ein Problem, das auftritt, wenn schädliche Bakterien gegenüber den Darmmikroben in der Überzahl sind und das Gleichgewicht nicht mehr stimmt. Dysbiose führt zu Verdauungsbeschwerden und Entzündungen und verstimmt das Östrobolom. Die kann zur Folge haben, dass unsere Östrogenwerte aus dem Gleichgewicht geraten und unregelmäßig in den Blutkreislauf freigelassen werden.

Was verursacht eine Dysbiose? Chronischer Stress und eine zu häufige Anwendung von Antibiotika spielen eine Rolle, doch vor allem ist eine schlechte Ernährung schuld daran. Ihr Östrobolom und Ihr gesamtes Mikrobiom feiern es, pflanzenbasierte Kost zu bekommen – je mehr, desto besser. Wenn Sie eine große Vielfalt an pflanzlichen Lebensmitteln zu sich nehmen, erhält Ihr Mikrobiom einen Schatz an notwendigen Nährstoffen. Industriell verarbeitete Lebensmittel zu vermeiden und Fleisch und Milchprodukte zu reduzieren scheint ebenfalls zu helfen, da Menschen, deren Diät viele Ballaststoffe und wenig tierische Fette enthält, das gesündeste Mikrobiom aufweisen.[28] Überlegen Sie einmal: *Nur zwei Wochen* lang industriell verarbeitete Lebensmittel zu sich zu nehmen, kann die Biodiversität Ihres Mikrobioms um 40 Prozent verringern, die Östrogen ausgleichenden Bakterien und damit auch Ihre Gesundheit gefährden.[29] Die Neigung unserer Gesellschaft zu einer Ernährungsweise mit wenig Ballaststoffen und vielen Nährstoffen schlechter Qualität richtet Schäden in unserem Körper an, ob es Ihnen gefällt oder nicht. Zum Glück gibt es einen todsicheren Weg, das Mikrobiom wiederherzustellen. Sie ahnen es: Eine vorwiegend pflanzliche Ernährung. Um Ihre Darmbakterien wieder aufzubauen, konzentrieren Sie sich auf Lebensmittel, die *Präbiotika*, *Probiotika* und die etwas weniger bekannten *Bitterstoffe* enthalten:

- *Präbiotika* sind unverdauliche Kohlenhydrate, die Lieblingsmahlzeit Ihrer Darmbakterien. Knoblauch, Zwiebeln, Spargel, Rote Bete, Kopfkohl, Lauch und Artischocken sind fantastische Quellen, ebenso Hülsenfrüchte wie Bohnen, Erbsen und Linsen.
- *Probiotika* sind lebende Bakterien, die sich im Mikrobiom ansiedeln. Diese finden Sie in fermentierten Lebensmitteln wie Sauerkraut, Kimchi, ungesüßtem Joghurt und in Salzlake fermentierten Konserven. Auch eine probiotische Nahrungsmittelergänzung kann sinnvoll sein, besonders eine, die mindestens drei verschiedene Bakterienstränge enthält: verschiedene Lactobazillen und Bifidobakterien.
- *Bitterstoffe* gehören zu einer Gruppe von Pflanzen, die genau dadurch definiert sind, was der Name schon sagt: Sie sind bitter. Bitterkräuter wie Löwenzahnblätter, Endiviensalat, Radicchio und Rucola regen effektiv die Verdauung an und tun dem Mikrobiom gut. Fügen Sie Zitronensaft oder Essig hinzu, um das Beste aus ihnen herauszuholen.

EIN PLÄDOYER FÜR PHYTOÖSTROGENE

Östrogen ist ein uraltes Hormon. Wir Menschen stellen es her, aber auch viele andere Tiere und sogar Pflanzen. Tatsächlich hat die Wissenschaft fast 300 Pflanzen identifiziert, die *Phytoöstrogen* oder pflanzliches Östrogen produzieren, das in seiner chemischen Struktur unserem körpereigenen nahezu gleicht und ähnliche Funktionen besitzt.[30] Darüber, was Phytoöstrogene für die Frauengesundheit bewirken können und was nicht, herrscht jedoch einige Verwirrung. Während manche glauben, sie würden den Östrogenspiegel steigen lassen und sie als Helden der Fruchtbarkeit feiern, halten andere sie für gefährlich und meinen, sie würden die Krebsgefahr bei Frauen erhöhen (daher hat Soja seinen schlechten Ruf). Wieder andere sind der Ansicht, sie seien ineffektiv oder nutzlos. Im Internet wird das Thema ebenfalls leidenschaftlich diskutiert: Auf einigen Seiten heißt es, Sie sollten Phytoöstrogene vollständig vermeiden, um eine Östrogendominanz zu verhindern. Zu dem Thema könnte ich eine ganze Abhandlung schreiben, aber ich nehme an, Sie sind besser bedient mit einer kurzen Frage-und-Antwort-Runde.

Welche Lebensmittel enthalten Phytoöstrogene?

Es gibt drei Hauptarten von Phytoöstrogenen:

- *Isoflavone* kommen in Sojabohnen, Tofu, Tempeh, Limabohnen, Kichererbsen und Linsen vor.
- *Lignane* sind in Samen wie Leinsamen und Sesam, in Früchten wie getrockneten Aprikosen, Datteln, Pfirsichen und Beeren und in Gemüse wie Knoblauch, Winterkürbis und grünen Bohnen enthalten.
- *Coumestane* finden sich in Sprossen wie Alfalfa.

Wirken sich Phytoöstrogene in irgendeiner Weise auf den menschlichen Körper aus?

Phytoöstrogene haben eine Molekülstruktur, die jener des in den Eierstöcken produzierten Östrogens ähnelt, und sie binden sich an dieselben Rezeptoren. Insofern funktionieren sie ähnlich wie das körpereigne Östrogen, aber in schwächerer Form. So ist ihre Fähigkeit, an Östrogenrezeptoren anzudocken, bloß ein Tausendstel so stark wie die von Östradiol.[31] Das bedeutet auch, dass ihre Wirkung viel geringer ist, es sei denn, man kombiniert die verschiedenen Phytoöstrogene in genau austarierten Mengen. Dann nimmt ihre Aktivität zu. Dennoch haben diese Lebensmittel nur einen Effekt, wenn sie regelmäßig konsumiert werden. (Und nein, Phytoöstrogene führen nicht dazu, dass Ihr Körper selbst kein Östrogen mehr produziert.)

Sind Phytoöstrogene gefährlich?

Ganz im Gegenteil, diese Moleküle schützen die hormonelle Gesundheit. Phytoöstrogene sind spezielle Verbindungen, die sowohl östrogenfördernd als auch östrogenhemmend wirken können. Tatsächlich ähneln sie den selektiven Östrogenrezeptormodulatoren oder SERM, die in der Krebstherapie eingesetzt werden.[32] Die genauen Mechanismen ihrer Aktivität werden noch erforscht, doch Phytoöstrogene neigen dazu, die Östrogenkonzentration im Blut auszugleichen und könnten mit dem Östrobolom im Darm gemeinsame Sache machen.[33] Ist der Östrogenspiegel hoch genug, können Phytoöstrogene sanft die Östrogenrezeptoren blockieren und Sie so vor zu viel Östrogen schützen. Bei einer niedrigen Konzentration könnten sie diese erhöhen, allerdings viel zurückhaltender als Ihr körpereigenes Östrogen.

Können Phytoöstrogene, insbesondere Soja, Krebs verursachen?

Soja ist eines der umstrittensten Lebensmittel der Welt. Auf der einen Seite wird es als Superfood gepriesen, dann wieder als krebserzeugendes Gift verteufelt. Asiatische Frauen nehmen jedoch regelmäßig Soja zu sich und ihr Brustkrebsrisiko ist vier Mal *niedriger* als das ihrer westlichen Geschlechtsgenossinnen.[34] Dabei spielen zwar auch genetische und kulturelle Faktoren eine Rolle, doch viele Studien haben gezeigt, dass Bevölkerungsgruppen, bei denen Soja ein regelmäßiger Bestandteil der Ernährung ist, eine niedrigere Brustkrebsrate haben. Die Wahrscheinlichkeit, dass diese Frauen an Hitzewallungen, Osteoporose und Herzerkrankungen leiden, ist ebenfalls geringer. Das deutet zumindest darauf hin, dass Soja nicht gefährlich ist.

Insgesamt gibt es keine Belege dafür, dass Soja oder die darin enthaltenen Phytoöstrogene Krebs verursachen. Jahrelang haben Fachgesellschaften dazu geraten, Soja und andere östrogenfördernde Pflanzen mit Östrogenwirkung zu vermeiden. Eingehendere Forschung hat jedoch sowohl das American Institute for Cancer Research als auch die American Cancer Society dazu gebracht, ihre Position 2013 zu überarbeiten. Heute gilt Soja als ungefährlich für Frauen, auch für Brustkrebspatientinnen.[35] Umfassende wissenschaftliche Analysen haben gezeigt, dass Soja die Wahrscheinlichkeit für ein Brustkrebs-Rezidiv nicht erhöht und in manchen Fällen sogar die Sterblichkeit reduzieren könnte.[36] Auch im Hinblick auf Gebärmutterkrebs, Eierstockkrebs oder andere Krebsarten wirkt sich Soja nicht negativ aus.

Eine Einschränkung: Menschen, die allergisch gegen Soja sind, sollten sowohl Soja als auch damit hergestellte Produkte meiden. Dabei spielt es auch eine Rolle, welche Art von Soja man isst. Die traditionellen Sojalebensmittel, die in Asien konsumiert werden, sind weder schadstoffbelastet noch industriell verarbeitet und häufig fermentiert, was unser Soja meist nicht ist. Im Westen wird der Großteil der Sojaprodukte aus genmanipulierten Sojabohnen voller Pestizide und Konservierungsmittel hergestellt.[37] Schlimmer noch, industriell verarbeitetes Sojaöl, Sojalecithin und isoliertes Sojaprotein sind überall enthalten, von abgepackten Lebensmitteln und Frühstücksflocken zu Caffé Lattes und Babynahrung – und fördern in keiner Weise die Gesundheit. Diese Art von Soja kann man nicht mal ansatzweise als Superfood bezeichnen. Falls Sie gern Soja essen möchten, um eine gesunde Menopause zu unterstützen, wählen Sie fermentierte Bio-Sojaprodukte wie frische Edamame, Miso und Tempeh.

Hat es Vorteile, Phytoöstrogene zu sich zu nehmen?

Die Forschungsergebnisse stimmen nicht durchweg überein, doch klinische Studien deuten darauf hin, dass Soja oder, allgemeiner gesagt, Isoflavone zu essen, möglicherweise die Anzahl der Hitzewallungen reduziert.[38] In einer vor Kurzem von der North American Menopause Society veröffentlichten Studie reduzierte eine pflanzenbasierte Ernährung mit viel Soja moderate bis starke Hitzewallungen um ganze 84 Prozent, sodass zuvor fünf Mal am Tag auftretende Schweißausbrüche auf weniger als einmal täglich gesenkt wurden.[39] In dieser Studie wurde den betroffenen Frauen willkürlich eine pflanzliche Ernährungsweise zugewiesen, die täglich eine halbe Tasse gekochter Sojabohnen in einem Salat oder einer Suppe enthielt. Die übrigen Studienteilnehmerinnen bildeten die Kontrollgruppe und veränderten nichts an ihrer Ernährung. In der zwölfwöchigen Studie erlebte mehr als die Hälfte der Frauen, die sich pflanzlich mit einer Extraportion Soja ernährten, *keinerlei* Hitzewallungen mehr. Die meisten Teilnehmerinnen gaben außerdem an, ihre Lebensqualität, ihre Stimmung, ihre Libido und ihr Energieniveau habe sich verbessert. Auch wenn das eine kleine Studie war, sind die Ergebnisse beeindruckend und verdienen Beachtung.

FOKUS AUF DIE ESSENZIELLEN FETTSÄUREN

Genau wie Kohlenhydrate sind auch nicht alle Fette gleich. Jahrelang wurde dazu geraten, die Gesamtmenge von Fett in der Ernährung zu senken, doch wie sich herausgestellt hat, ist die Art von Fett, die man zu sich nimmt, wichtiger als die Menge. Man unterscheidet im Wesentlichen drei verschiedene, die jeweils unterschiedlich wirken:

- *Ungesättigte Fettsäuren* können *einfach ungesättigt* sein (wie in Olivenöl oder Avocados) oder *mehrfach ungesättigt* (wie in Fisch und Schalentieren, verschiedenen Nüssen und Samen sowie einigen Gemüsearten, Getreiden und Hülsenfrüchten).
- *Gesättigte Fettsäuren* sind vor allem in Milchprodukten, Fleisch und bestimmten Ölen (wie Kokosöl) enthalten.
- *Ungesättigte Transfette* werden produziert, wenn ungesättigte Öle in einem Verfahren behandelt werden, das man als Hydrierung bezeichnet. Dadurch bekommen sie Ähnlichkeit mit gesättigten Fettsäuren und bleiben länger haltbar. Diese Trans-Fettsäuren verstecken sich normalerweise in industriell verarbeiteten Lebensmitteln und sind die schlechtesten Fette, die Sie zu sich nehmen können – so schlecht, dass sie in manchen amerikanischen Bundesstaaten verboten sind und in der EU Grenzwerte bestimmt wurden.[40] Wir gehen in dem Abschnitt über »Lebensmittel, die Sie vermeiden sollten« darauf ein.

Omega-3-Fettsäuren sind die wahren Stars

Viele Studien, die sich auf Frauen konzentrieren, zeigen, dass mehrfach ungesättigte Fettsäuren die weibliche Gesundheit stärken und das Risiko für Herzerkrankungen, Adipositas, Diabetes und Demenz verringern.[41] Diese für Frauen günstigen Fette gibt es in verschiedenen Varianten. Die am meisten verbreiteten sind Omega-3- und Omega-6-Fettsäuren. Omega-3 ist dank seiner antientzündlichen und antioxidativen Wirkung besonders hilfreich. Im Gegensatz dazu leiden Frauen, die nicht genug Omega-3 konsumieren, vermehrt unter Menstruationsbeschwerden, Fruchtbarkeitsproblemen und Depressionen nach der Geburt und in der Menopause.[42]

Es gibt verschiedene Arten von Omega-3:

- *ALA* oder *Alpha-Linolensäure* findet sich ausschließlich in pflanzlichen Lebensmitteln.
- *EPA* oder *Eicosapentaensäure* und *DHA* oder *Docosahexaensäure* finden sich hauptsächlich in Fisch und Meeresfrüchten, aber auch in Seegras und Algen.

Alle drei, ALA, EPA und DHA, werden als essenzielle Fettsäuren bezeichnet, weil sie nicht vom Körper produziert und nur durch die richtigen Lebensmittel aufgenommen werden können. Doch ALA ist die einzige Omega-3-Fettsäure, die *buchstäblich* essenziell ist. Das liegt daran, dass der Körper ALA braucht, um die anderen beiden, EPA und DHA herzustellen. Dabei geht jedoch eine Menge ALA verloren, darauf sollte man also ein Auge haben.

Die meisten Ernährungsrichtlinien für Frauen empfehlen mindestens 1100 mg Omega-3 täglich. Diese Dosis lässt sich leicht erreichen, indem man beispielsweise Leinöl verwendet. Dieses wunderbare goldfarbene Öl wird aus Leinsamen (Flachssamen) hergestellt, die gemahlen und gepresst werden, um das natürlich darin enthaltene Öl zu gewinnen. Nur ein Esslöffel (15 ml) enthält beeindruckende 7200 mg Omega-3 ALA, Sie haben damit also für den Tag ausgesorgt. Exzellente Alternativen sind unter anderem gemahlene Leinsamen, Hanfsamen, Walnüsse und Mandeln. Oliven, Olivenöl, Avocados und Sojabohnen sind ebenfalls ausgezeichnete Quellen, genau wie Broccoli, Erbsen und viele grüne Blattgemüse. Algen und Seegras sind wichtige Omega-3-Quellen für Menschen, die sich vegan oder vegetarisch ernähren oder aus anderen Gründen keinen Fisch essen, da sie zu den wenigen Lebensmitteln gehören, die DHA und EPA enthalten.

Einfach gesättigte Fettsäuren erfreuen Ihr Herz

Einfach gesättigte Fettsäuren sind bekannt dafür, dass sie die Herzgesundheit schützen. Nüsse wie Mandeln, Pistazien, Paranüsse, Cashewkerne und Haselnüsse stecken voller einfach gesättigter Fettsäuren, aber auch fetthaltige Früchte wie Avocados, Oliven und einige Samen wie Sesam und Sonnenblumenkerne. In einer Studie mit 86 000 Frauen hatten diejenigen, die häufig Nüsse aßen, ein deutlich geringeres Risiko für Herzerkrankungen und Schlaganfälle.[43] Eine Handvoll ungeschälter Nüsse oder Samen (ungefähr 28 Gramm) einmal in der Woche genügt. Vermeiden Sie blanchierte, aromatisierte, gesalzene, gesüßte oder gewürzte Nüsse und Samen. Diese Snacks werden oft fälschlicherweise für gesund gehalten, sie sind jedoch industriell verarbeitet und voller Chemikalien und Zucker.

Die besten gesättigten Fettsäuren stammen aus pflanzlichen Quellen

Gesättigte Fettsäuren können sowohl aus tierischen – wie Fleisch und Milchprodukten – als auch aus pflanzlichen Quellen – wie Kokosnüssen, Avocados und Nüssen, zum Beispiel Cashewkernen und Macadamianüssen – stammen. Die Belege häufen sich, dass gesättigte *pflanzliche* Fette durch ihre positive Wirkung auf Hormone die Gesundheit von Frauen unterstützen, während gesättigte Fette aus tierischen Quellen nicht dieselben Effekte zeigen. Eine mögliche Erklärung ist, dass pflanzliche Fette günstiger im Hinblick auf die Blutfettwerte sind als tierische. In randomisierten klinischen Studien erhöhte Butter aus Kuhmilch den LDL-Cholesterinwert beispielsweise deutlich, Olivenöl und Kokosnussöl hingegen nicht.[44] Um das klarzustellen, wir beziehen uns auf pflanzliche Fette aus Vollwertlebensmitteln, nicht aus Produkten wie Margarine oder industriell verarbeiteten pflanzlichen Aufstrichen.

Bei zu viel tierischem Fett in der Ernährung steigt außerdem die

Gefahr für hormonaktive Krebsarten. In der Nurse's Health Study hatten Frauen, die mehr tierische Produkte, besonders rotes Fleisch und Milchprodukte mit hohem Fettgehalt konsumierten, ein dreifach erhöhtes Brustkrebsrisiko verglichen mit denen, die weniger Lebensmittel dieser Art zu sich nahmen.[45] Das könnte damit zu tun haben, dass tierische Fette im Gegensatz zu Ballaststoffen einen negativen Effekt auf das östrogenausgleichende SHBG-Molekül haben. Möglicherweise wurde auch deshalb der Ersatz tierischer Fette durch pflanzliche – besonders durch Öle, die reich an Antioxidantien sind wie natives Olivenöl extra oder Leinöl – mit einer reduzierten Wahrscheinlichkeit Brustkrebs, Herzerkrankungen und Diabetes zu entwickeln assoziiert.[46]

Cholesterin ist wichtig für die hormonelle Gesundheit

Cholesterin hat einen schlechten Ruf; dabei spielt diese Art von Fett eine entscheidende Rolle bei vielen Körperfunktionen, von der Bildung gesunder Zellwände bis zur Produktion von ausreichend Östrogen. Zu viel von bestimmten Cholesterinarten kann Sie jedoch in Schwierigkeiten bringen. Es gibt unterschiedliche Formen:

- HDL (Lipoprotein hoher Dichte) alias das »gute« Cholesterin,
- LDL (Lipoprotein niedriger Dichte) und VLDL (Lipoprotein sehr niedriger Dichte) gelten als »schlechtes« Cholesterin. Hohe Werte schlechten Cholesterins wurden mit Plaquebildung in den Arterien und anderen Herzproblemen in Verbindung gebracht.

Um Ihr persönliches Risiko für Herzerkrankungen und Schlaganfälle einzuschätzen, können Sie Ihre Cholesterinwerte bestimmen lassen. Dazu gibt es zwei Möglichkeiten: Eine ist die Messung des Gesamtcholesterins. In der Regel gilt ein Wert unter 200 als erwünscht. Eine bessere Methode ist die Berechnung des Cholesterin-

Quotienten. Durch den LDL / HDL-Quotienten erhalten Sie ein eindeutigeres Bild Ihres Gesundheitszustands, weil das Verhältnis von gutem zu schlechtem Cholesterin sichtbar gemacht wird. Liegt Ihr Cholesterin-Gesamtwert bei 200 und der HDL-Wert bei 50, beträgt der Quotient 4. Ein Quotient unter 4,5 gilt als gut, am besten ist einer von 2 oder 3.

Ist Ihr Cholesterinspiegel über dem Limit, sollten Sie ihn senken. Cholesterin stammt aus zwei Quellen: Etwa 80 Prozent werden von der Leber produziert, den Rest nehmen wir mit unserer Nahrung auf. Traditionell wurde Patientinnen und Patienten geraten, den Konsum cholesterinreicher Lebensmittel – besonders den von Eiern – zu reduzieren, um ihren Cholesterinwert zu senken. Neuere Forschung zeigt jedoch, dass Cholesterin aus Lebensmitteln den Cholesterinblutwert längst nicht so stark ansteigen lässt wie andere Arten von Fetten, vor allem Transfette und gesättigte Fette aus tierischen Quellen – ein weiterer Grund, auf diese anderen Fette zu verzichten oder ihren Konsum einzuschränken.[47] Mehr pflanzliche Lebensmittel zu essen ist auch in dieser Hinsicht sinnvoll, weil Pflanzen ganz einfach kein Cholesterin enthalten. Sie können sogar dazu beitragen, den Wert des schlechten LDL zu senken und die Produktion des guten HDL zu fördern. Dazu gehören Avocados, Zitronen, Orangen, Bohnen, Hülsenfrüchte und Vollkorngetreide wie Hafer und brauner Reis. Mit Fruchtölen wie Olivenöl oder Kokosöl zu kochen und zu würzen statt mit Butter oder tierischen Fetten ist ebenfalls eine gute Idee.

MAGERES PROTEIN

Bei *Protein* denken viele an Bodybuilding und Hanteln. Doch dieser Makronährstoff ist so viel mehr. Tatsächlich stellt Protein einen wichtigen Baustein dar, den unser Körper auf verschiedenste Arten und Weisen nutzt. Wir brauchen Proteine für den Aufbau neuer und die Reparatur beschädigter Zellen, es hält unsere Knochen stark, indem es den sogenannten Knochenumbau durchführt und auf diese Weise das Osteoporoserisiko senkt, und einige Hormone bestehen aus Proteinen. Darüber hinaus trägt eine Ernährung mit angemessenem Proteinanteil in Kombination mit regelmäßigem Sport dazu bei, Muskelmasse zu erneuern. Eine adäquate Proteinversorgung in der Menopause kann also unserem Stoffwechsel helfen, reibungslos zu arbeiten, und unterstützt zugleich dabei, ein gesundes Gewicht zu halten.

Wie bei Kohlenhydraten und Fetten gibt es auch verschiedene Typen von Proteinen. Für uns ist vor allem qualitativ hochwertiges mageres Protein relevant. Dieses magere Eiweiß enthält typischerweise weniger gesättigte Fettsäuren und daher auch weniger Kalorien. Es findet sich in einer Vielzahl von Lebensmitteln tierischen Ursprungs wie Fisch, Geflügel und mageres Fleisch sowie einer Reihe von pflanzlichen, die wir uns weiter unten genauer anschauen werden. Zuerst gehen wir aber auf die verbreitete Sorge ein, Protein würde in einer pflanzenbasierten Ernährung zu kurz kommen.

Protein besteht aus einer Abfolge von Molekülen, die sich Aminosäuren nennen. In der Natur kommen zwanzig Aminosäuren vor, die unser Körper zur Herstellung von Protein verwendet. Von diesen gelten neun als essenziell. Wie Sie sich erinnern, bedeutet »essenziell«, dass Ihr Körper diese Nährstoffe nicht allein produzieren kann, und sie deshalb über die Nahrung aufgenommen werden müssen. Protein tierischen Ursprungs enthält alle neun essenziellen Aminosäuren, in der Regel in ausreichender Menge pro Portion. In dieser Form bezeichnen wir es als *komplettes Protein.* Pflanzen enthalten diese essenziellen Aminosäuren ebenfalls, doch die Menge mindestens einer davon ist meist begrenzt. Beispielsweise enthalten Gemüse und Hülsenfrüchte nur eine geringe Menge an Cystein und Methionin. Getreide, Nüssen und Samen fehlt es tendenziell an Lysin. Deshalb werden pflanzliche Proteine oft als *unvollständiges Protein* bezeichnet. Doch solange Sie verschiedene pflanzliche Lebensmittel essen und diese in einer Mahlzeit kombinieren, kommen Sie problemlos auf ausreichende Mengen essenzieller Aminosäuren. Die beliebte Kombination aus braunem Reis und Bohnen ist ein gutes Beispiel. Außerdem enthalten bestimmte pflanzliche Lebensmittel mehr Protein pro Portion als einige tierische Produkte. Erbsen beispielsweise, die eigentlich zur Familie der Bohnen gehören. Ob Sie es glauben oder nicht, eine Tasse dieser leckeren Hülsenfrüchte enthält mehr Protein als ein Becher Milch. Lobend erwähnt werden sollte auch Spirulina (ein Blaualgentyp): Zu grünem Pulver gemahlen enthalten nur zwei Teelöffel 8 Gramm komplettes Protein. Nährhefe, ein in der veganen Ernährung gern eingesetzter Käseersatz, liefert ebenfalls 8 Gramm komplettes Protein auf einem halben Teelöffel. Sie müssen diese Lebensmittel nicht in Ihren Speiseplan aufnehmen, wenn Sie sie nicht mögen. Ich möchte nur klarzustellen, dass pflanzenbasierte Lebensmittel eine geeignete Proteinquelle sind. Kehren wir zum Ausgangspunkt zurück. Falls Sie tierische Produkte essen, sind Fisch, Eier und Geflügel unkomplizierte Quellen für mageres Protein. Pflanzliche Lebensmittel, die eine gute Menge mageren Proteins pro Portion enthalten, sind unter anderem:

- Seitan (25 Gramm Protein je 100 Gramm)
- Tofu, Tempeh und Edamame (12–20 Gramm je 100 Gramm)
- Linsen (18 Gramm je 170 Gramm in zubereiteter Form)
- Bohnen (15 Gramm je Tasse in zubereiteter Form)
- Dinkel und Teff (10–11 Gramm je 250 Gramm in zubereiteter Form – diese alten Getreidesorten haben damit einen höheren Proteingehalt als Quinoa)
- Quinoa (8–9 Gramm je 185 Gramm in zubereiteter Form)
- Erbsen (9 Gramm je 160 Gramm in zubereiteter Form)
- Spirulina (8 Gramm komplettes Protein auf 2 Teelöffeln)
- Hanfsamen (9 Gramm auf 3 Teelöffeln)
- Haferflocken (5 Gramm Protein je halbe Tasse trockener Flocken)

EISEN

Auch um die Eisenzufuhr sorgen sich viele Menschen, die über eine vorwiegend pflanzliche Ernährung nachdenken. Pflanzliche Lebensmittel enthalten eine Eisenart, die sich *Nicht-Hämeisen* nennt und im Allgemeinen weniger bioverfügbar (also weniger leicht für den Körper absorbierbar) ist als das Eisen aus Fleisch, sogenanntes *Hämeisen*. Es geht also nicht nur um die Menge des in den Lebensmitteln enthaltenen Eisens, sondern auch darum, wie gut unser Körper es aufnehmen kann. Tatsächlich sind viele pflanzliche Lebensmittel als Eisenlieferanten absolut geeignet, darunter zum Beispiel Hafer, Sojabohnen, Hülsenfrüchte und grünes Blattgemüse. Einige enthalten sogar mehr Eisen als Fleisch. Beispielsweise steckt in 3 Tassen Spinat oder 1 Tasse Linsen mehr Eisen als in einem 200 bis 300 Gramm schweren Steak. Es kann jedoch nicht sofort verwertet werden. Es empfiehlt sich grundsätzlich, eisenhaltige Lebensmittel mit Vitamin-C-reichen zu kombinieren. Streuen Sie zum Beispiel einige Beeren über Ihre Haferflocken oder geben Sie einen Spritzer Zitronensaft in Ihren Salat und *voilà!*, Mission erfüllt.

VITAMIN B12

Vitamin B12 ist das einzige Vitamin, das nicht über pflanzliche Lebensmittel aufgenommen werden kann. In diesem Fall sollten Sie sich entweder für eine flexible Ernährungsweise entscheiden, die Vitamin B12 inkludiert, oder Sie müssen ein Nahrungsergänzungsmittel nehmen. Doch selbst mit einer ausgewogenen Diät benötigen Menschen über fünfzig in manchen Fällen zusätzlich Vitamin B12, um die empfohlene Menge zu erreichen. Der US-amerikanischen Gesundheitsbehörde NIH zufolge haben 43 Prozent älterer Erwachsener einen Vitamin-B12-Mangel. Mehr dazu in Kapitel 15.

KALZIUMREICHE LEBENSMITTEL

Je älter wir werden, umso mehr Kalzium und Vitamin D benötigen wir für die Gesundheit unserer Knochen. Doch entgegen verbreiteter Annahmen sind Milchprodukte nicht die einzige Kalziumquelle. Viele pflanzliche Lebensmittel eignen sich genauso gut. Zahlreiche Gemüsearten wie Spinat, Rüben, Grünkohl, Pak Choi und Brauner Senf sowie Hülsenfrüchte wie Sojabohnen, Tofu, Bohnen und Erbsen haben es ebenfalls in sich. Auch Samen können eine gute Quelle sein. Stellen Sie sich vor: Ein Glas Vollmilch enthält 280 Milligramm Kalzium – genauso viel wie eine Tasse zubereiteter Spinat oder 2 Esslöffel Tahini. Eine weitere einfache Möglichkeit, Kalzium aus pflanzlichen statt tierischen Quellen zu sich zu nehmen, sind pflanzliche Milchersatzdrinks. Viele dieser Getränke enthalten etwa dieselbe Menge Kalzium wie Kuhmilch. (Das gilt allerdings nur, wenn Kalzium gezielt zugefügt wurde.)

Vitamin D allein über die Ernährung zu sich zu nehmen, ist schwierig. Nicht umsonst wird es auch als »Sonnenvitamin« bezeichnet. Unsere Körper stellen Vitamin D aus Cholesterin her, wenn unsere Haut der Sonne ausgesetzt ist. Lassen Sie Ihren Vitamin-D-Wert kontrollieren, und wenn er niedrig ist, können Sie quasi auf ärztliches Anraten hin den Tropenurlaub buchen, den Sie schon immer machen wollten! Ansonsten bevorraten Sie sich mit Lebensmitteln, denen Vitamin D zugefügt wurde, oder nehmen Sie ein Nahrungsergänzungsmittel.

MELATONIN FÜR EINEN BESSEREN SCHLAF

Ob Sie es glauben oder nicht, einige Lebensmittel enthalten das Schlafhormon Melatonin. Insbesondere Pistazien – die sind das melatoninreichste Lebensmittel, das es gibt. Eine Handvoll Pistazien zu essen ist das Gleiche, als würden Sie vor dem Zubettgehen ein Melatonin-Nahrungsergänzungsmittel nehmen. Dieser Snack ist darüber hinaus eine ausgezeichnete Quelle für Ballaststoffe, Vitamin B6 und einige essenzielle Aminosäuren. Melatonin findet sich außerdem in einigen Pilzen, besonders Portobello-Champignons, sowie in verschiedenen gekeimten Samen und Linsen. Weizen, Gerste und Hafer sind ebenfalls gute Quellen, genau wie Trauben, dunkle Kirschen und Erdbeeren. Stellen Sie sich einen Salat mit gekeimten Linsen, gebratenen Pilzen und Pistazien vor – und ein Erdbeersorbet als Dessert. Ihr Östrobolom wird Sie dafür lieben – und Sie müssen vielleicht abends im Bett keine Schäfchen zählen.

LEBENSMITTEL, DIE SIE VERMEIDEN SOLLTEN

Wenn ich nach dem Nummer-1-Tipp zur Ernährung für ein gesundes Gehirn gefragt werde, antworte ich immer: *Essen Sie keine industriell verarbeiteten Lebensmittel.* Menschen in den USA, in Kanada, Großbritannien und Deutschland nehmen fast 50 Prozent ihrer täglichen Kalorien über industriell verarbeitete Lebensmittel auf, viele davon sind sogar *hoch*verarbeitet.[48] Das bedeutet, nahezu die Hälfte dessen, was wir täglich essen, ist *extrem* modifiziert worden, und zwar mit den schädlichsten Varianten von Salzen, Zuckern, Fetten, Zusatzstoffen, Konservierungsmitteln und künstlichen Farben und Aromen. Diese Lebensmittel gehen durch mehrere Verarbeitungsschritte (Pressen, Formen, Mahlen und so weiter), enthalten eine lange Liste von hinzugefügten Chemikalien und sind stark manipuliert. Beispiele sind kommerzielles Weißbrot, verpacktes Gebäck, Snacks, jegliche industriell gefertigte Zuckerware und Desserts, verzehrfertig gebratene und zubereitete Nahrungsmittel und alle Arten von Fast Food, darunter, aber nicht nur, diverse Erfrischungsgetränke, verarbeitetes Fleisch und Aufschnitte, Käse, Margarine, gehärtetes Pflanzenfett und Schmalz, Instantnudeln und -suppen, gefrorene oder haltbar gemachte Mahlzeiten, die meisten verpackten Gewürze, Aufstriche und Kaffeesahne, Chips und Schokolade, Süßwaren, Eiscreme, gesüßte Frühstücksflocken, Fertigsuppen, Chicken Nuggets, Burger, Hotdogs und so weiter (mit der Liste könnte ich leider ein ganzes Buch füllen). Je nachdem, in welchen Läden Sie einkaufen, haben Supermärkte mehr verarbeitete und hochverarbeitete Lebensmittel auf Lager als wenig oder gar nicht verarbeitete. In Kapitel 17 gebe ich konkrete Tipps, wie man die schädlichen Zutaten in diesen Lebensmitteln erkennen und vermeiden kann.

Fürs Erste nur dies: Je mehr hochverarbeitete Lebensmittel Sie essen, desto geringer ist insgesamt der Nährwert Ihrer Mahlzeiten und desto stärker leidet Ihre Gesundheit. Der World Cancer Research Fund und das American Institute for Cancer Research geben an, dass hochverarbeitete Lebensmittel ein Drittel der Krebserkrankungen auf der Welt verursachen könnten.[49] Industriell verarbeitete Lebensmittel wie salzige Snacks oder verarbeitetes Fleisch im Besonderen wurden auch als die Schuldigen hinter schätzungsweise 45 Prozent der durch Herzerkrankungen, Schlaganfälle und Diabetes verursachten Todesfälle ausgemacht.[50] Nach der Auswertung von mehr als 800 Studien schloss die Weltgesundheitsorganisation (WHO), dass verarbeitetes Fleisch zudem karzinogen ist, genau wie Tabakrauchen und Asbest.[51] Verarbeitetes Fleisch ist Fleisch, das gesalzen, gepökelt, fermentiert, geräuchert oder anderweitig manipuliert wurde, um den Geschmack zu verstärken und die Haltbarkeit zu verbessern – wie es die meisten Fleischsorten sind, die Sie an der Frischetheke, im Supermarkt oder im Sandwichladen kaufen. Dazu gehören Kochschinken, Roastbeef, Pute, Huhn, Fleischwurst und Hotdogs.

REDUZIEREN SIE DEN KONSUM VON ALKOHOL, KOFFEIN UND STARK GEWÜRZTEN LEBENSMITTELN

Die kulinarische Landschaft kann in der Menopause eine Herausforderung darstellen. Es ist kein Geheimnis, dass bestimmte Lebensmittel – insbesondere gewürzte Nahrung, Alkohol und das in Kaffee, Tee und Energydrinks enthaltene Koffein – ihre lästigen Symptome verstärken können. Da jede Frau anders ist, ist es wichtig, dass Sie mit Ihren Geschmacksnerven Detektivin spielen und registrieren, wann immer diese Lebensmittel Symptome bei Ihnen auslösen oder verschärfen. Experimentieren Sie damit, deren Konsum zu reduzieren oder ganz zu vermeiden.

Allgemein gesprochen können stark gewürzte Lebensmittel dazu beitragen, dass ein Hitzegefühl im Körper aufsteigt und Ihre Hitzewallungen eine Extravorstellung geben. Viele glauben, ein alkoholisches Getränk würde ihnen beim Einschlafen helfen, doch ausgerechnet der Alkohol kann hinter Ihrem nächtlichen Aufwachen stecken. Hinzu kommt, dass ein Glas von 150 Millilitern Rotwein zwar das Herz schützen kann, er aber in Maßen genossen werden sollte, um das Brustkrebsrisiko zu begrenzen.

Kommen wir nun zum Koffein. So sehr viele von uns den morgendlichen Kaffeekick lieben – Ihnen sollte klar sein, dass Koffein in doppelter Hinsicht schädlich sein kann: Es kann Hitzewallungen verschlimmern und sich zugleich negativ auf die Schlafqualität auswirken. Bis zu zwölf Stunden dauert es, bis Koffein das System verlassen hat. Warum beschränken Sie sich daher nicht auf die eine Tasse am Morgen? Hier ein interessanter Fakt, den viele nicht kennen: Ein frisch gebrühter Espresso kann verträglicher im Hinblick auf Ihre klimakterischen Beschwerden sein als ein Filterkaffee. Die kürzere Extraktionszeit von Espresso führt dazu, dass er weniger Koffein enthält als die verdünnte Variante. Danken Sie mir später!

TRINKEN SIE WASSER – ERNSTHAFT

Das gesündeste Getränk, das ich Ihnen empfehlen kann, ist *Wasser*. Weil Wasser so wichtig für das Gehirn ist, habe ich diesem bemerkenswerten Lebensmittel in meinem Buch *Brain Food* ein ganzes Kapitel gewidmet. Genauso wichtig ist die ausreichende Versorgung mit Wasser für die Hormongesundheit und das Wohlbefinden in der Menopause. Hier eine kurze Übersicht:

- Selbst eine *leichte* Dehydrierung kann Schwindel, Verwirrtheit, Abgeschlagenheit und starken Brain Fog auslösen – in jedem Alter.[52] Genügend Wasser zu trinken senkt das Risiko für all diese Symptome, die häufig in der Menopause auftreten.
- Eine angemessene Wasseraufnahme kann den Körper dabei unterstützen, Hormone zu produzieren und eine hormonelle Balance zu finden.
- Genügend Wasser hilft dem Körper, seine Temperatur zu regulieren und damit auch Hitzewallungen zu verringern.
- Eine gute Wasserversorgung ist außerdem essenziell für die Scheidenfeuchtigkeit – ebenfalls gut zu wissen im Zusammenhang mit der Menopause.
- Wasser zu trinken hilft bei der Verdauung, der Verteilung und der Ausscheidung von Nährstoffen. Damit stellen Sie sicher, dass der Körper optimal funktionieren und Entzündungen bekämpfen kann.
- Eine gute Wasserversorgung ist wichtig für gesunde Gelenke, um Unwohlsein und Steifigkeit zu verringern.
- Wenn Sie Wasser trinken, kommt das auch Haut und Haar zugute, fördert deren Elastizität und reduziert Trockenheit.

Es klingt vielleicht seltsam, aber die Art und die Qualität des Wassers spielen tatsächlich auch eine Rolle. Wasser ist nämlich nicht einfach nur Wasser. Unser Körper, unser Gehirn und unser Hormonsystem benötigen nicht bloß irgendetwas *Nasses.* Wir brauchen ausdrücklich natürliches Wasser, mit allen Mineralien, Salzen und Elektrolyten, die es enthält. Quellwasser, Mineralwasser oder Wasser aus dem Wasserhahn, aus dem die Elektrolyte nicht herausgefiltert wurden, sind die besten Wasserarten für uns. Gereinigtes Wasser, Sodawasser und Seltzer reichen nicht aus, da sie nicht wie *echtes* Wasser die Nährstoffe enthalten, die den Körper hydrieren. Softdrinks (Coca Cola und ähnliche Getränke) sind nicht gleichwertig wie Wasser und können Ihren Eierstöcken übel mitspielen – sie sind mit einem erhöhten Risiko für ovarielle Unfruchtbarkeit assoziiert.[53]

Ein weiterer schlauer Weg, um genügend Wasser aufzunehmen, ist *Wasser zu essen.* Dreißig Gramm wasserhaltiges Obst oder Gemüse entsprechen dreißig Milliliter Wasser in einem Netz aus Nährstoffen – Ballaststoffen, Phytonährstoffen und Antioxidantien. Dazu zählen beispielsweise Radieschen, Wassermelonen, Gurken, Erdbeeren, Tomaten, Brunnenkresse, Äpfel, Sellerie, Kopfsalat, Pfirsiche und Blumenkohl – dieses Obst und Gemüse stillt den Durst!

ACHTSAM ESSEN

Die Adipositas-Epidemie hat eine ganze Industrie von Diätprogrammen hervorgebracht. Im Augenblick wird viel über Intervallfasten gesprochen, das grob gesagt darin besteht, in bestimmten Phasen (Intervallen) zu essen oder zu gewissen Zeiten weniger Kalorien zu sich zu nehmen. Das kann besser als andere Arten von Diäten beim Abnehmen und Stabilisieren des Gewichts helfen und zugleich Entzündungen und das Risiko für Herzerkrankungen reduzieren.[54] Deshalb wird es auch häufig Frauen in der Menopause empfohlen.

Hier meine Perspektive: Erstens existiert zwar Forschung zur zeitlich begrenzten Fütterung von Versuchstieren, doch wissenschaftliche Beweise für den gesundheitlichen Nutzen bei *Menschen* sind seltener, als Sie vielleicht glauben.[55] In den vorhandenen Studien mit Menschen waren die Stichproben klein und sie konzentrierten sich auf ganz bestimmte Bevölkerungsgruppen, vor allem auf Übergewichtige mit oder ohne Diabetes und auf gut trainierte Sportler*innen. Zweitens sind mehrere Varianten davon im Trend, die keine wissenschaftliche Grundlage haben. Sie sind auf der Basis der persönlichen Meinung einiger Menschen entstanden, was man zum Frühstück und im Laufe des Tages essen sollte, oder eben nicht. Viele dieser Diätpläne grenzen an Unsinn. Genauso wichtig ist auch, dass die Forschungslage zu Intervallfasten bei Frauen nach wie vor relativ schlecht ist im Vergleich zu dem, was in Bezug auf Männer bekannt ist. Noch weniger weiß man über diese Ernährungsform während der Menopause. Dies ist nicht einmal an Tieren erforscht, also lassen Sie sich von den Schlagzeilen nicht täuschen.

Überall auf der Erde existiert eine seit Jahrhunderten, teils Jahrtausenden, praktizierte Form des »Fastens«, die sowohl umsetzbar als auch vernünftig ist. Sie nennt sich … Schlafen. Die gesündesten Ernährungsmuster beinhalten ein leichtes Abendessen und nächtliches Fasten, denn nachts sollten Sie herunterfahren und ruhen. Wenn Sie am nächsten Tag wieder aufstehen, normalerweise zehn bis zwölf Stunden nach der letzten Mahlzeit, nehmen Sie ein vernünftiges Frühstück zu sich und starten so gut in den Tag.

Letztendlich enthalten alle erfolgreichen Diäten – was auch immer das Ziel dabei ist –, nachhaltige und langfristige Veränderungen der Essgewohnheiten, die der Gesundheit zuträglich sind. Meiner Meinung nach ist die Art und Weise, wie wir an die Ernährung herangehen, mindestens genauso wichtig wie die Einhaltung eines bestimmten Zeitplans beim Essen. Intelligente Entscheidungen im Hinblick auf die Ernährung zu treffen und über den Tag verteilt achtsam zu essen sind die wesentlichen Punkte. Achtsam essen bedeutet, dass Sie Ihre Mahlzeiten über Ihre körperlichen und emotionalen Sensoren erleben und genießen. Dieser Fokus ermuntert dazu, befriedigende *und* nahrhafte Lebensmittel zu wählen. Die meisten von uns sind vielbeschäftigt, gehetzt und hängen über der Tastatur, während wir unsere Mahlzeiten in uns hineinstopfen. Wie wäre es, wenn wir das Tempo herausnehmen und aufmerksamer essen würden? Dann wüssten wir, ob wir *wirklich* körperlich hungrig sind, oder ob wir genug gegessen haben. Achtsam essen hilft außerdem dabei, Verdauungsbeschwerden wie Blähungen und Sodbrennen zu reduzieren, die nichts anderes als die kleine Rache Ihres Körpers für die stark gewürzte Calzone sind, die Sie innerhalb von siebzehn Sekunden inhaliert haben. Da die meisten Menschen in westlichen Ländern von vornherein dazu neigen, zu viel zu essen, kann mehr Konzentration auf den Augenblick der Nahrungsaufnahme dazu beitragen, auch die Qualität Ihrer Ernährung zu verbessern. Dieses Bewusstsein wiederum ermöglicht uns vielleicht sogar, besser mit Heißhunger umzugehen, Stressessen zu verringern und, wenn nötig, abzunehmen.

Das Fazit ist also: Was die Wahl der Ernährung in der Menopause angeht, liegt der Schlüssel in einem ausgewogenen, nahrhaften und nachhaltigen Ansatz. Statt auf Trenddiäten oder restriktive Ernährungsmuster sollten Sie auf vollwertige und pflanzenbasierte Lebensmittel sowie eine ausreichende Versorgung Ihres Körpers mit Wasser setzen. Verschiedenes Obst und Gemüse, Vollkorngetreide, mageres Protein und gesunde Fette in die Ernährung zu integrieren ist entscheidend, um die notwendigen Nährstoffe zu erhalten, die Ihre hormonelle Gesundheit und das allgemeine Wohlbefinden unterstützen. Zwar ist es sinnvoll, auf die Größe der Portionen und die Kalorienzufuhr zu achten, doch es ist genauso wichtig wahrzunehmen, wann Ihr Körper Hunger- und Sättigungssignale gibt. Vermeiden Sie zu strikte oder unflexible Ansätze. Das kann dazu führen, dass Sie denken, auf etwas verzichten zu müssen und Ihr gesundes Verhältnis zum Essen stören. Denken Sie daran, dass bei der Ernährung in der Menopause jede Frau individuell ist und es eben nicht die *eine* Lösung gibt. Indem Sie sich genau überlegen, was sie essen, können Sie Ihren Körper, Ihr Gehirn und Ihre Hormone während der Wechseljahre und darüber hinaus nähren, Ihr inneres Thermometer kontrollieren und Ihre Lebensenergie aufrechterhalten.

15

NAHRUNGSERGÄNZUNG UND PFLANZLICHE HEILMITTEL

DIE MACHT DER PFLANZEN

Lang war die Hormonersatztherapie die Standardbehandlung für Symptome der Wechseljahre, doch man hatte immer wieder Bedenken, was die Risiken anging, dementsprechend war ihre Geschichte von Aufs und Abs geprägt. Diese holperige Karriere in Kombination mit einem neu erwachten Interesse an pflanzlichen Heilmitteln und Nahrungsergänzung für die Hormongesundheit haben zu einem dramatischen Anstieg an sogenannten natürlichen Therapien geführt. Im Ergebnis verlassen sich nun bis zu fünfzig Prozent aller Frauen in Industrieländern auf pflanzliche Mittel für ihre Wechseljahresbeschwerden.[1]

Generell können Nahrungsergänzungsmittel in *pflanzlich* (wie Extrakte aus Soja, Traubensilberkerze und Ginseng) und *nicht-pflanzlich* (wie Vitamine und Mineralstoffe) kategorisiert werden. Pflanzliche Mittel werden häufig aufgeteilt in solche mit östrogener Wirkung und solche ohne. Letztere sind geeigneter für Frauen, die Angst vor Brustkrebs haben. Seit Urzeiten nutzt jede Kultur auf der Welt eine Vielzahl von Pflanzen als Basis für ihre medizinische Versorgung. Verschiedene Arten von Kräutern werden für die Behandlung von Hitzewallungen angewandt, darunter Traubensilberkerze, Chinesischer Engelwurz, Nachtkerze, Ginseng, Leinsamen, Rotklee, Johanniskraut und Yamswurzel. Andere pflanzliche Wirkstoffe wie Maca und Elfenblumenkraut werden verwendet, um den Sexualtrieb zu fördern, während Zitronenmelisse, Baldrian und Passionsblume häufig bei Schlaflosigkeit, Angstgefühlen und Abgeschlagenheit empfohlen werden. Der Nutzen einiger dieser Präparate ist wissenschaftlich erwiesen, jedoch nicht bei allen. Yamswurzel-Cremes zur Linderung von Hitzewallungen beispielsweise zeigen in klinischen Studien keine Wirkung, wohingegen Nahrungsergänzungsmittel aus Phytoöstrogenen (eine konzentrierte Version der in Lebensmitteln enthaltenen Phytoöstrogene) eindeutig einen positiven Effekt haben.[2] Idealerweise probieren Sie es mit Letzteren und vermeiden Ersteres – schauen Sie sich daher meine Kommentare zu jedem einzelnen pflanzlichen Mittel an.

Ein Warnhinweis, bevor wir beginnen. Viele Menschen nehmen Nahrungsergänzungsmittel als Abkürzung, ignorieren den Ernährungsbedarf und ärgern sich, wenn sie auf diesem Weg nicht erreichen, was sie sich erhoffen. Denken Sie also daran, dass Nahrungsergänzungsmittel buchstäblich als *Ergänzung* gedacht sind und eine ausgewogene Ernährung und einen gesunden Lebensstil nicht ersetzen können.

Außerdem ist zu beachten, dass diese Mittel nicht der Aufsicht von staatlichen Behörden wie der Lebensmittelbehörde FDA oder in Deutschland dem BVL unterliegen. Anders als bei verschreibungspflichtigen Medikamenten ist ihre Wirkung oder Sicherheit nicht gewährleistet. Da sie nicht reguliert sind, wird auch nicht geprüft, ob das Mittel tatsächlich die angegebene Menge aktiver Zutaten enthält. Daher ist es unerlässlich, *standardisierte* Rezepturen zu wählen. Um sicherzugehen, dass eine Rezeptur standardisiert ist, schauen Sie auf den *Prozentsatz* aktiver Zutaten. Suchen Sie beispielsweise nach einem Nahrungsergänzungsmittel mit Gingko biloba, sollten Sie darauf achten, dass ein gewisser Anteil (normalerweise 25 Prozent) Flavonglykoside enthalten sind, das sind die aktiven Bestandteile der Pflanze.

Eine weitere Möglichkeit, um sicherzugehen, dass ein Nahrungsergänzungsmittel qualitativ hochwertig und rein ist: Produkte zu kaufen, die entweder von der U.S. Pharmacopeial (USP) Convention Dietary Supplement Verification Program oder von ConsumerLab.com getestet wurde. Informationen zu Nahrungsergänzungsmitteln bietet auch die Verbraucherzentrale vom Bundesministerium für Ernährung und Landwirtschaft.[3] Zu guter Letzt haben zwar die meisten Nahrungsergänzungsmittel und pflanzlichen Heilmittel ein geringes Risiko für Nebenwirkungen, manche können jedoch mit verschreibungspflichtigen Medikamenten wechselwirken oder sind in bestimmten Fällen – wie unten angegeben – nicht zu empfehlen.

Pflanzliche Heilmittel

▶ TRAUBENSILBERKERZE

Die Traubensilberkerze (*Actaea racemosa, Cimicifuga racemosa*) gehört zur Familie der Hahnenfußgewächse und ist eines der am umfassendsten erforschten Kräuter für die Menopause. Native Americans verwenden die Traubensilberkerze seit Jahrhunderten, um Menstruationskrämpfe und Symptome der Menopause zu lindern. In klinischen Studien hat etwa die Hälfte der Teilnehmenden ein Nachlassen der Hitzewallungen erlebt, doch damit gilt die Wirksamkeit nicht als erfolgreich nachgewiesen.[4] Trotzdem nimmt man an, dass die Traubensilberkerze milden bis moderaten Nachtschweiß und Stimmungsschwankungen verringern kann.[5] In Deutschland ist sie für prämenstruelle Beschwerden und Symptome der Menopause wie Hitzewallungen, Herzrasen, Nervosität, Reizbarkeit, Schlafstörungen, Schwindel und Depressionen zugelassen.

Zwar ist weitere Forschung notwendig, die Pflanze scheint jedoch keine östrogenartige Wirkung zu haben und wäre insofern für Krebspatientinnen geeignet.[6]

Anwendung: Hitzewallungen.

Wirksamkeitsnachweis: mittel.

Dosierung: 40 mg täglich eines standardisierten Extrakts. Wegen fehlender Langzeitstudien zur Unbedenklichkeit sollte die maximale Anwendungsdauer sechs Monate betragen.

Warnhinweise: Im Allgemeinen werden Präparate mit Traubensilberkerze gut vertragen, sie können jedoch Kopfschmerzen verursachen. Außerdem wurden seltene Fälle von Leberschäden berichtet.

▶ MÖNCHSPFEFFER

Im Gegensatz zu dem, was der Name suggeriert, wird Mönchspfeffer (*Vitex agnus-castus*) häufig empfohlen, um die Fruchtbarkeit zu erhöhen und einige Symptome der Menopause zu behandeln. Während die Pflanze eine gewisse hormonausgleichende Wirkung zu haben scheint, muss eine zuverlässige Linderung klimakterischer Beschwerden noch in klinischen Studien nachgewiesen werden.[7]

Anwendung: Wechseljahresbeschwerden unterschiedlichen Ursprungs.

Wirksamkeitsnachweis: unzureichend.

Dosierung: 200–250 mg täglich.

Warnhinweise: Wird im Allgemeinen gut vertragen. Kann mit manchen Medikamenten wie der Pille und Arzneimitteln zur Behandlung von Parkinson oder Psychosen reagieren.

▶ CHINESISCHER ENGELWURZ

Chinesischer Engelwurz (*Angelica sinensis*) wird in der traditionellen chinesischen Medizin seit mehr als 1200 Jahren angewandt, um Periodenschmerzen und eine unregelmäßige Monatsblutung sowie Hitzewallungen in der Menopause zu behandeln. Bisher wurde zu wenig Forschung durchgeführt, um seine Wirksamkeit zu testen, und in klinischen Studien konnte kein Effekt bei Hitzewallungen nachgewiesen werden.[8] Expert*innen aus der traditionellen chinesischen Medizin weisen jedoch darauf hin, dass die Präparate, die in diesen Studien verwendet wurden, andere sind, die sie in ihrer Praxis nutzen.

Anwendung: Hitzewallungen.

Wirksamkeitsnachweis: unzureichend.

Dosierung: bis zu 150 mg täglich.

Warnhinweise: Kann die Wirksamkeit von blutverdünnenden Mitteln wie Warfarin, Heparin und Aspirin beeinträchtigen.

NACHTKERZE

Nachtkerzenöl stammt aus den Samen der blühenden Pflanze *Oenothera biennis*. Ihr Öl ist reich an Omega-6-Fettsäuren, weswegen es häufig für die Behandlung von Hitzewallungen empfohlen wird, wenngleich klinische Studien keine bessere Wirksamkeit als die eines Placebos nachweisen konnten.[9] Dennoch kann es in Kombination mit Vitamin E gegen Brustspannungen helfen.[10]

Anwendung: Hitzewallungen.

Wirksamkeitsnachweis: unzureichend.

Dosierung: 2–6 g täglich.

Warnhinweise: wird im Allgemeinen gut vertragen. Kann die Wirkung des HIV-Medikaments Lopinavir verstärken.

GINSENG UND MACA

Die Ginsengwurzel gilt als adaptogen, das bedeutet, sie regt die Widerstandskraft gegen äußere und innere Stressoren an und unterstützt damit die physische und psychische Gesundheit. In der traditionellen Medizin heißt es, Ginseng (*Panax ginseng* oder *Panax quinquefolius*) und die Maca-Wurzel (Peru-Ginseng, *Lepidium meyenii*) würden die Konzentration und die Sexualfunktionen fördern. Eine systematische Analyse randomisiert-kontrollierter Studien deutet daraufhin, dass Ginseng Symptome von Depressionen und Niedergeschlagenheit in der Menopause sowie die Libido und das Allgemeinbefinden verbessern kann.[11] Trotz seiner Erfolge in dieser Hinsicht scheint Ginseng nicht zuverlässig bei vasomotorischen Symptomen, Gedächtnis- oder Konzentrationsstörungen zu helfen.[12]

Anwendung: Stimmung und Libido.

Wirksamkeitsnachweis: mittel.

Dosierung: 400 mg standardisierten Extrakts täglich. Wegen fehlender Langzeitstudien zur Unbedenklichkeit sollte die Anwendungsdauer maximal sechs Monate betragen.

Warnhinweise: wird im Allgemeinen gut vertragen. Die häufigste Nebenwirkung sind Schlafstörungen, daher am besten früh am Tag einzunehmen. Weitere mögliche Nebenwirkungen sind unter anderem Menstruationsbeschwerden, Brustschmerzen, ein erhöhter Puls, Bluthochdruck oder ein niedriger Blutdruck, Kopfschmerzen und Verdauungsbeschwerden. Ginseng kann die Wirkung von blutverdünnenden Medikamenten wie Warfarin, Heparin oder Aspirin beeinträchtigen.

▶ KAVA-KAVA

Kava-Kava (*Piper methysticum*) ist eine Pfefferart von den Inseln des Pazifiks. Nahrungsergänzungsmittel mit Kava-Kava reduzieren zwar möglicherweise zu einem gewissen Grad Ängste, haben jedoch keinen Effekt bei Hitzewallungen.

Anwendung: Hitzewallungen und Angstgefühle.

Wirksamkeitsnachweis: unzureichend.

Dosierung: 50–250 mg täglich.

Warnhinweise: Die US-amerikanische FDA warnt vor Kava-Kava wegen möglicher Leberschäden. Die Pflanze kann auch für Verdauungsstörungen, Kopfschmerzen und Schwindel sorgen.

▶ PHYTOÖSTROGENE

Phytoöstrogene sind östrogenähnliche Substanzen, die in Getreide, Soja, Gemüse und manchen Kräutern enthalten sind. Ihre Wirkung ist schwächer als die des körpereigenen Östrogens. Die häufigsten Nahrungsergänzungsmittel mit Phytoöstrogenen sind aus Soja und Rotklee extrahierte Isoflavone, wobei auch Leinsamen häufig empfohlen werden. Eine Analyse von ganzen einundzwanzig klinischen Studien deutet darauf hin, dass Phytoöstrogene die Anzahl und Häufigkeit von Hitzewallungen reduzieren und bei Scheidentrockenheit helfen.[13] Wie im Folgenden erläutert, unterscheiden sich die Resultate jedoch abhängig davon, welche Phytoöstrogene verwendet werden.

SOJA-ISOFLAVONE

Einige Soja-Isoflavone (wie Sojaproteinisolate, isoflavonreiche Sojaextrakte oder Isoflavonkapseln) können effektiv milde bis moderate Hitzewallungen in der Perimenopause lindern.[14] In einer Studie mit 60 Frauen in der Postmenopause wurden beispielsweise die Wirksamkeit von Nahrungsergänzungsmitteln mit Soja-Isoflavonen und die einer Hormonersatztherapie gegen Hitzewallungen verglichen. Nach sechzehn Wochen hatten die Teilnehmerinnen, die Isoflavone einnahmen, 50 Prozent weniger Hitzewallungen, während sie sich bei den Frauen, die eine HET machten, um 46 Prozent verringerten.[15] Weitere Forschung ist notwendig, um diese Ergebnisse zu bestätigen, doch Soja-Isoflavone könnten auch eine positive Wirkung auf die Knochendichte haben und damit das Osteoporoserisiko senken.[16] Sie wirken jedoch nicht gegen Nachtschweiß, Schlafstörungen oder Depressionen. Außerdem sollte man im Kopf behalten, dass Soja je nach genetischem Background unterschiedlich wirkt und nur 30 bis 50 Prozent westlicher Frauen die positive Wirkung erfahren.[17] Die wichtigsten Soja-Isoflavone heißen *Genistein*, *Daidzein* und *S-Equol*.

Anwendung: Hitzewallungen.

Wirksamkeitsnachweis: mittel.

Dosierung: 40–80 mg täglich.

Warnhinweise: im Allgemeinen gute Verträglichkeit. Die häufigste Nebenwirkung sind Verdauungsbeschwerden. Die aktuelle Forschung deutet darauf hin, dass es ungefährlich für Frauen mit Krebs oder Krebsrisiko ist, Soja*lebensmittel* zu essen, es ist jedoch noch nicht klar, ob auch Nahrungsergänzungsmittel mit Soja unbedenklich sind. Wegen der Gefahr des Überkonsums sprechen sich Fachgesellschaften nicht für Soja-Isoflavone aus.

▶ ROTKLEE-ISOFLAVONE

Rotklee (*Trifolium pratense*) ist eines der am gründlichsten erforschten Kräuter für die Gesundheit in der Menopause. Systematischen Analysen zufolge wirken Rotklee-Isoflavone nicht zuverlässig bei Hitzewallungen am Tag, könnten jedoch Nachtschweiß lindern, besonders bei Frauen in der Postmenopause. Eine klinische Studie mit 109 Frauen in der Postmenopause beispielsweise zeigte, dass 80 mg Rotklee-Isoflavone, über neunzig Tage eingenommen, Nachtschweiß im Durchschnitt um 73 Prozent reduzierten.[18]

Anwendung: Nachtschweiß.

Wirksamkeitsnachweis: mittel.

Dosierung: 80 mg täglich. Rotklee-Extrakte werden seit drei Jahren in klinischen Studien verwendet und sind offenbar unbedenklich.

Warnhinweise: Noch ist nicht klar, ob Rotklee für Frauen mit Brustkrebs oder Gebärmutterkrebs sicher ist.

▶ LEINSAMEN

Leinsamen sind eine gute Quelle für Lignane. Diese gehören zu den Polyphenolen und haben im Körper als Phytoöstrogene eine östrogenähnliche Wirkung. Sie enthalten außerdem Omega-3-Fettsäuren und Ballaststoffe. Da sich die Lignane in den Zellwänden der Samen befinden, müssen Leinsamen vor dem Verzehr frisch gemahlen werden, um sie freizusetzen. Es gibt keine Belege dafür, dass Leinsamen bei Hitzewallungen helfen; sie unterstützen aber eine gesunde Verdauung und können eine positive Wirkung im Hinblick auf Cholesterin haben.[19]

Anwendung: Hitzewallungen.

Wirksamkeitsnachweis: unzureichend.

Dosierung: 25 g (2 Esslöffel) gemahlener Samen täglich.

Warnhinweise: im Allgemeinen gut verträglich. Die häufigsten Nebenwirkungen sind Verdauungsbeschwerden wie Blähungen, Übelkeit und Durchfall.

ROSENWURZ

Rosenwurz (*Rhodiola rosea*) ist ein adaptogenes Kraut, dass in den kalten Hochgebirgen in Europa und Asien wächst. Traditionell wurde es verwendet, um die Ausdauer zu verbessern und Erschöpfung und Burnout zu verhindern. Die Forschung zu dieser Pflanze ist spärlich, es gibt jedoch ein paar Belege dafür, dass Rosenwurz dazu beitragen kann, das Stresshormon Cortisol auszugleichen und die Blutzuckerregulierung zu unterstützen.[20] Gemeinsam mit regelmäßigem Sport kann es helfen, den Fettstoffwechsel in der Menopause zu stabilisieren und bei manchen Frauen das Abnehmen zu beschleunigen.

Anwendung: Stress, Erschöpfung, Stoffwechselaktivität.

Wirksamkeitsnachweis: unzureichend.

Dosierung: 100 mg täglich.

Warnhinweise: im Allgemeinen über einen Zeitraum von sechs bis zwölf Wochen gut verträglich. Zu möglichen Nebenwirkungen gehören Schwindel und entweder ein trockener Mund oder übermäßige Speichelproduktion.

JOHANNISKRAUT

Johanniskraut (*Hypericum perforatum*) ist eine blühende Staude, die in der traditionellen europäischen Medizin bereits im antiken Griechenland verwendet wurde. Das Kraut wird gegen Angstzustände, Reizbarkeit, Schlafstörungen und Depressionen eingesetzt – ohne die Hormone zu beeinflussen. Johanniskraut wirkt bei leichten bis moderaten Ängsten und Depressionen verglichen mit einem Placebo offenbar genauso gut wie ein Antidepressivum (SSRI).[21] Basierend auf diesen Ergebnissen betrachten einige Fachgesellschaften Johanniskraut als geeignete Option für die kurzfristige Behandlung leichter depressiver Symptome und Stimmungsveränderungen in der Perimenopause und nach der Menopause.[22]

Anwendung: Angstzustände, Stimmungsveränderungen und depressive Symptome in der Perimenopause.

Wirksamkeitsnachweis: gut.

Dosierung: 900 mg täglich für bis zu zwölf Wochen.

Warnhinweise: Johanniskraut kann mit verschiedenen Medikamenten wechselwirken und sollte vorsichtig eingesetzt werden. Zu diesen Medikamenten gehören Blutverdünner wie Warfarin, Heparin und Aspirin; Digoxin (gegen Herzrhythmusstörungen); krampflösende Mittel (gegen Krampfanfälle und Epilepsie); Antidepressiva (besonders SSRI und SNRI); Ciclosporin (ein Immunsuppressivum); HIV-Medikamente; Methadon; orale Kontrazeptiva und manche Krebsmedikamente.

▶ TRIBULUS

Traditionell wird der Erd-Burzeldorn (*Tribulus terrestris*), auch bekannt als »pflanzliches Viagra«, angewandt, um die Sexualfunktion bei Männern in Schwung zu bringen und zu verbessern, er könnte aber auch Frauen in der Postmenopause helfen.[23] Dieses Kraut enthält *Steroid-Saponine*, die eine strukturelle Ähnlichkeit mit Östrogen besitzen und sich, ähnlich wie DHEA, in schwache Androgene umwandeln können.

Anwendung: geringe Libido.

Wirksamkeitsnachweis: unzureichend.

Dosierung: 250–1500 mg täglich.

Warnhinweise: in niedrigen Dosen im Allgemeinen ungefährlich. Noch stehen die Ergebnisse zu Wechselwirkungen mit verschreibungspflichtigen Medikamenten aus, gehen Sie also vorsichtig vor.

▶ BALDRIAN

Baldrian (*Valeriana officinalis*) in Form von Tee oder Tabletten kann gegen Schlafstörungen und Schlaflosigkeit helfen. Pur, in Kombination mit Zitronenmelisse oder Passionsblume kann er die Schlafqualität bei Frauen in der Postmenopause verbessern.[24] Baldrian hilft beim Einschlafen und Durchschlafen, sodass Sie nachts seltener aufwachen. Auch bei regelmäßiger Anwendung kann es bis zu vier Wochen dauern, bis ein Effekt spürbar wird.

Anwendung: besserer Schlaf.

Wirksamkeitsnachweis: mittel.

Dosierung: Die Initialdosis beträgt 400 mg eine Stunde vor dem Schlafengehen. Bei Tinkturen sind es 2–5 volle Pipetten.

Warnhinweise: im Allgemeinen gut verträglich. Kann in manchen Fällen Kopfschmerzen, Schwindel, Magenbeschwerden oder Erschöpfung am nächsten Morgen verursachen.

NICHT-PFLANZLICHE NAHRUNGSERGÄNZUNGSMITTEL

▶ B-VITAMINE

B-Vitamine, insbesondere Vitamin B12 (Cobalamin), B6 (Pyridoxin), B9 (Folsäure) und B5 (Pantothensäure) sind sehr wichtig für die Unterstützung des Zellstoffwechsels, der Hormonproduktion, der Herzgesundheit und des Nervensystems. Es existieren keine belastbaren Beweise, dass sie helfen, Hitzewallungen zu reduzieren, doch B-Vitamine können stressreduzierend wirken und das Risiko für Osteoporose und Knochenbrüche senken.[25]

Vitamin B12 spielt eine entscheidende Rolle für ein gesundes Gehirn, besonders im Alter. Zwar produzieren unsere Darmbakterien eine winzige Menge B12, den Großteil müssen wir jedoch über die Nahrung aufnehmen. Falls Sie sich strikt pflanzlich, ohne jegliche tierische Produkte ernähren, müssen Sie ergänzend Vitamin B12 nehmen, unabhängig davon, ob bei Ihnen bereits die Wechseljahre eingesetzt haben oder nicht. Sind Sie über fünfzig oder leiden an einer Gastritis, zu wenig Magensäure, Morbus Crohn oder Glutenunverträglichkeit oder nehmen Medikamente gegen Diabetes, Säureblocker oder die Pille, lassen Sie Ihren Vitamin-B-Status prüfen. All dies kann die Vitamin-B-Konzentration negativ beeinflussen. Verbessert sich die Plasmakonzentration nach drei oder vier Wochen mit Nahrungsergänzung nicht, könnten Sie es mit methylierten B-Vitaminen probieren (*Methylcobalamin* und *Methylfolat*).

Anwendung: Stress und Unterstützung kognitiver Funktionen.

Wirksamkeitsnachweis: mittel-gut.

Dosierung: Für die kognitiven Funktionen: 500 µg Vitamin B12, 600–800 µg Folsäure und 10–50 mg Vitamin B6, täglich zum Essen eingenommen. Gegen Stress: zusätzlich 100 mg Vitamin B5.

Warnhinweise: im Allgemeinen gut verträglich. Keine bekannten Wechselwirkungen mit Medikamenten.

▶ KALZIUM UND VITAMIN D

Kalzium und Vitamin D werden für die Knochengesundheit nach der Menopause empfohlen. Idealerweise stammt das Kalzium dabei aus kalziumreichen Lebensmitteln wie Spinat, Blumenkohl, Grünkohl, Broccoli, Joghurt oder Mandeln. Falls Sie nicht genügend Kalzium über Ihre Ernährung aufnehmen sollten, können Sie es supplementieren. Vitamin D hilft dem Körper, das Kalzium zu absorbieren, und kann Scheidentrockenheit verringern. Unsere Hauptquelle für Vitamin D ist die Sonne, doch aus unterschiedlichen Gründen leiden viele Menschen unter einem Vitamin-D-Mangel, also können auch hier Nahrungsergänzungsmittel sinnvoll sein.

Anwendung: Knochengesundheit.

Wirksamkeitsnachweis: gut.

Dosierung: 1200 mg Kalzium aus allen Quellen (nur Nahrung oder Nahrung und Nahrungsergänzungsmittel) und 800–1000 IE Vitamin D täglich.

Warnhinweise: im Allgemeinen gut verträglich. Kalzium kann die Wirksamkeit von Aspirin, Levothyroxin (ein Schilddrüsenmedikament) und einigen Antibiotika verringern.

MAGNESIUM

Magnesium ist ein essenzielles Spurenelement, das die Funktion von Nerven und Muskeln unterstützt und eine wichtige Rolle bei der Regulierung des Schlafes spielt. Die Wirkung von Nahrungsergänzungsmitteln mit Magnesium auf den Schlaf ist nicht zuverlässig nachgewiesen, viele Frauen in die Perimenopause und in der Postmenopause berichten jedoch, dass es ihnen bei Schlafstörungen hilft.[26]

Anwendung: besserer Schlaf.

Wirksamkeitsnachweis: unzureichend.

Dosierung: bis zu 3 mg Magnesiumcitrat eine Stunde vor dem Schlafengehen. Es gibt auch Magnesiumcremes.

Warnhinweise: wird im Allgemeinen gut vertragen. Magnesium kann weichen Stuhl und Durchfall verursachen. Es kann die Wirksamkeit von Aspirin und Levothyroxin verringern.

MELATONIN

Melatonin ist ein im Gehirn produziertes Hormon, das dazu beiträgt, den Schlafrhythmus zu kontrollieren. Nahrungsergänzungsmittel mit Melatonin können Ihnen beim Einschlafen helfen und bei Schlafstörungen unterstützen. Wenn Sie nachts aufwachen, versuchen Sie es mit einer Retardversion.

Anwendung: besserer Schlaf.

Wirksamkeitsnachweis: gut.

Dosierung: je nach Präparat und Empfehlung der Packungsbeilage vor dem Schlafengehen, nicht länger als zwei Wochen. Die Maximaldosis beträgt 6 mg.

Warnhinweise: gilt bei kurzer Anwendung der empfohlenen Dosis als sicher. Mögliche Wechselwirkungen mit Beruhigungsmitteln.

OMEGA-3-Fettsäuren

Omega-3-Öle haben eine antientzündliche Wirkung und unterstützen Herz und Gehirn. Es gibt erste Belege dafür, dass Nahrungsergänzungsmittel mit Omega-3 helfen könnten, Nachtschweiß und depressive Verstimmungen im Zusammenhang mit der Menopause zu reduzieren.[27] Die klinischen Studien stimmen nicht durchweg überein, doch eine Einnahme von Omega-3 ist auch mit einem geringeren Rückgang der Gehirnmasse und einem möglicherweise niedrigeren Demenzrisiko assoziiert worden.

Anwendung: Nachtschweiß, Unterstützung der kognitiven Funktionen.

Wirksamkeitsnachweis: unzureichend, was Nachtschweiß angeht, mittel-gut für Stimmung und kognitive Funktionen.

Dosierung: hochreines Omega-3-Fisch- oder Algenöl mit 500–1000 mg DHA und 300–500 mg EPA täglich.

Warnhinweise: moderate Wechselwirkung mit blutverdünnenden Medikamenten wie Warfarin und Heparin. Zu viel Omega-3 kann zu Blutungen und Blutergüssen führen.

▶ VITAMIN E

Vitamin E (*Tocopherol*) ist ein fettlösliches Vitamin, das als natürliches Antioxidans im Körper wirkt und das Immunsystem unterstützt. Einige klinische Studien haben ergeben, dass nach vier Wochen Vitamin-E-Einnahme weniger Hitzewallungen auftraten.[28] Vitamin E ist außerdem mit 35 bis 40 Prozent weniger Hitzewallungen bei Brustkrebspatientinnen verbunden worden.[29]

Anwendung: Hitzewallungen.

Wirksamkeitsnachweis: mittel-gut.

Dosierung: 800 IE eines gemischten Tocopherol-Komplexes (mit Alpha-, Beta-, Gamma- und Delta-Tocopherol) täglich.

Warnhinweise: moderate Wechselwirkungen mit blutverdünnenden Medikamenten wie Warfarin und Heparin. Wenn Sie an einer Herzkrankheit oder Diabetes leiden, nehmen Sie nicht mehr als 400 IE am Tag an.

16

STRESSABBAU UND SCHLAFHYGIENE

DEN NEBEL LICHTEN: WENIGER STRESS, MEHR SCHLAF

Unsere stressfördernde Gesellschaft feiert die Produktivität allzu sehr und scheint ihr einen höheren Stellenwert einzuräumen als Schlaf und Erholung. Unter der irrigen Annahme, Schlaf könne uns sogar im Weg sein, starten viele ins Berufsleben oder klettern die Karriereleiter hinauf und versuchen sich und allen anderen zu beweisen, wie *wenig* Schlaf sie benötigen. Kein Wunder, dass Millionen Menschen in einem nahezu ständigen Zustand von Stress und Schlafmangel leben.

Insbesondere Frauen leiden unter den Konsequenzen dieser Mentalität, eingezwängt zwischen unrealistischen Wonder-Woman-Erwartungen auf der einen Seite und unseren sehr bodenständigen Anforderungen als Partnerinnen, Mütter, Betreuerinnen von Kindern und anderen Angehörigen und aktive Mitglieder der Gesellschaft. Das Resultat: Frauen haben beträchtlich höhere Stresslevel als Männer. Vergleicht man sie miteinander, dann erreicht die Differenz ihren Höhepunkt im Alter von Mitte vierzig, wenn viele Karriere und den Großteil der Verantwortung für die Familie gleichzeitig jonglieren und feststellen, dass die »Ihr könnt alles haben«-Propaganda nicht halten konnte, was sie versprach.[1] Zu viele von uns ächzen unter der Last mehrerer Rollen, häufig ohne adäquate Anerkennung, Vergütung oder Unterstützung. In dieser überladenen Mitte des Lebens sollten wir uns nicht weniger, sondern *erst recht* um uns selbst kümmern. Die Realität sieht jedoch oft so aus, dass wir zwischen dem Klammergriff der Verpflichtungen und der Erschöpfung überhaupt keine Zeit dafür haben.

Häufig widmen wir uns unserer Beziehung zu Schlaf und innerem Frieden erst wieder neu, wenn uns das Leben in Form eines völligen Burnouts oder irgendeiner Krankheit dazu zwingt. Dann würdigen wir Schlaf und Erholung wieder so, wie sie es verdienen, und akzeptieren, dass es nicht ohne geht. Bei vielen Frauen fällt diese Lektion mit der Menopause zusammen.

STRESS, SCHLAF UND MENOPAUSE

Stress ist heimtückisch und tritt auf zwei Arten auf: akut und chronisch. Akuter Stress ist eine kurzlebige Reaktion auf eine unmittelbare Bedrohung oder ein Ereignis, die entsteht, weil unser Gehirn den Instinkt hat, uns zu beschützen: Vor Ihnen geschieht ein Unfall, bei Ihnen schießt das Adrenalin in die Höhe und Sie treten in die Eisen, um nicht selbst in die Unfallstelle hineinzurasen. Doch der heute so verbreitete chronische Stress ist hinterlistiger, manchmal gar nicht besonders stark, dafür aber kontinuierlich präsent. Er entsteht durch die alltäglichen Dinge, die fortwährend und wiederholt stattfinden – das Pendeln zur Arbeit, das Stehen im Stau, das stundenlange Arbeiten im Sitzen vor einem Bildschirm, durchgetaktete Tage, ständiges Texten, die Nachrichten, das Tempo von Frist zu Frist und die To-do-Listen des modernen Lebens. Langsam, aber sicher zapft dieser *chronische* Stress unsere Reserven ab, leert allmählich unsere Speicher.

Diese heimliche Plünderung ist zur kulturellen Norm geworden, ohne dass wir es überhaupt mitbekommen haben. Doch die kontinuierliche Anstrengung schwächt unsere Erholungsfähigkeit. Werden unsere Körper jahre- oder gar jahrzehntelang überstrapaziert, bezahlen wir dafür unweigerlich auf allen Ebenen einen Preis – physisch, psychisch und emotional. Dabei ist es wichtig zu wissen, dass chronischer Stress zu *hormonellem* Bankrott führt.

Und zwar folgendermaßen: Cortisol, das Stresshormon Nummer 1, arbeitet mit unseren Sexualhormonen zusammen. Das liegt daran, dass der Körper dasselbe Molekül, das sogenannte *Pregnenolon*, benötigt, um sowohl Sexualhormone als auch Stresshormone zu produzieren, und sich manchmal für eines von beiden entscheiden muss. Unter akutem, aber vorübergehendem Stress entwendet der Körper ein wenig Pregnenolon von der Östrogenproduktion. Damit stellt er mehr Cortisol her, sodass wir der wie auch immer gearteten Krise begegnen können. Kein Ding – wenn sich die Lage beruhigt, fährt der Körper die Cortisolproduktion wieder herunter und nimmt wie gewohnt die von Östrogen auf.

Das System hat bloß einen Haken. Bei *chronischem* Stress bleibt die Cortisolkonzentration über längere Phasen erhöht. Das stört langfristig die Versorgung mit Sexualhormonen, da sich der Hormonraub so in die Länge zieht. Dieser hormonelle Taschenspielertrick kann Hitzewallungen, Angstzustände und sogar das Risiko für Depressionen fördern. Hinzu kommt, dass die Menopause selbst, je nachdem wie Sie mit ihr zurechtkommen, ein chronischer Stressfaktor werden kann. Das gilt besonders, wenn nichts unternommen wird, um die Beschwerden zu lindern. Daraus kann ein Teufelskreis aus ständiger Cortisolproduktion und einem Rückgang der Sexualhormone entstehen. Dadurch verstärken sich die Symptome und dann … tja, dann sitzen wir wirklich in der Patsche. Wir sind reizbar, mit den Nerven am Ende oder werden irrational. Wir fühlen uns leer, lustlos und unfähig unsere Gedanken zu sammeln. Wir verlieren Schlüssel, vergessen Namen und verpassen Termine. Und mir nichts, dir nichts ist gerade dann, wenn Sie ihn am dringendsten bräuchten, an Schlaf nicht mehr zu denken.

Hält dieser Zustand zu lange an, muss etwas weichen. Eine zunehmende Menge alarmierender Forschungsergebnisse zeigt, dass chronischer Stress und Schlafmangel den Körper regelrecht attackieren. Sie sind jene Faktoren, die zu einer langen Reihe von Krankheiten beitragen, von geringfügigeren Beschwerden bis zur Oberliga. Ob es Ihre Fähigkeit beeinträchtigt, sich von einer gewöhnlichen Erkältung oder Infektion zu erholen oder das Risiko für Herzerkrankungen, Krebs und sogar Demenz steigen lässt – die Kombination aus Stress und Schlafmangel ist das Rezept für eine Katastrophe.[2] Ein Paradebeispiel: Gehirnscanstudien zeigen, dass Dauerstress *insbesondere bei Frauen* zu Gedächtnisverlust und Rückgang der Gehirnmasse vor dem fünfzigsten Lebensjahr führen kann.[3] Nicht genügend Zeit zur Erholung zu bekommen verstärkt zudem Schmerzen, Entzündungen und verschlechtert die Lebensqualität insgesamt. Es ist also einerseits vollkommen natürlich, Stress zu empfinden und von Zeit zu Zeit nicht optimal zu schlafen, doch sollte beides nicht zur Norm werden. Werden die Umstände hart, müssen Sie *smart* werden. Lassen Sie es mich noch einmal betonen: Um klar denken zu können und sich wie ein ganzer Mensch zu fühlen, müssen Sie Stress abbauen und Schlaf priorisieren. Zum Glück gibt es wissenschaftlich geprüfte Maßnahmen, die erwiesenermaßen besonders für Frauen funktionieren. Sie halten den Stress in Schach und unterstützen zugleich erholsamen Schlaf.

MASSNAHMEN FÜR KÖRPER UND GEIST IN DER MENOPAUSE

Wir verwenden Seife, um uns die Hände zu waschen, Zahnpasta, um die Zähne zu putzen, und Shampoo für die Haare. Doch mit welchen Mitteln stärken wir unsere psychische Gesundheit? Ich würde behaupten, dass der Geist genauso wichtig und individuell ist wie jeder andere Teil unseres Körpers. Die meisten von uns haben jedoch keine Methoden gelernt, um für ihn zu sorgen. Genau wie wir uns mithilfe von Ernährung, Bewegung und, wenn nötig, Medikamenten um unseren Körper kümmern, sollten wir uns endlich unseres Geistes und unseres psychischen Gleichgewichts annehmen.

Viele Stressfaktoren können nicht ausgeräumt werden. Wir können jedoch Strategien lernen, um den Stress zu begrenzen und seine schädliche Wirkung auf Körper und Geist zu reduzieren. Wir können sogar optimieren, wie wir überhaupt auf ihn reagieren. Diese Copingskills sind nötig, um den Herausforderungen des Lebens zu begegnen und uns unser Selbstvertrauen, unsere Ausgeglichenheit und Harmonie zurückzuerobern. Einige Praktiken und Methoden für Körper und Geist fördern sogar das hormonelle Gleichgewicht und lindern somit auch Wechseljahresbeschwerden. Dadurch sind sie besonders interessant für Frauen, die auf Medikamente verzichten wollen. Halten Sie sich vor allem vor Augen: Selbstfürsorge ist nicht egoistisch. *Sie* sind wichtig. Und: Niemand funktioniert mit leeren Batterien.

Yoga

Die Geburtsstunde des Yoga liegt weit zurück, inzwischen ist es auf der ganzen Welt verbreitet – und das aus gutem Grund. Die meisten Stile beinhalten Körperhaltungen, Bewegungsabfolgen, eine bewusste Atmung und Achtsamkeitstechniken, um die Präsenz im Hier und Jetzt und das Allgemeinbefinden zu erhöhen. In mehreren Studien wurde festgestellt, dass sich eine regelmäßige Yogapraxis über einen Zeitraum von mindestens zwölf Wochen positiv auf die mentalen Symptome der Menopause auswirkt, insbesondere auf Abgeschlagenheit.[4] Frauen, die Yoga praktizieren, neigen auch weniger zu starken Stresssymptomen und Schlafstörungen. Außerdem verbessert sich durch Yoga das Körpergefühl, Hitzewallungen, Blasenprobleme und vaginale Beschwerden treten seltener auf.[5]

Meditation und Achtsamkeitstraining (MBSR)

Seit Jahrtausenden nutzen Kulturen weltweit Meditation, um körperliches, geistiges und spirituelles Wohlbefinden zu kultivieren. Allmählich verstehen wir, wie uns Meditation vor übermäßigem Stress bewahrt: Dabei werden die Aktivitäten der Gehirnregionen moduliert, die für Grübeln, Denken und Fühlen zuständig sind.[6]

Eine der am gründlichsten erforschten Entspannungstechniken für die Menopause ist MBSR (*Mindfulness-Based Stress Reduction*, also achtsamkeitsbasierte Stressreduktion). MBSR kombiniert eine Vielzahl von Techniken wie Achtsamkeitsmeditation, Yoga und Akzeptanz, um ein Bewusstsein für den gegenwärtigen Augenblick zu entwickeln. In einer klinischen Studie mit 110 Frauen in der Perimenopause und Postmenopause hat MBSR zu einer nachweislichen Verbesserung der allgemeinen Lebens- und Schlafqualität sowie einer Reduktion von Stress und Angstgefühlen geführt.[7] Bemerkenswerterweise hat sich bei manchen Frauen eine Kombination aus MBSR und kognitiver Verhaltenstherapie zur Verhinderung eines Rückfalls in eine Depression als genauso effektiv erwiesen wie Antidepressiva.[8] Sie haben richtig gelesen – diese geistige Tätigkeit kann genauso wirksam sein wie verschreibungspflichtige Medikamente.

Eine weitere wunderbare Möglichkeit ist Kirtan Kriya, eine Chanting-Meditation aus dem Kundalini-Yoga. Beim Kirtan Kriya chantet man die Laute *Saa Taa Naa Maa* und vollführt gleichzeitig bestimmte *Mudras*, also Handgesten. Sie können bereits mit zwölf Minuten am Tag anfangen. Diese Praxis reduziert erwiesenermaßen Entzündungen und verbessert in nur acht Wochen das Gedächtnis, den Schlaf und die geistige Klarheit.[9] Wie funktioniert das? Setzen Sie sich im Schneidersitz auf den Boden oder auf einen Stuhl oder das Sofa. Halten Sie sich gerade und neigen Sie das Kinn leicht zur Brust. Stellen Sie sich vor, Sie würden in der Mitte Ihres Kopfes sanft an einem Faden in die Höhe gezogen. Legen Sie die Hände mit den geöffneten Handflächen nach oben auf die Knie. Wenn Sie soweit sind, beginnen Sie, die Laute *Saa Taa Naa Maa* zu singen. Berühren Sie mit dem Daumen zu den einzelnen Lauten den Zeigefinger (*Saa*), den Mittelfinger (*Taa*), den Ringfinger (*Naa*) und den kleinen Finger (*Maa*). Für eine Zwölf-Minuten-Praxis ist das hier die Abfolge:

Singen Sie zwei Minuten lang laut.
Singen Sie zwei Minuten lang flüsternd.
Singen Sie zwei Minuten lang in Gedanken.
Singen Sie erneut zwei Minuten lang flüsternd.
Singen Sie erneut zwei Minuten lang laut.

Wenn Sie fertig sind, atmen Sie ein und strecken Sie sich. Senken Sie beim Ausatmen die Arme und entspannen Sie sich für einen Augenblick. Namasté. Falls Sie lieber zu Musik üben, gibt es zahlreiche Playlists auf Spotify, YouTube und anderen Kanälen. Wenn Sie für sich allein praktizieren, probieren Sie eine App – zum Beispiel den Insight Timer – aus, mit der Sie die einzelnen Intervalle einstellen können, sodass Sie durch sanfte Töne daran erinnert werden, zum nächsten überzugehen.

Zusammenfassend lässt sich sagen: Meditation und Achtsamkeitstraining können helfen, Stress und Symptome einer Angststörung oder Depression zu verringern. Genau wie beim Sport hängt es von Ihren persönlichen Vorlieben ab, wie Sie meditieren. Es gibt viele verschiedene Meditationsformen, Meditationstechniken und Apps (wie Headspace oder Calm), schauen Sie also, was für Sie am besten passt. Und dann behandeln Sie die Praxis wie ein Sportprogramm: Bauen Sie eine neue Art von Muskel auf und feiern Sie die Fortschritte, die Sie dabei machen.

Hypnose

Hypnose ist eine Therapie für Körper und Geist. Dabei geraten Sie durch fokussierte Aufmerksamkeit, geistige Bilder und Suggestion in einen Zustand der tiefen Entspannung. Suggestion bedeutet in diesem Fall, dass positive Keime gesetzt werden, um Herausforderungen oder Unwohlsein zu erleichtern. Hypnose wird von einigen Fachgesellschaften, darunter die North American Menopause Society, zur Behandlung von Wechseljahresbeschwerden empfohlen, da sie Hitzewallungen reduzieren kann und risikoarm ist.[10] In randomisierten klinischen Studien mit Frauen, die Brustkrebs überstanden hatten, führten nur fünf Sitzungen mit Hypnotherapie zu einem 69-prozentigen Rückgang der Intensität und Häufigkeit von Hitzewallungen. Unter Frauen ohne Brustkrebsvorgeschichte verringerte Hypnose Hitzewallungen um beeindruckende 50 bis 74 Prozent und verbesserte zugleich die Schlafqualität und die Libido.[11]

Wie Sie eine Spezialistin oder einen Spezialisten finden? Suchen Sie die nationale Gesellschaft für klinische Hypnose in Ihrem Land (zum Beispiel die Deutsche Gesellschaft für Entspannungsverfahren e. V.), dort finden sie Hypnotherapeut*innen, die sich besonders mit der Linderung von Symptomen der Menopause oder von Brain Fog aufgrund einer Chemotherapie oder anderen Symptomen auskennen.

Kognitive Verhaltenstherapie

Die kognitive Verhaltenstherapie ist eine handlungsorientierte psychologische Intervention. Sie hilft Menschen, praktische Arten und Weisen zu entwickeln, mit Problemen umzugehen und neue Coping-Skills und nützliche Strategien aufzubauen. In der Therapie werden Methoden wie Aufklärung, motivierende Gesprächsführung, Entspannung und Atemtechniken angewandt. Sie kann ein hilfreicher Ansatz sein, da dieselben Fähigkeiten auf unterschiedliche Herausforderungen anwendbar sind und sich dadurch das Gesamtwohlbefinden verbessern kann. Verhaltenstherapie wird von der North American Menopause Society empfohlen, um Hitzewallungen, Depressionen in der Menopause und andere Symptome zu behandeln.[12] Durch eine Verhaltenstherapie werden zwar die Hitzewallungen nicht unbedingt seltener, aber deren Intensität und das Unbehagen dabei können gemindert werden. Um eine seriöse Therapeutin oder einen Therapeuten in der Nähe zu finden, können Sie die Websites der wichtigen Fachgesellschaften in Ihrem Land aufsuchen (zum Beispiel die der Gesellschaft für Verhaltenstherapie).

Atemtechniken und Entspannungstraining

Biofeedback, Massage und andere Entspannungstechniken sind bereits für die Behandlung von Wechseljahresbeschwerden angewandt worden. In einigen klinischen Studien verringerten diese Techniken die Frequenz von Hitzewallungen sowie Stress und Erschöpfung. Doch der beste Weg herauszufinden, was für Sie selbst funktioniert, ist Ausprobieren. Tiefe Bauchatmung oder Zwerchfellatmung zum Beispiel sind Techniken, bei denen langsam und gleichmäßig geatmet wird und damit die physischen und emotionalen Reaktionen des Körpers zur Ruhe kommen. Das Zwerchfell sitzt genau unter den Lungen und bildet eine Barriere zwischen den Lungen und dem Magen. Aus dem Bauch oder unter dem Zwerchfell zu atmen vergrößert die Lungenkapazität, sodass wir mehr Sauerstoff bekommen, was einen spürbar beruhigenden Effekt hat. Werden solche Atemtechniken regelmäßig praktiziert, können sie helfen zu entspannen und lindern möglicherweise Hitzewallungen. Die besten Ergebnisse erreichen Sie, indem Sie drei Mal täglich für 20 Minuten üben. Falls Sie nicht genügend Zeit haben, beginnen Sie mit 10 bis 15 Minuten am Tag. Praktizieren Sie diese Atmung auch, sobald eine Hitzewallung beginnt und fahren Sie fünf Minuten lang fort.

Es ist wirklich einfach:

Atmen Sie vom Bauch aus ein und zählen Sie dabei langsam bis 5.
Atmen Sie aus und zählen Sie dabei bis 5.

Akupunktur

Akupunktur ist eine Säule traditioneller chinesischer Medizin. Mit sanftem Druck oder haarfeinen Nadeln werden bestimmte Punkte an den Meridianen oder Energiekanälen des Körpers stimuliert, um Krankheiten oder Schmerzen zu behandeln. Gegenwärtig existieren nur wenig Belege dafür, dass Akupunktur Wechseljahresbeschwerden lindert. Von einer gut ausgebildeten Person durchgeführt, kann sie jedoch eine vielversprechende Alternative zu schulmedizinischen Therapien darstellen.

Aromatherapie

Die als Aromatherapie bekannte Behandlungsform mit ätherischen Ölen nutzt natürliche pflanzliche Essenzen, um verschiedene physiologische und psychologische Ungleichgewichte zu behandeln. Einige Duftöle wie Lavendel und Eisenkraut sollen Ängste lindern und die Entspannung fördern. Bisher gibt es noch keine ausreichenden wissenschaftlichen Beweise dafür, dass Aromatherapie als alleinige Therapie bei Symptomen der Menopause hilft, es ist jedoch möglich, dass sie Stress und Ängste reduziert.

ANDERE STRESSSENKENDE MITTEL

Sprechen Sie darüber

Das Gehirn spielt eine entscheidende Rolle bei unserer Stressantwort, da es die Produktion zweier Hormone reguliert: Cortisol und Adrenalin. Schlägt der Stress zu, sorgen beide für einen erhöhten

Blutdruck und Puls, damit Sie entweder die Fäuste fliegen lassen – oder den Schwanz einziehen und davonlaufen. Das ist die bekannte Kampf-oder-Flucht-Reaktion, die Männer wie Frauen angesichts von Gefahr zeigen. Gefahr, das sind auch Stressfaktoren im Alltag.

Doch die Gehirne von Frauen verhalten sich ein wenig anders als die von Männern. Wenn bei Frauen Cortisol und Adrenalin in die Blutbahn rauschen, setzt bei Frauen das Gehirn gleichzeitig einen Schuss des Kuschelhormons Oxytocin frei, eine Art Ruhepol inmitten des Sturms.

Wissenschaftler*innen vermuten, dass die Ausschüttung von Oxytocin hinter dem einzigartigen Impuls von Frauen steckt, bei Stress anstelle von Kampf oder Flucht in den »Kümmern und Anfreunden«-Modus zu schalten.[13] Dieses Verhalten ist wahrscheinlich vor einer Ewigkeit entstanden, als unsere Vorfahren in Jäger-und-Sammler-Gemeinschaften lebten. Weder Kämpfen noch Davonlaufen sind besonders einfach, wenn man schwanger ist, ein Baby hat oder sich um Kinder oder ältere Menschen kümmert. Also haben Frauen ihre eigene Art und Weise entwickelt, auf Gefahr zu reagieren. In solchen Momenten achten sie noch mehr auf ihre Kinder (Kümmern) und stecken die Köpfe mit anderen Frauen zusammen (Anfreunden), um die Überlebenschancen für alle zu erhöhen. Dass wir das tun, geht auf unseren Instinkt zurück, uns bei Gefahr mit anderen zu verbünden, um das Lager zu sichern. Im Besonderen schließen wir uns mit anderen zusammen, um für die Sicherheit unserer aller Schützlinge zu sorgen.

Was hat das mit der Menopause zu tun? Wenn Sie sich wegen Hitzewallungen die Kleidung vom Leib reißen oder sich nicht erinnern können, was Sie im Supermarkt suchen, hegen Sie wahrscheinlich schwesterliche Gefühle für jede Frau, die genauso verschwitzt oder vergesslich ist wie Sie. Vielleicht finden Sie auch Trost bei Frauen, die die Menopause bereits glücklich überstanden haben. Mit anderen Frauen über Ihre Beschwerden zu reden und zu scherzen baut Kameradschaft auf und Sie versichern sich auf diese Weise, dass Sie nicht allein damit sind und dass die unliebsamen Symptome nicht ewig bleiben. Ob mit einer Freundin, Ihrer Mutter, einer Mentorin oder der netten Dame im Supermarkt – sprechen Sie über Ihre Erfahrungen. Das vermittelt Ihnen nicht nur ein Gefühl von Unterstützung, Normalität und Schwesternschaft, sondern Sie bekommen wahrscheinlich auch praktische Ratschläge wie »Kleide dich am besten im Zwiebellook« und »Trage *niemals* synthetische Unterwäsche«.

Stellen Sie sich Ihr Supportteam zusammen

Ein unterstützendes Netzwerk zu haben ist eine fantastische Anti-Stress-Strategie. Überlegen Sie sich also, welche Art von Unterstützung Sie brauchen, um in diesem Lebensstadium genau wie in jedem anderen Ihr bestes Ich sein zu können. Neben liebevollen Freundinnen oder Freunden oder Familienmitgliedern, mit denen Sie sich austauschen können, ist ein guter Hausarzt oder eine Gynäkologin, wo Sie sich damit wohlfühlen, die schmutzigen Details zu besprechen, ein Muss, genau wie eine »Menopausen-Mentorin«. Ganz unterschiedliche Menschen könnten diese Rolle einnehmen. Versammeln Sie Ihre Crew um sich, stehen Sie diese Zeit gemeinsam durch und lassen Sie sich nicht unterkriegen. Ich hoffe, dieses Buch erfüllt einen ähnlichen Zweck.

Unter Umständen können Sie auch verschiedene Profis aus anderen Gesundheitsbereichen zurate ziehen, die zusätzlich helfen können. Das ist nicht unbedingt für jede Frau etwas und nicht in allen Fällen, aber falls Sie Lösungen für ein bestimmtes Problem suchen, können dies nützliche Quellen sein:

- Fühlen Sie sich depressiv oder haben Sie Angstzustände, überlegen Sie, ob Sie Ihre Gefühle mit der Hausärztin oder einem Spezialisten für psychische Gesundheit besprechen wollen (einer Psychologin, einem Therapeuten oder einer Psychiaterin).

- Eine Beraterin oder ein Coach für die Wechseljahre kann Sie durch diese komplexe Übergangsphase begleiten und eine Quelle für Ressourcen sein, Ihnen beispielsweise Tipps für Überweisungen zu passenden Ärzt*innen geben, zu Yogalehrer*innen, Akupunkteur*innen und vielem mehr.
- Ein Physiotherapeut oder eine Physiotherapeutin kann bei allen möglichen Beschwerden unterstützen, von Gelenkschmerzen bis zu Beckenbodentraining.
- Eine Sporttrainerin oder ein Sporttrainer, die oder der Ihnen zeigen kann, wie Sie sich gefahrlos und effektiv bewegen, ob beim Boxen gegen Wut und Frust oder beim Yoga, um Ihre Gelassenheit wiederzufinden.
- Ein Diätassistent oder eine Ernährungsberaterin, um mit Ihnen einen Plan für eine Ernährung zu entwickeln, die genauso lecker wie gesund ist (und blättern Sie auch zurück zu Kapitel 14, damit Sie wissen, welche Lebensmittel Sie bevorzugen sollten).

Wenn Sie aus den Ihnen persönlich verfügbaren Quellen schöpfen, sei es allein oder mit professioneller Unterstützung, empfehle ich Ihnen vor allem, in Hilfe und Methoden zu investieren, die wissenschaftlich fundiert sind. Allzu oft werden kostbare Zeit und Geld für irgendwelche Techniken, Nahrungsergänzungsmittel oder Gummibärchen ausgegeben, die angeblich gegen die Menopause wirken. Nicht jede Frau braucht verschiedene Ärzte und Spezialistinnen oder hat Zugang dazu, doch wir alle können uns an den erprobten Empfehlungen und Erfahrungen orientieren. Um diese geht es in diesem Buch.

I Feel the Need, the Need for … Sleep

Die Gesellschaft konzentriert sich vor allem darauf, was wir tagsüber essen, trinken und tun, um gesund zu bleiben, dabei hat die Art und Weise, wie wir schlafen, eine stärkere Wirkung, als wir uns je hätten träumen lassen. Die Studienergebnisse über die optimale Schlafdauer weichen voneinander ab, dennoch ist es essenziell für das Entstressen und Wiederaufladen von Körper und Geist, auf die magischen (circa) acht Stunden zu kommen. Leider ist unser Alltag oft so voll, dass es eine zusätzliche Aufgabe sein kann, vor dem Schlafen abzuschalten. Auch durchzuschlafen kann eine Herausforderung darstellen. Eine Abendroutine zu etablieren, die Sie mögen und die entspannungsfördernd (statt stimulierend) ist, kann zu einer besseren Schlafqualität beitragen. Den Tag immer auf dieselbe Art ausklingen zu lassen, gibt Körper und Geist das Signal, wirklich ernst zu machen mit dem Schlafen. Hier einige Möglichkeiten, um gute Schlafhygiene zu praktizieren und für einen süßeren Schlaf herunterzufahren.

▶ DIMMEN SIE DIE LICHTER

Melatonin ist ein natürliches Hormon, das von der Hypophyse produziert wird. Steigt seine Konzentration, teilt dieses Hormon dem Gehirn mit, dass es Schlafenszeit ist. Licht senkt die Melatoninkonzentration und sorgt so für gemischte Signale. Evolutionär schlafen wir nachts und wachen mit den ersten Sonnenstrahlen auf, also kann das Dimmen der Lampen *etwa eine Stunde* vor dem Zubettgehen das Gehirn dazu überreden herunterzuschalten. Absolute Dunkelheit oder nur minimales Licht im Schlafzimmer helfen auch durchzuschlafen. Ist das nicht möglich, probieren Sie es mit einer Augenmaske.

▶ ÜBERPRÜFEN SIE DIE TEMPERATUR UND RICHTEN SIE SICH SCHLAFFREUNDLICH EIN

Um in den Schlafmodus zu kommen, ist ein leichtes Absinken der Körpertemperatur notwendig. Ist es im Zimmer zu heiß, kann der Körper die Hitze nicht loswerden, die er produziert, und das Einschlafen wird schwieriger. Achten Sie darauf, dass Ihr Schlafzimmer kühl und angenehm ist. Die Idealtemperatur liegt bei 20 Grad Celsius. Diese Temperaturen können auch Hitzewallungen in Schach halten. Leichte Baumwollschlafanzüge sind ein weiterer Faktor, um die richtige Körpertemperatur zu unterstützen.

Auch eine schlaffreundliche Umgebung ist wichtig. Achten Sie darauf, dass Ihr Schlafzimmer zur Erholung einlädt! Mit sanftem Licht, gemütlichen Kissen, warmen Decken, ruhigen Farben und Ordnung können Sie Ihr Schlafzimmer in ein Schlafheiligtum verwandeln, einen Raum für Entspannung und Rückzug von der Außenwelt. Achten Sie darauf, dass es dort leise ist. Ist das nicht möglich, spielen Sie beruhigende Einschlafgeräusche ab. Ein ohnehin störanfälliger Schlaf kann durch den Partner, der sich herumwälzt, oder die Partnerin, die schnarcht, ein Ding der Unmöglichkeit werden. Etwas Abhilfe können Ohrenstöpsel leisten.

▶ GUTE NACHT, HANDY

So schwer es uns allen fällt, uns von unseren Smartphones, Tablets, Computern und Fernsehern zu trennen, das von diesen Geräten ausgehende blaue Licht fordert Ihren Körper auf *wachzubleiben.* Das ist nicht nur ein psychologisches Problem, sondern physiologische Realität. Blaues Licht drosselt die Produktion von Melatonin, dem Gute-Nacht-Hormon Ihres Körpers, und fördert die Produktion von Cortisol und Adrenalin. Diese beiden tun alles dafür, um Sie zu wecken *und* wachzuhalten. Zugleich stört die Umkehr dieser hormonellen Spitzen das Gleichgewicht insgesamt, und das ist in der Menopause ein Spiel mit dem Feuer. Eine festgelegte Abschaltzeit für diese Geräte kann Ihrem Gehirn das Signal geben, ebenfalls herunterzufahren. Sagen Sie Ihrem Handy, Ihrem Computer oder Fernseher mindestens eine Stunde vor dem Zubettgehen Gute Nacht. Diese Routine gibt dem Schlaf wieder den Stellenwert, den er im Gesamtpaket der Selbstfürsorge haben sollte. Wenn Sie fürchten, die Versuchung Ihre E-Mails oder Nachrichten zu checken könnte zu groß werden, stellen Sie das Handy in den Flugmodus und verabschieden Sie sich für die Nacht von der Welt. Falls Sie bislang abends noch vor dem Bildschirm saßen, erwägen Sie, wie in Kapitel 15 besprochen, zunächst Melatonin oder ein anderes schlafförderndes Mittel zu nehmen, um sich diese Schlafhygiene anzugewöhnen.

▶ BLEIBEN SIE IM TAKT FÜR EINEN BESSEREN SCHLAF

Ihr Körper verlässt sich gern auf einen Rhythmus, wenn es um das Schlafen geht. Jeden Tag zur selben Zeit ins Bett zu gehen und aufzustehen, ist genau das, was er braucht. Wenn Sie mitten in der Nacht aufwachen, gehen Sie rücksichtsvoll mit sich um. Lassen Sie das Licht ausgeschaltet oder gedimmt und widmen sie sich etwas Entspannendem, beispielsweise einer Schlafmeditation, beruhigender Musik oder einem harmonischen, nicht zu spannenden Audiobuch. Falls Sie ein Nachtlicht verwenden, wählen Sie ein sanftes, honigfarbenes, und vermeiden Sie es, eine grelle Lampe anzuschalten.

▶ GREIFEN SIE ZUR FEDER

Leeren Sie Ihr Gehirn! Vor dem Schlafengehen aufzuschreiben, was Sie beschäftigt, kann helfen zu entspannen. Notieren Sie sich Ihre To-do-Liste für den nächsten Tag, schreiben Sie auf, wofür Sie dankbar sind, oder führen Sie Tagebuch, um auf diese Weise den Kopf freizubekommen. Mein Mann hat mir einmal ein winziges Kästchen mit Sorgenpüppchen als Souvenir mitgebracht. Die kleinen, handgefertigten Puppen stammen aus Guatemala und sind inspiriert von einer Mayalegende. Dort erleichtern sich Kinder von ihren Sorgen, indem sie den Püppchen davon erzählen und diese dann über Nacht unter ihr Kissen legen. Es heißt, die Puppen würden den Kindern über Nacht neue Einsichten bescheren, damit sie für den neuen Tag gerüstet sind. Für Erwachsene kann ein schönes Notizbuch denselben Zweck erfüllen.

▶ ACHTSAME AUGENBLICKE

Ein anderer Weg, um das zu erreichen und den Stress des Tages loszulassen, ist die Schlafmeditation. Experimentieren Sie damit, zunächst nur wenige Minuten vor dem Zubettgehen zu meditieren und arbeiten Sie sich dann auf 15–20 Minuten oder mehr hoch. Das Beste daran? Sie müssen dafür keinen Kurs machen oder Ihr Zuhause verlassen. Alles, was Sie benötigen, ist ein ruhiger Ort, an dem Sie sitzen und herunterkommen können. Möchten Sie gern mit einer Anleitung beginnen, probieren Sie Apps wie Headspace oder Calm, die eine kostenlose Probezeit anbieten. Auf Spotify oder YouTube finden Sie weitere Optionen, darüber hinaus gibt es zahlreiche Audiobücher. Einige meiner Favoriten sind *Journey into Stillness* (Audiobuch) von Ramdesh Kaur, *Meditation für Anfänger* von Jack Kornfield und *Im Alltag Ruhe finden* von Jon Kabat-Zinn (beide sind in verschiedenen Formaten erhältlich).

Wenn Meditation nicht Ihr Ding ist, dann vielleicht Musik. Wie ein Wiegenlied kann beruhigende Musik Ihren Geist auf die Melodie und den Rhythmus ausrichten und Sie dabei einschlummern lassen. Einige Arten von Musik können sogar dazu beitragen, den Puls zu senken und die Atmung zu verlangsamen. Ruhige Stücke sind ideal, am besten haben sie etwa 60 bpm. Erstellen Sie eine Playlist mit Ihren Lieblingstiteln, die Sie dabei unterstützt abzuschalten, oder lauschen Sie Naturgeräuschen wie dem Meeresrauschen oder Grillenzirpen.

▶ VERMEIDEN SIE WENN MÖGLICH SCHLAFMITTEL

Schlafmittel sind keine effektive Lösung für schlechten Schlaf. Sie hauen Sie zwar für eine Weile um, sind auf Dauer aber ungeeignet und verursachen andere Probleme. Bevor Sie überlegen, ein solches

Medikament zu nehmen, gehen Sie Ihre Checkliste durch: Versuchen Sie es zuerst mit Schlafhygiene, Stressreduktion, Sport, Ernährung und Nahrungsergänzungsmitteln. Bleibt das Problem bestehen, können unter Umständen bestimmte verschreibungspflichtige Medikamente für Wechseljahresbeschwerden wie eine Hormonersatztherapie oder niedrigdosierte Antidepressiva wirksamer sein als Schlafmittel. Ziehen Sie außerdem einen Besuch bei einer Schlaftherapeutin oder einem Schlaftherapeuten in Erwägung, um einen für Sie passenden Plan zu erarbeiten.

17

TOXINE UND ÖSTROGEN-DISRUPTOREN

CHEMIKALIEN, DIE SICH AUF DIE HORMONE AUSWIRKEN

Hören wir *Umweltgifte*, denken wir wohl zuerst an Atomkraftwerke, qualmende Fabrikschlote oder sogar Wildfeuer. Dabei ist die Wahrheit zum Teil viel subtiler. Diese extremen, kurzlebigen Fälle starker Luftverschmutzung werden schnell identifiziert und bekämpft, doch die konstante Belastung im Hintergrund bleibt unüberwacht, sodass Millionen Menschen der schleichenden Gefahr durch Umweltverpestung ausgesetzt sind.

Toxische Substanzen geraten aus allen möglichen Quellen in die Atmosphäre – und in der Folge in die Luft, die wir atmen. Industrielle Abgasemissionen von Fahrzeugauspüffen, Heizgeräten, Industriemaschinen, Kraftwerken und Verbrennungsmotoren sowie Autos sind bekannte Gesundheitsrisiken. Die meisten Giftstoffe sind jedoch viel näher an uns dran, als wir denken: Wir nehmen sie unwissentlich über unsere Haushaltsprodukte, Kosmetika und sogar Lebensmittel auf. Diese Toxine finden sich praktisch überall, wahrscheinlich an mehr Orten, als Sie glauben. Sie sind in den Plastikbehältern, in denen wir unser Essen und unser Wasser aufbewahren. Sie befinden sich in Unkrautvernichtungsmitteln, Pestiziden und Hormonpräparaten, aufgrund der Kontaminationen durch die Landwirtschaft und

Produktion können sich Spuren davon im Trinkwasser finden. Unsere Kleidung, unsere Autos, Spielzeuge und Möbel sind mit flammenhemmenden Stoffen behandelt.

In den vergangenen siebzig Jahren wurden über die Lebensmittel- und die Wasserversorgung fast 100 000 neue Chemikalien in die Umwelt freigesetzt.[1] Bei mindestens 85 Prozent von ihnen wurden nie geprüft, wie ihre Wirkung auf die menschliche Gesundheit ist. Wir wissen also nicht, wie gefährlich sie sind. Unter den Chemikalien, die getestet wurden, wirken sich ganze 800 entweder definitiv negativ auf unsere Gesundheit aus, insbesondere auf unsere Hormone, oder es wird von einer negativen Wirkung ausgegangen.[2]

Diese Substanzen nennen sich endokrine Disruptoren (ED) oder umgangssprachlich Hormongifte oder Umwelthormone. Sie tun genau das, was der Name nahelegt: Sie sorgen für ein ernsthaftes hormonelles Chaos. Endokrine Disruptoren sind chemische Schadstoffe, die natürliche Hormone nachahmen und sich so in den Körper schleichen und die Botschaften durcheinanderbringen können, die Ihre Zellen miteinander austauschen. Viele endokrine Disruptoren kopieren insbesondere Östrogen. Das sind die sogenannten Xenoöstrogene (»Fremdöstrogene«). Sie können Sie sich als den bösen Zwilling des Östrogens vorstellen. Indem sie gemischte Botschaften an die Östrogenrezeptoren schicken, lösen sie im gesamten Fortpflanzungssystem ein hormonelles Ungleichgewicht aus, das mit einer vorzeitigen Pubertät, Fehlgeburten, Unfruchtbarkeit, Endometriose und sogar Krebs verbunden wurde.[3] Schlimmer noch, da Xenoöstrogene sehr leicht vom Körper aufgenommen werden, gelangen sie in einer viel höheren Konzentration hinein als das körpereigene Östrogen und stören damit die Funktion des endokrinen Systems, während sie gleichzeitig das Nervensystem schädigen. Es schmerzt mich, es so klar sagen zu müssen, doch Hunderte dieser Chemikalien sind auch giftig für *Ihr Gehirn*.[4] Allein die Luftverschmutzung wurde erst vor Kurzem als Gesundheitsgefahr anerkannt – und neuerdings auch als Risikofaktor für Schlaganfälle und

Demenz![5] Ähnliche Bedenken wurden in Bezug auf viele andere chemische Giftstoffe geäußert.

Die Forschung zu diesem Thema ist noch im Gange, doch hier, was wir bisher wissen:

- Bereits eine kleine Dosis von endokrinen Disruptoren schadet der Gesundheit. Selbst eine geringe Einwirkung von Xenoöstrogenen kann Kindern und Frauen – besonders Schwangeren – signifikant schaden.[6] Die American Academy of Pediatrics rät, den Kontakt von Umweltschadstoffen und Chemikalien – insbesondere Plastik – für Babys und Kinder zu begrenzen.[7]
- Endokrine Disruptoren werden im Fettgewebe gespeichert. Da Frauenkörper einen höheren Anteil daran haben als Männer, sammeln sich im weiblichen Körper auch mehr Toxine an. Die höchste Konzentration findet sich im Brustgewebe, was mit einem verstärkten Risiko für Brustkrebs korreliert.
- Die akkumulierte Wirkung dieser Giftstoffe kann Jahre oder sogar ein ganzes Leben lang anhalten.
- Viele dieser Chemikalien bleiben jahrzehntelang in der Umwelt. DDT beispielsweise, ein Pestizid, das in den Vereinigten Staaten 1972 verboten wurde, lässt sich bis heute in der Erde nachweisen. Es findet sich auch im Blutkreislauf von Menschen, die lange nachdem seine Verwendung eingestellt wurde zur Welt kamen. Ein weiteres gutes Beispiel für eine chemische Substanz, die Hunderte von Jahren bestehen bleiben kann, ist eine, die mittlerweile in unser aller Bewusstsein gerückt ist: Plastik.
- Schadstoffe konzentrieren sich in lebenden Organismen durch Bioakkumulation. Das bedeutet, dass ihre Konzentration im Körper mit jedem Mal, das man der Substanz ausgesetzt ist, zunimmt. Wir sind nicht die einzigen, bei denen das geschieht. Auch Tiere nehmen Toxine auf. Das ist besonders

besorgniserregend bei Nutztieren, da jegliche Toxine, die sich in ihren Körpern anreichern, das Fleisch und die Milchprodukte verunreinigen, die wir konsumieren.

Insgesamt sind wir ständig Tausenden von Substanzen ausgesetzt, die sich verheerend auf unsere Hormone auswirken können. Die Hauptschuldigen sind:

- *Zigarettenrauch.* Er enthält nicht nur Nikotin, sondern auch Arsen, Butadien und Kohlenmonoxid sowie Nitrosamine, Aldehyde und andere Chemikalien, die das Risiko für verschiedene Krebsarten erhöhen können.
- *Bisphenol A (BPA).* Befindet sich in Kunststoffen wie Wasserflaschen, Plastikbehältern, Isolierfolien, der Auskleidung von Dosen, Plastikutensilien und Bechern.
- *Phtalate.* Kommt in Weichplastik wie Vinylböden, Duschvorhängen, Verpackung von Lebensmitteln, Kinderbrotdosen, Spielzeugen und Schnullern vor, genauso in Düften und Körperpflegemitteln.
- *PFOA und PTFE.* Sind in den Auskleidungen und Beschichtungen vieler Kochgeschirre enthalten und werden durch Erhitzung freigesetzt.
- *Bromierte und Organophosphat-Flammschutzmittel.* Befinden sich in Teppichen, Schaumstoffmöbeln, Teppichböden, Bohnerwachs, Nagellack, Kleidung und anderen Textilien.
- *Insektizide / Pestizide.* Sind Bestandteil von Insektensprays, Ameisenschutzmitteln, Rasen- und Gartenprodukten sowie Mitteln gegen Flöhe und Zecken bei Tieren.

WIE SIE UMWELTSCHADSTOFFE IN IHREM LEBEN REDUZIEREN KÖNNEN

Als Einzelpersonen können wir nicht immer kontrollieren oder vermeiden, welchen Giftstoffen wir ausgesetzt sind. Auch können wir nicht im Alleingang die Richtlinien der Umwelthygiene umschreiben. Dennoch beginnt der Wandel mit uns, damit, wie wir leben und unsere Kinder großziehen. Das Gewicht dieser Verantwortung wirkt möglicherweise abschreckend, doch es kann helfen, eine solche große Aufgabe in kleinere aufzuteilen. Wenn wir uns weniger vornehmen und jeden Tag kleine Schritte hin zu einem ökologisch gesundheitsbewussten Verhalten unternehmen, werden wir eine Entwicklung sehen. Einige Optionen – wie Elektroautos und Solarpaneele – mögen teuer sein, doch das gilt nicht für alle.

Hören Sie unter allen Umständen auf zu rauchen

Auch wenn das Bewusstsein für die Gefahr von Krebserkrankungen, Lungenleiden und Herzkrankheiten durch das Rauchen gestiegen ist, ist es nach wie vor weltweit ein Problem für das Gesundheitswesen. Allein in den Vereinigten Staaten sterben mehr Menschen am Rauchen als an HIV, illegalen Drogen, Alkoholmissbrauch und Autounfällen *zusammen*.[8] Dennoch rauchen auch heute noch ungefähr 20 Prozent oder beinahe 60 Millionen Amerikaner und Amerikanerinnen.[9] Bemerkenswerte 88 Millionen Nichtrauchende, darunter Kinder, sind Qualm aus sekundären und tertiären Quellen ausgesetzt.[10]

Die Liste negativer Folgen, die mit dem Rauchen zusammenhängen, ist lang. Trotzdem ist den meisten Menschen nicht klar, dass Zigaretten neben den bekannten Gesundheitsgefahren auch eine extrem schädliche Wirkung auf unsere Hormone haben. Kein Lifestyle-Faktor richtet für sich genommen mehr Schaden an den Eierstöcken an als das Rauchen. Junge Frauen, die rauchen, haben im Vergleich zu Nichtraucherinnen ein deutlich erhöhtes Risiko für eine schmerzhafte Periode und Unfruchtbarkeit.[11] Das liegt zum Teil daran, dass Nikotin die Fähigkeit des Körpers, Testosteron in Östrogen umzuwandeln, unterdrückt, sodass es schwieriger für die Eierstöcke wird, Sie mit Östrogen zu versorgen. Das Ergebnis ist, dass durch das Rauchen hormonbedingte Symptome *schlimmer* sind als nötig. In der Menopause Zigaretten zu rauchen verstärkt die Symptome, die wir eigentlich zu vermeiden versuchen. Hitzewallungen, Angstgefühle, Stimmungsschwankungen und Schlaflosigkeit werden intensiver und häufiger bei Frauen, die rauchen, als bei jenen, die es nicht tun.[12]

Hinzu kommt, dass aufgrund der schneller sinkenden Östrogenkonzentration die Menopause *früher* eintritt. Frauen, die *in ihrem ganzen Leben* 100 Zigaretten (5 Schachteln) geraucht haben, haben ein um 26 Prozent erhöhtes Risiko, in ihren Vierzigern in die Wechseljahre zu kommen, als Nichtraucherinnen.[13] Wir haben hier also eine Angewohnheit, die eine frühe Menopause auslösen, gleichzeitig ihre Symptome verschärfen und Ihnen die nützlichen Effekte des Östrogens rauben kann. Das ist eine absolute Lose-lose-Situation. Und als wäre das nicht genug, erhöht Rauchen bei Frauen, die eine Hormonersatztherapie machen, das Risiko für Herzerkrankungen.

Leider gelten dieselben Risiken für Sie, wenn Sie Nichtraucherin sind, jedoch häufig Passivrauchen müssen. Sich von Zigarettenrauch fernzuhalten und andere zu ermuntern, mit dem Rauchen aufzuhören, ist umso wichtiger, als es alle Beteiligten schützt. Ein paar Anreize gefällig? Mit dem Rauchen aufzuhören und dafür zu sorgen, seltener Rauch ausgesetzt zu sein, verbessert die Gesamtgesundheit, die Stimmung, die Energie und den Schlaf dramatisch. Größer könnte der Ansporn eigentlich nicht sein, oder?

Vielen Gesundheitsexpert*innen zufolge erfordert das endgültige Aufgeben des Rauchens eine Kombination aus Verhaltenstherapie und pharmakologischen Mitteln. Eine Nikotinersatztherapie, eine kognitive Verhaltenstherapie (auf die wir im vorherigen Kapitel schon eingegangen sind), Antidepressiva mit angstlösenden Eigenschaften, Sport und Akupunktur sind mögliche Methoden. Die American Cancer Society, die American Lung Association und das National Cancer Institute stellen online Ressourcen und Unterstützung im Chat bereit. Und vergessen Sie nicht: Eine gesunde Ernährung voller Antioxidantien (gegebenenfalls ergänzt durch Vitamin C oder E) ist besonders wichtig für Raucherinnen, ehemalige Raucherinnen und Menschen, die passiv Zigarettenqualm ausgesetzt sind.

Filtern Sie die Luft in Innenräumen

Ein Luftfilter ist immer eine gute Investition, besonders, wenn bei Ihnen zu Hause oder im Büro geraucht wird oder Sie in einer verkehrsreichen Gegend oder einer Industrieregion leben. Durch die Menge von Giftstoffen in Baumaterialien, Möbeln und Elektrogeräten sowie Hunderten von Chemikalien, die sich in Reinigungsmitteln, Insektiziden, Körperpflege- und Kosmetikprodukten befinden, kann die Luft *drinnen* genauso verschmutzt sein wie die *draußen.*

Auch Zimmerpflanzen können die Luftverschmutzung in Innenräumen verringern. Mehrere beliebte Pflanzen reduzieren die Konzentration flüchtiger organischer Verbindungen in der Luft wie Formaldehyd, Xylen, Toluol, Benzol, Chloroform, Ammoniak und Aceton, die alle häufig in Haushalten vorkommen. Einige natürliche Helfer sind unter anderem Sansevierien, Grünlilien, Einblätter und Efeututen.

Verwenden Sie umweltfreundliche Haushaltsprodukte

Haushaltsreiniger hinterlassen Rückstände auf allen Oberflächen, ziehen in Bettwäsche und Polstermöbel ein und verbreiten sich in der Luft in unseren Räumen. Wir schlucken diese Chemikalien, atmen sie ein und nehmen sie über die Haut auf. Umweltfreundliche Haushaltsreinigungsprodukte können zwar teurer sein, doch sie sind mittlerweile sogar in ganz normalen Geschäften erhältlich. Eine günstigere Möglichkeit, als die Reinigungsmittel fertig zu kaufen, ist, sie selbst zusammenzumischen. Es ist beeindruckend, was Essig und Backpulver vermögen!

Machen Sie Ihr Haus grüner!

Textilschützende und flammenhemmende Chemikalien sind zwei Arten von sehr schädlichen endokrinen Disruptoren, mit denen Sofas, Stühle, Teppichböden und andere Haushaltsausstattung behandelt wird. Minimieren Sie diesen Faktor, indem Sie vor allem Holz, Metall, unbehandelte Naturfasern und andere umweltfreundliche Materialen kaufen. Nicht minder wichtig ist, dass Sie bei der Kleidung auf den gesundheitlichen Aspekt achten. Flammenhemmende Mittel, die in vielen Kleidungsstücken und Pyjamas stecken, besonders solche, die Synthetikfasern enthalten, sind ebenfalls als endokrine Disruptoren bekannt. Wählen Sie stattdessen so oft wie möglich Baumwolle und unbehandelte Naturfasern. Unter anderem für Frauen mit Hitzewallungen sind sie empfehlenswert, da Synthetikfasern dazu beitragen, dass man vermehrt schwitzt.

Saubere Lebensmittel und reines Wasser

Wenn man bedenkt, dass die meisten Menschen jeden Tag mindestens drei Mahlzeiten zu sich nehmen, ist die Auswahl unserer Nahrung ein wichtiges Element bei der Vermeidung von Schadstoffen. Über 14 000 endokrine Disruptoren finden sich allein in unseren Lebensmitteln. Hochverarbeitete Nahrungsmittel sind aufgrund der hohen Mengen an Zusatzstoffen, Verdickungsmitteln, Emulgatoren und synthetischen Konservierungsstoffen, die den Geschmack, das Aussehen oder die Konsistenz verbessern und die Haltbarkeit verlängern sollen, die Hauptquelle für ein zu starke Chemikalienbelastung.

Hinzu kommt, dass von ganzen 25 Prozent der Pestizide, mit denen Obst und Gemüse routinemäßig besprüht werden, bekannt ist, dass sie die Östrogenkonzentration durcheinanderbringen – ganz zu schweigen von jenen, die wir noch nicht getestet haben. Milchprodukte und Fleisch aus Massentierhaltung enthalten ebenfalls mit hoher Wahrscheinlichkeit Schadstoffe, da regelmäßig alle möglichen Chemikalien in das Tierfutter gemischt werden, damit sie schneller wachsen und größer werden.

Falls Sie unsicher sind, ob ein Lebensmittel ungefährlich ist, hier zwei Grundregeln:

► LESEN SIE DIE ZUTATENLISTE

Die häufigsten und für Sie schädlichsten Lebensmittelzusatzstoffe sind Glucose-Fructose-Sirup, gehärtete oder teilweise gehärtete Fette, Glutamat, künstliche Lebensmittelfarben – zum Beispiel Brillantblau FCF (E 133), Erythrosin (E 127), Allurarot AC (E 129), Tartrazin (E 102) und Gelborange S (E 110) –, Natriumnitrat, Guarkernmehl, Xanthan, Carrageen und Natriumbenzoat. Tun Sie alles, um diese Stoffe zu vermeiden. Ungefährliche Konservierungsmittel sind unter anderem Ascorbinsäure (Vitamin C), Zitronensäure, Vitamin E (Tocopherol) und Kalziumphosphat.

► KAUFEN SIE MÖGLICHST BIO UND REGIONAL

Wenn Sie Bio-Lebensmittel auf den Tisch bringen, vermeiden Sie Pestizide, Herbizide, Antibiotika und eine Unzahl an anderen Chemikalien sowohl in Ihrem regionalen Lebensmittelangebot, aber auch in importierten landwirtschaftlichen Erzeugnissen und Fleisch. Bio-Getreide werden im Allgemeinen ohne synthetische Pestizide, künstliche Dünger oder Bestrahlung (um Bakterien absterben zu lassen) gezüchtet. Tiere, die nach biologischen Prinzipien gefüttert werden, bekommen keine Antibiotika oder künstliche Wachstumshormone.

Ich weiß, dass es nicht immer möglich ist, Bio-Lebensmittel zu kaufen, sei es aus finanziellen Gründen oder weil sie nicht erhältlich sind. Wir können nur unser Bestes tun, und ja, es ist ungerecht, dass gesunde Lebensmittel teurer sind als ungesunde. Doch nicht alles muss unbedingt biologisch sein. Um bei der Entscheidung zwischen bio und konventionell zu helfen, sollten Sie sich darüber informieren, welche Lebensmittel die meisten Pestizide enthalten. In Deutschland gibt das Bundesamt für Verbraucherschutz und Lebensmittelsicherheit (BVL) jährlich einen Bericht heraus, der Ihnen Orientierung beim Einkauf geben kann, wo Sie also (bei stark belasteten Lebensmitteln) im besten Fall in Bio-Qualität oder (bei einer geringen Belastung) auf Produkte aus konventioneller Landwirtschaft zurückgreifen können. Ohnehin gilt: Waschen Sie Ihr Obst und Gemüse, dadurch werden die Pestizide verdünnt. Schälen hilft ebenfalls.

Falls Sie tierische Produkte wie Fleisch und Milchprodukte konsumieren, empfiehlt es sich auch hier auf die Bio-Variante zurückzugreifen. Die am stärksten mit Schadstoffen belasteten Produkte sind Rind- und Lammfleisch sowie Kuhmilch. Huhn, Truthahn und Ente sind unbedenklicher. Falls Sie Fisch essen, achten Sie darauf, dass der Quecksilbergehalt niedrig ist. Das betrifft zum Beispiel Sardellen, Makrele, Wels, Muscheln, Krabben, Flunder, Schellfisch, Meeräsche, Köhler und Lachs.

Glas ist das neue Plastik

Für die hormonelle Balance, ist es essenziell, die Zahl der endokrinen Disruptoren zu reduzieren, die Sie tagtäglich über Plastikprodukte aufnehmen. Sie sollten dringend Kunststoffe aus Ihrem Leben verbannen, besonders solches, das mit Lebensmitteln in Berührung kommt. So werden Sie viel Plastik aus dem Kühlschrank und der Vorratskammer los:

- Verwenden Sie Vorratsbehälter aus Glas oder Edelstahl. Hier wählerisch zu sein, ist eine sinnvolle Investition, da Sie diese Behältnisse immer wieder verwenden können.
- Tauschen Sie auch Ihre Wasserflaschen aus. Statt aus Kunststoff oder Styropor zu trinken, entscheiden Sie sich auch hier lieber für Glas oder Edelstahl. Eine Glaswasserflasche einfach wiederzuverwenden ist eine kostengünstige Möglichkeit, um Plastik zu ersetzen. Mehr und mehr Cafés sind außerdem bereit, Ihnen Ihr Getränk in einem mitgebrachten umweltfreundlichen Becher abzufüllen!
- Sortieren Sie antihaftbeschichtete Töpfe und Pfannen aus und verwenden Sie stattdessen gusseiserne oder welche aus Edelstahl, Hartglas oder Emaille.
- Vermeiden Sie Lebensmittel, die in einer Weichplastikverpackung verkauft werden (beispielsweise Käse oder Aufschnitt) oder die in Plastik aufbewahrt werden.
- *Erhitzen Sie niemals Lebensmittel in Kunststoffbehältern* – auch nicht solche, die genau dafür verkauft werden. BPA und anderes Mikroplastik sickert direkt in Ihr Essen, wenn Sie es in Plastikbehältnissen in die Mikrowelle stecken.
- Vermeiden Sie warmes Takeaway in Plastikbehältern. Eine Möglichkeit ist es, auf kalte Lebensmittel wie Sushi auszuweichen. Bestellen Sie warmes Essen, nehmen Sie es sofort aus dem Behälter heraus.
- Wenn möglich kaufen Sie Lebensmittel in großen Mengen und verwenden Sie Ihre eigenen Stoffbeutel sowohl beim Einkauf als auch zum Lagern.
- Entscheiden Sie sich für wiederverwertbare oder wiederauffüllbare Haushaltsprodukte (vom Spülmittel bis zur Hautpflege) entweder in recycelten Behältnissen oder in Glas. Verwenden Sie Spender aus Glas und kaufen Sie die günstigeren Nachfüllpackungen.

Seien Sie wählerisch bei Pflegeprodukten

Die meisten kommerziellen Körperpflegeprodukte und Kosmetika stecken voller toxischer Zutaten. Das gilt für alles von Shampoos und Deodorants bis zu Sonnenschutzmitteln und Feuchtigkeitscremes. Lernen Sie, die Etiketten zu lesen, und vermeiden Sie Substanzen, die erwiesenermaßen besonders schädlich sind. Ein Blick auf die INCI-Liste (meist auf der Rückseite der Verpackung) lohnt sich. Apps wie »Code-Check« oder »Tox-Fox« können bei der Entschlüsselung der oft kompliziert klingenden Inhaltsstoffe helfen. Auch Ökotest und Stiftung Warentest sind hier gute Anlaufstellen. Dadurch wird die Recherche kinderleicht und Sie können sich die Mühe sparen, das Kleingedruckte zu entziffern.

Wenn es Ihnen zu viel ist, all Ihren Pflegeprodukten ein Upgrade zu verpassen, beginnen Sie mit denen, die die größte Hautfläche bedecken wie Duschgel und Moisturizer. Bis zu 60 Prozent dessen, was Sie auf Ihre Haut auftragen, wird absorbiert und landet im Blutkreislauf. Daher ist es sinnvoll, sich zuerst um diese Produkte zu kümmern. Die »Clean Beauty«-Bewegung etabliert sich immer stärker und die Auswahlmöglichkeiten sind endlos. Daneben gibt es zahlreiche DIY-Optionen. Probieren Sie es zum Beispiel mit Kokosöl als Make-up-Entferner. Massieren Sie einfach ein paar Tropfen auf die Augenlider, das Gesicht und die Lippen und wischen Sie es mit einem weichen Tuch ab – fertig. Magisch!

Im Endeffekt ist es nicht so schwierig, viele Schadstoffe aus dem eigenen Leben zu verbannen, wie es vielleicht zuerst wirkt. Indem Sie im Alltag stärker darauf achten, was Sie kaufen, entgiften Sie nicht nur Ihre Umgebung – und die Ihrer Familie – dramatisch, sondern tragen auch dazu bei, den CO_2-Fußabdruck für unsere wunderbare Erde zu reduzieren. Denken Sie dabei immer daran, dass dies kein Sprint ist, sondern ein Marathon.

18

DIE MACHT EINER POSITIVEN HALTUNG

DIE MENOPAUSE NEU DENKEN

Als mein Mann vierzig wurde, begrüßte Facebook ihn mit einer Anzeige für ein schickes neues Auto. Dagegen fand ich an meinem vierzigsten Geburtstag in meinen Nachrichten Werbung für Botox.

In unserer Gesellschaft tendieren wir dazu zu denken, wenn Männer altern, dann reifen sie so wie ein guter Wein. Als wären sie ein erlesener Jahrgang, der mit der Zeit an Wert gewinnt. Ist das nicht eine schöne Sichtweise auf das Alter? Schon, doch das gilt anscheinend nicht für Frauen. Wenn Frauen altern, verändert sich die Perspektive. Wir werden im sogenannten Herbst des Lebens vermeintlich nicht attraktiver, sondern unser Wein wird, nun ja … zu Essig. Anders gesagt, es herrscht ein Doppelstandard im Hinblick auf Gender und das Altern: Männer reifen und Frauen verfallen. Wir Frauen scheinen ein soziales Ablaufdatum zu haben, nach dem unser Wert sinkt. Man macht uns glauben, mit der Mitte unseres Lebens hätten wir den Zenit überschritten. Objektiv gesehen ist diese Ansicht kaum ernst zu nehmen, insbesondere vor dem Hintergrund der Begeisterung, die Männern im selben Alter entgegengebracht wird. Doch die Botschaft ist allgegenwärtig, verwoben in Marketingkampagnen, und färbt auf subtile und nicht ganz so subtile Weise unsere Sprache.

Diese Doppelmoral wird umso deutlicher im Mythos der Menopause. In der Vergangenheit wurde sie als Zustand des Leidens kurz vor dem Tod betrachtet, ein Wendepunkt, ab dem Frauen als alte Schachteln galten. Unser Wert und unsere Weiblichkeit wurden aufgrund eng gefasster und häufig frauenfeindlicher Standards ausschließlich mit unserer Fortpflanzungsfähigkeit verbunden. Vor nicht allzu langer Zeit hätte es in unserer männlich dominierten Gesellschaft für uns Frauen mit dem Eintritt in die Wechseljahre schlicht »Das war's!« geheißen. Uns wurde das Gefühl gegeben, dass sich niemand für unsere Geschichte interessiert; einige von uns sind vielleicht sogar überzeugt, sie sei zu peinlich, um sie zu erzählen. Gleichzeitig wird die Menopause als ein Mangel begriffen, ein Syndrom, das von seinen Symptomen, den Therapieversuchen und insgesamt einem Verlust des Wohlbefindens dominiert wird. Die medizinische Sprache rund um die Menopause spiegelt diesen Bias wider. Wie Dr. Jen Gunter, Autorin von *Das Menopause Manifest* und eine Vorkämpferin für die Frauengesundheit, treffend schreibt: »Es ist üblich, davon zu sprechen, dass die Eizellreserven zu Ende gehen. Auf den Penis wurde das Konzept des Versagens oder Erschöpftseins jedoch noch nie angewandt.«

Frauen werden oft an Dingen gemessen, die wir nicht kontrollieren können, und von denen auch nicht erwartet werden sollte, dass wir es müssen – sei es unser Alter, jeder Zentimeter unserer Figur oder der Status unserer Menstruation. Diese Messlatten reflektieren jedoch niemals, wer oder wozu Sie in der Lage sind. Ihre Erfahrungen, Gedanken, Handlungen und Leistungen sind die einzigen aussagekräftigen Indikatoren dafür, was in Ihrem Kopf und in Ihrem Herzen steckt. Das einzig Wichtige, was man sich im Hinblick auf die Lebensmitte merken sollte, ist genau das, was bereits in dem Wort steckt: Sie befinden sich in *der Mitte* des Lebens. Wenn Sie diese Lebensphase mit einem tiefen Respekt dafür beginnen, was Ihr Gehirn und Ihr Körper bewältigen können und bewältigt haben, sind Sie gut aufgestellt für den Start in noch reichere, noch erfüllendere Jahre.

Ich hoffe, die vorausgegangenen Kapitel haben Sie mit einem Verständnis dafür ausgestattet, wie sich die Funktionsweise Ihres Körpers und Ihres Gehirns in den Wechseljahren verändern, und warum sie diese intelligenten Anpassungen ihres Körpers in der Mitte Ihres Lebens wertschätzen sollten. Zu verstehen, was die Menopause ist und was nicht, und dass es viele Lösungen für Beschwerden gibt, kann dabei helfen, den Wechsel weniger unangenehm, vielleicht sogar als eine Phase der Selbstermächtigung anzunehmen. Die Menopause ist im Grunde ein hervorragender Zeitpunkt, um ein neues Kapitel im Leben zu beginnen und eine gesunde, sinnstiftende und lebendige Version 2.0 Ihrer selbst zu erschaffen. Was dafür den Ausschlag gibt? Ihre innere Haltung.

Konenki

Sobald Frauen im Westen in die Menopause kommen, schallt es ihnen ohrenbetäubend entgegen, sie seien vor allem etwas mit un-: unattraktiv, unglücklich, unbrauchbar und so weiter. Die Botschaft ist laut und deutlich und erreicht uns aus allen Richtungen – aus dem Fernsehen, der Werbung, von Menschen bei der Arbeit, sogar von Freundinnen mit denselben Herausforderungen. *Frauen in den Wechseljahren: Ihr habt euren Zweck erfüllt. Nun räumt bitte euren Platz.*

Der Impuls, das Problem rasch abzutun, wird sogar in der Sprache deutlich. Zu Deutsch bedeutet *Menopause* »Monat« und »Pause«, das bezieht sich auf das Aussetzen der Monatsblutung. Das allein beschränkt die Bedeutung dieses Lebensstadiums auf die Tatsache, dass unsere Periode endet. Und dann sind Sie auf sich selbst gestellt.

Besonders bemerkenswert finde ich, dass der Eintritt in die Menopause überhaupt nicht damit assoziiert wird, was man geleistet hat, geschweige denn, dass er mit einer Statusverbesserung einhergeht. Im Gegensatz dazu nehmen viele andere Kulturen die Menopause als Beginn einer neuen Phase im Leben einer Frau wahr – in der sie sogar eine besondere Stellung einnehmen und verehrt werden. Interessanterweise berichten Frauen in Kulturen, in denen das Alter mehr geschätzt wird und die ältere Frau als weise und erhaben gilt, auch von deutlich weniger unangenehmen Symptomen.* Die Verbesserung des gesellschaftlichen Status korrespondiert weltweit mit einer weniger belastenden Menopause.

Das japanische Wort für Menopause beispielsweise lautet *konenki*. Wörtlich bedeutet *ko* Erneuerung und Regeneration, *nen* heißt Jahr oder Jahre und *ki* steht für Saison oder Energie. Die Japaner definieren dasselbe Ereignis, das wir fürchten – die Menopause – als eine viel ausgedehntere spirituelle Übergangsphase, in der das Ende der Monatsblutung nur eine von vielen Veränderungen darstellt. Bezeichnenderweise leiden Berichten zufolge nur ungefähr 25 Prozent aller japanischen Frauen unter Hitzewallungen, eine beträchtlich niedrigere Zahl als in den USA.[1] Ironischerweise ist dort Frieren ein stärker verbreitetes Symptom, und die unangenehmsten Wechseljahresbeschwerden, unter denen japanische Frauen leiden, sind steife oder starre Schultern.[2]

In ähnlicher Weise assoziieren einige indische Gemeinden die Menopause mit Freiheit oder Befreiung – statt Hitzewallungen ist dort das am stärksten verbreitete Symptom das Nachlassen der Sehfähigkeit.[3] In einigen islamischen, afrikanischen und indigenen Gesellschaften wird die Menopause auch als Zeit des Wandels begrüßt; Frauen müssen sich nicht mehr an strenge Geschlechterregeln halten und genießen teilweise eine größere gesellschaftliche Freiheit. Frauen in der Postmenopause gewinnen tatsächlich an Status und dienen häufig als Anführerinnen der Gemeinschaft. Ein anderes Beispiel sind die dörflich lebenden Maya-Frauen, deren sozialer Sta-

* Diese Ergebnisse lassen sich nicht für alle Frauen der erwähnten Kulturen verallgemeinern, natürlich herrscht auch innerhalb dieser Gesellschaften Vielfalt. Mary Jane Minkin, »Menopause: Hormones, Lifestyle, and Optimizing Aging«, *Obstetrics and Gynecology Clinics of North America* 46, Nr. 3 (2019): S. 501–514.

tus ebenfalls mit der Menopause steigt und die von *gar keinen* Symptomen berichten. Und das, obwohl sie relativ früh in die Wechseljahre kommen, ungefähr im Alter von vierundvierzig Jahren, und ihre Östrogenkonzentration genauso sinkt wie bei allen anderen Frauen. Native Americans haben gar keinen Ausdruck für Menopause und betrachten diese Phase des Übergangs als eine neutrale oder positive Erfahrung. Eine ihrer Beschreibungen, die ich gefunden habe, ist aus meiner Sicht die passendste Metapher für die Menopause: Sie sei einfach »ein Alterungsprozess, ein weiterer Ring im Baumstamm«.

Es ist gut möglich, dass Frauen in anderen Kulturen weniger ermutigt werden, ihr Unwohlsein auszudrücken, als es in westlichen Ländern der Fall ist, oder dass Lebensstil, Ernährung und Klima sie vor Wechseljahresbeschwerden schützen – vielleicht hat aber auch unser Geist sehr viel mehr Macht über den Körper, als wir ahnen. Wahrscheinlich ist beides richtig, neben weiteren Faktoren. Die biologischen Erklärungen für Symptome der Menopause sind korrekt, und trotzdem ist die Menopause mehr als das, was mit unseren Hormonen geschieht. Zu wissen, dass Hitzewallungen und andere Symptome nicht zwangsläufig auftreten, zeigt uns, dass wir *tatsächlich* mehr Kontrolle über unser Erleben dieser Zeit haben, als wir vielleicht gedacht hätten. Die beste Nachricht ist wohl, dass wir, wenn wir möchten, von der modernen Medizin profitieren. Gleichzeitig können und sollten wir die Menopause aus der Perspektive anderer Kulturen betrachten: nämlich als eine zutiefst sinnvolle, spirituelle Zeit.

Der Geist triumphiert über die Menopause

Zahlreiche Studien haben gezeigt, dass eine positive Lebenseinstellung – dazu gehört auch, das Altern anzunehmen – ein Faktor für physische Gesundheit und emotionales Wohlbefinden im Alter ist.[4] Das unterstreicht den Einfluss unserer Erwartungen und Glaubenssätze auf das, was tatsächlich geschieht, unabhängig von unseren genetischen und biologischen Voraussetzungen. Negativen Stereotypen rund um die Menopause zu trotzen, gesellschaftliche Normen herauszufordern und die Transformationskraft dieser Lebensphase zu umarmen, kann sehr befriedigend sein. Die Erfahrung der Menopause hängt eben nicht nur davon ab, was in unserem Körper passiert. Auch unsere eigene Einstellung und die Sichtweise von Freunden und Freundinnen, der Familie und der Gesellschaft prägen sie. Wie wir mit uns selbst sprechen, spielt ebenfalls eine Rolle. Viele Frauen fürchten nicht so sehr die Menopause selbst, sondern das, was sie bedeutet. Wir haben diese Geschichte nicht geschrieben, aber von uns wird erwartet, sie zu leben. Und das tun wir.

Die Forschung belegt eine unmittelbare Wechselwirkung zwischen den körperlichen Symptomen einer Frau, ihren Glaubenssätzen in Bezug auf die Menopause und ihrer tatsächlichen Erfahrung des Wechsels.[5] Frauen mit belastenden Symptomen wie häufigen, schweren Hitzewallungen neigen beispielsweise verständlicherweise zu einer negativeren Perspektive. Und bei Frauen, die den Beginn der Menopause mit Sorge erwarten, sind auch die Symptome tendenziell schlimmer.[6] Wenn wir die Menopause als Krankheit betrachten, erleben wir diese Phase unseres Lebens also auch so, als wären wir »krank«, als eine Zeit, in der wir Patientinnen sind, die darauf warten zu genesen.

Umgekehrt berichteten Frauen mit einer positiven Einstellung zur Menopause häufig von milderen Symptomen und einem reibungslosen Übergang. Interessant sind auch die Daten, die zeigen, dass zwei Frauen mit exakt derselben Anzahl von Hitzewallungen diese als sehr unterschiedlich schwerwiegend erleben können. Für die eine können sie großen Stress bedeuten, während sie die andere nicht weiter stören. Diese Diskrepanz könnte mit Unterschieden im psychischen oder emotionalen Wohlbefinden zusammenhängen.[7] Frauen mit einer besseren Gesamtgesundheit, wirksamen Coping-Mechanismen oder einem starken Supportsystem zeigen tendenziell größere Resilienz in ihrer Reaktion auf Symptome der Menopause. Ein weiterer Beweis für die große Rolle, die Mindset und Unterstützung in dieser besonderen Lebensphase spielen. Diejenigen, die sich für die Menopause – und das Altern insgesamt – geöffnet haben, statt sich ihr zu widersetzen, fühlen sich häufig selbstbewusster und wohler in ihrer Haut denn je.

Sie sind, was Sie *denken*

Wir betrachten das Leben durch unsere eigene einzigartige Brille. Diese setzt sich aus all unseren Annahmen und Erwartungen über uns selbst, über unser Leben und über die Situation, in der wir uns befinden, zusammen. Unsere Perspektive beeinflusst unsere Wahrnehmung der Realität – wie wir denken, fühlen und sogar, wie wir körperlich reagieren. Ein spannendes Beispiel dafür ist der *Placebo-Effekt*: Wenn eine Person überzeugt ist, dass sie sich nach der Einnahme eines bestimmten Arzneimittels besser fühlen wird, tritt dies tatsächlich ein, selbst wenn das Medikament eigentlich wirkungslos ist. Tatsächlich zeigt die Forschung, dass ganze 30 bis 40 Prozent der Teilnehmenden an klinischen Studien eine deutliche Besserung ihrer Symptome erfahren können, indem sie ein Placebo (eine Zuckerpille) nehmen, sofern sie glauben, dass es ihnen helfen wird.

So weit, so gut. Doch es gibt auch den *Nocebo-Effekt*. So wird das Gegenteil des Placebo-Effekts bezeichnet, also die Auswirkungen negativer Erwartungen einer Person hinsichtlich eines Medikaments oder seiner möglichen Nebenwirkungen auf die tatsächliche Wirkung. In klinischen Studien können Menschen, die nicht wissen, dass sie ein Placebo erhalten, und mit Nebenwirkungen rechnen, tatsächlich als Reaktion auf die unwirksame Zuckerpille entsprechende Symptome entwickeln. Diese Phänomene zeigen deutlich, wie mächtig unser Geist ist: Was wir erwarten, hat Auswirkungen auf unser Erleben.

Wie wenden wir dieses Konzept nun auf die Menopause an? Nun

ja, wenn Sie davon ausgehen, dass Sie eine katastrophale Erfahrung wird, der Sie zum Opfer fallen, könnten Sie Ihre Symptome als stärker empfinden und sogar schlechter auf eine Behandlung ansprechen. Gehen Sie jedoch im Gegenteil davon aus, dass die Menopause bloß eine Phase ist und dass trotz ihrer Aufs und Abs schon alles gut gehen wird, könnten sie besser durch die Wechseljahre kommen. Die Haltung spielt eine große Rolle, und sich seine Glaubenssätze klarzumachen, lohnt sich. Analysieren Sie sie. Untersuchen Sie neugierig, woher sie kommen, prüfen Sie, ob ihre Botschaft stichhaltig ist, und beobachten Sie, welche Wirkung sie auf Sie haben. Ihre Entscheidung darüber, ob diese Sie in Ihren Bedürfnissen unterstützen oder eher hinderlich sind, kann ausschlaggebend sein. Vor allem aber können wir unsere gesamte Sichtweise auf die Menopause verändern, indem wir uns ins Gedächtnis rufen, dass viele Glaubenssätze keine universellen Wahrheiten sind.[8] Versuchen Sie, sich selbst auf die Schliche zu kommen, bevor Sie in einen ungünstigen Trott geraten. Sie können die Menopause als Abschluss oder als Beginn betrachten. Sie werden das erleben, wofür Sie sich entscheiden.

EINE POSITIVE HALTUNG ENTWICKELN – WIE GEHT DAS?

Das gesamte Feld der kognitiven Verhaltenstherapie basiert auf der Idee, dass sich Gefühle durch Gedanken beeinflussen lassen – und Sie negative Gedanken und Glaubenssätze durch Übung und Beharrlichkeit umwandeln können. Jeder Gedanke, den Sie haben, wirkt sich darauf aus, wie Sie sich fühlen und wie Sie die Realität wahrnehmen. Die Person, die entscheidet, was Sie denken, sind letztendlich Sie selbst. Egal was die Gesellschaft Ihnen suggeriert, welches Etikett Ihnen die Familie oder die Geschichte verpasst – Sie, und Sie allein, haben die Macht über Ihre Gedanken und damit können Sie auch Ihre Realität zu beeinflussen.

Wir alle stehen vor unterschiedlichen Herausforderungen im Alltag, von denen wir viele nicht ändern können. Doch die Art, *wie* wir unser Schicksal angehen, kann den entscheidenden Unterschied machen. Die dafür notwendige geistige Haltung zu entwickeln, ist nicht unbedingt einfach, doch es ist wichtig, den Blick zu weiten und bewusst mit ihm umzugehen. Indem wir unsere Einstellung verstehen und anpassen, können wir unsere Gesundheit verbessern, Stress reduzieren und den Herausforderungen des Lebens mit mehr Widerstandskraft begegnen – auch der Menopause.

Achten Sie darauf, wie Sie mit sich reden

Den ganzen Tag lang führt Ihr Geist einen Dialog mit sich selbst. Wenn Sie sich einen Moment Zeit nehmen, diesem inneren Gespräch mal ganz genau zu lauschen, werden Sie vielleicht überrascht sein, über *was* und *wie* Sie sich Gedanken machen. Und vielleicht haben Sie sich schon mal dabei ertappt, wie Sie gedanklich den schlimmsten Ausgang irgendeiner Situation geprobt haben, wie Sie sich selbst erzählt haben, dass Sie etwas nicht tun können oder tun sollten, oder haben sich schon einmal zu viele Gedanken über Ihre Handlung gemacht? Wenn zu all dem noch dazu kommt, dass Sie mitten in einer Hitzewallung stecken oder schlecht geschlafen haben und trotzdem funktionieren müssen, dann kann die kleine Stimme in Ihrem Kopf *richtig* laut werden. Aber was sagt sie Ihnen? Werden Sie von ihr ermuntert oder kritisiert? Unterstützt sie Sie in schwierigen Zeiten oder macht sie Sie nieder, weil sie nicht stärker oder besser sind oder über allem stehen?

Unsere Selbstgespräche in den Griff zu bekommen, gehört zu den schwierigsten Aufgaben, doch es ist eine der wichtigsten. Die therapeutische Wirkung positiver Selbstgespräche auf unsere Aufmerksamkeit und Fähigkeit zur emotionalen Regulation sind so gut erforscht, dass die Entwicklung dieser Fähigkeit nicht nur ein essenzieller Bestandteil in Programmen zur Leistungsverbesserung im

Sport ist, sondern auch der Kern vieler psychologischer und achtsamkeitsbasierter Therapien.[9] Kognitive Verhaltenstherapie, narrative Psychologie und die Neurowissenschaften sind sich einig, dass wir unsere Selbstgespräche verbessern können, indem wir uns unserer zugrunde liegenden Einstellungen und Glaubenssätze bewusst werden. Haben Sie diese erst einmal identifiziert, kann die Suche nach positiveren (und manchmal zutreffenderen) Gegengeschichten den inneren Dialog aktiv in eine produktive Richtung lenken. Hier die wichtigsten Schritte:

- *Wählen Sie ein Mantra oder eine Affirmation.* Besonders im Sport nutzt man in herausfordernden Situationen eine bestimmte Form des inneren Dialogs: positive Glaubenssätze beziehungsweise ein Mantra. Das kann eine einfache Affirmation sein wie »Ich schaffe das« oder eine Handlungsanleitung wie »Einatmen, ausatmen«. Jeder simple, positive Satz, mit dem Sie sich identifizieren und den Sie leicht im Gedächtnis behalten, kann Ihnen helfen, besonders in schwierigen Momenten gedanklich eine andere Richtung einzuschlagen.
- *Üben Sie verschiedene Szenarien.* Wenn Sie sich angewöhnt haben, einen solchen Satz zu wiederholen, und das mittlerweile automatisch tun, weiten Sie das innere Selbstgespräch aus, sodass Sie vertraute Affirmationen für verschiedene Situationen haben. Bei einer Hitzewallung könnten Sie beispielsweise sagen: »Ich weiß, was zu tun ist, ich schaffe das.« Oder: »Halte durch, auch das geht vorbei.« Oder üben Sie wie in Kapitel 16 beschrieben die tiefe Bauchatmung.
- *Sprechen Sie zu sich selbst wie mit einer anderen Person.* Manchmal brauchen wir alle ein paar aufmunternde Worte. Und von wem könnten sie besser kommen als von uns selbst? Es ist ein bisschen wie beim Einzel im Tennissport, bei dem man sich ganz ähnlich wie in der Menopause manchmal auf sehr einsamem Posten fühlen kann. Wenn Sie gerade eine harte Zeit

durchmachen, treten Sie einen Schritt zurück und sprechen Sie mit sich, als wären Sie Ihre eigene Trainerin. »Komm schon, ich glaube an dich« oder »Atme tief durch, ich bin bei dir«.

- *Praktizieren Sie liebende Güte.* Wir alle werden gelegentlich ungeduldig mit unserem Körper, geben ihm die Schuld für seine Beschwerden, dafür, krank zu sein, sich nicht wohl zu fühlen oder sich nicht schnell genug so zu verändern, wie wir das gerne hätten. Sind Sie frustriert oder nervös, stellen Sie sich vor, Ihr Körper sei ein kleines Kind oder eine liebe Freundin – eine Person, die Ihre Unterstützung braucht. Docken Sie an Ihren Impuls an, Liebe und Mitgefühl zu verbreiten. Denken Sie daran: *Ihr Körper liebt Sie.* Jede Zelle in Ihrem gesamten Körper arbeitet unermüdlich Tag um Tag dafür, dass es Ihnen gut geht. Seien Sie dankbar für alles, was er im Laufe der Jahre für Sie getan hat, und geben Sie ihm etwas zurück, wenn er es am dringendsten benötigt.

Verschwenden Sie keinen Gedanken daran, wie Sie sich »reparieren« könnten

Trotz allem, was Sie hören oder lesen: An Ihnen ist nichts kaputt. Die Menopause ist eine unvermeidliche Station im Leben jeder Frau. Zwar sind die Symptome wahrlich keine Freude, doch der Weg wird allmählich weniger beschwerlich, nun, da es verschiedene Behandlungsmöglichkeiten gibt und wir wissen, inwiefern wir unseren Lebensstil so verändern können, dass es sich positiv auf die Symptome der Menopause auswirkt. Falls Sie sich für eine medikamentöse Therapie oder eine kognitive Verhaltenstherapie interessieren sollten, sprechen Sie mit Ihrer Ärztin oder Ihrem Arzt darüber, was für Sie am besten geeignet ist. Machen Sie sich gleichzeitig bewusst, dass Sie auch der Biologie vertrauen dürfen: Ihr Körper regelt diese Angelegenheit und Sie können sich ruhig zurücklehnen und ihn sein Ding machen lassen.

Lachen Sie darüber

Lachen ist, wie es so schön heißt, die beste Medizin. Das klingt einfach, doch die physische Handlung des Lachens, selbst ohne etwas lustig zu finden, ist mit positiv wirkenden, komplexen chemischen Vorgängen im Körper verbunden, kann Stress reduzieren und die Schmerztoleranz erhöhen.[10] Lachen setzt sehr wirkungsvoll Endorphine frei und aktiviert den Neurotransmitter Serotonin, das körpereigene Antidepressivum. Es hat auch eine antientzündliche Wirkung, die dazu beiträgt, das Herz zu schützen.

Halten Sie Ihre Erfahrungen in einem Tagebuch fest

Schreiben Sie eine Gebrauchsanweisung für sich. Sie sind die Expertin, wenn es um Sie selbst geht. Haben Sie ein Symptom, das Sie stört, dann notieren Sie sein Auftreten, um eventuelle Muster zu erkennen. So ließe sich beispielsweise feststellen, dass Sie immer schlecht schlafen, nachdem Sie Kaffee getrunken haben, oder dass Sie jedes Mal, wenn Sie die Nachrichten sehen, Hitzewallungen bekommen. Lernen Sie den natürlichen Rhythmus Ihres Körpers und seine Reaktionen kennen, indem Sie ihn beobachten, ohne ihn zu beurteilen, und notieren, was Ihnen auffällt. Registrieren Sie die verschiedenen Anzeichen und machen Sie sich auf diese Weise das Leben leichter.

Nutzen Sie Ihre Emotionen als Werkzeuge

Genau wie die Pubertät ist auch die Menopause eine Zeit intensiver hormoneller Schwankungen mit den dazugehörigen emotionalen und körperlichen Veränderungen. Anders als mit fünfzehn sind Sie nun jedoch erwachsen und in der Lage, sich die aufwallenden Gefühle vor den Karren zu spannen (statt dass die Emotionen mit Ihnen durchgehen). Wenn Sie etwas traurig macht, ist das vielleicht eine

Gelegenheit, etwas Bestimmtes loszulassen. Werden Sie wütend, kann dies ein Hinweis darauf sein, dass Sie etwas schützen, Grenzen setzen oder für etwas einstehen müssen. Macht sich Angst bemerkbar, schauen Sie, wo Sie Trost oder Unterstützung benötigen. Nutzen Sie Ihre Gefühle, um mehr über sich selbst zu erfahren, und lassen Sie sich von ihnen bei Ihren Entscheidungen leiten.

Dankbarkeit ist keine hohle Phrase

Wir üben, das Glas als halb voll statt als halb leer wahrzunehmen, doch sollten wir nicht vergessen, dass es sich auch *wieder auffüllen* lässt. Eine tolle Methode für ein widerstandsfähiges Mindset ist nachzuhalten, was um uns herum gut ist – mit anderen Worten, ein Dankbarkeitstagebuch zu führen. Ich habe eines für die Familie begonnen und wir überlegen uns jeden Tag beim Abendessen ein bis drei Dinge, für die wir dankbar sind. Die Idee ist, ein schönes Ereignis, eine Erfahrung oder eine Person im eigenen Leben zu benennen, und sich die positiven Gefühle bewusst zu machen, die damit einhergehen. Mein Eindruck ist, dass das unsere Gläser wieder auffüllt. Hier einige Tipps für den Anfang:

- *Seien Sie genau.* »Ich bin dankbar dafür, dass mein Mann mir gestern, als es mir nicht gut ging, eine Suppe gebracht hat« wirkt stärker als »Ich bin dankbar für die Suppe«.
- *Bleiben Sie nicht oberflächlich, gehen Sie lieber in die Tiefe.* Legen Sie den Fokus auf eine bestimmte Person oder eine Sache, für die Sie dankbar sind, dann hat das ein stärkeres Gewicht als eine rasche Aufzählung verschiedener Punkte.
- *Werden Sie persönlich.* Sich auf die Menschen zu konzentrieren, für die man dankbar ist, hat einen größeren Impact, als die Dinge aufzuzählen, die Sie schätzen.
- *Nehmen Sie etwas weg, anstatt es hinzuzufügen.* Überlegen Sie, wie Ihr Leben ohne bestimmte Menschen oder Dinge wäre,

statt nur aufzulisten, was gut läuft. Seien Sie dankbar dafür, von welchen schlimmen Dingen Sie verschont geblieben sind, oder für jene, die Sie in etwas Positives umgewandelt haben. Versuchen Sie sich bewusst zu machen, dass Glück im Leben nicht unbedingt selbstverständlich ist.

- *Sehen Sie das Gute als Geschenk.* Sich die guten Dinge im Leben als Geschenke vorzustellen, bewahrt Sie davor, sie für selbstverständlich zu halten. Kosten Sie Ihre Geschenke aus.
- *Genießen Sie Überraschungen.* Versuchen Sie, unerwartete oder überraschende Ereignisse festzuhalten, da diese oft ein Gefühl der puren Dankbarkeit hervorrufen.

DAUERBLÜHER ODER EINJÄHRIGE?

Das *mittlere Alter* ist ein altmodischer Begriff, der aus guten Gründen in den Ruhestand geschickt werden sollte. Traditionell implizierte eine Frau im mittleren Alter zu sein oder, schlimmer noch, in der Menopause, dass Sie ein Datum erreicht hatten, ab dem ein rascher Niedergang zu erwarten war. Die westliche Gesellschaft will Ihnen einreden, dass Sie sich keine Gedanken mehr machen müssen, weil ohnehin niemand auf Sie achtet. Ja, Ihnen wird von nun an vollständige Unsichtbarkeit versprochen, von einer Gesellschaft, die Jugend anstelle von Weisheit oder Erfahrung verehrt. Als irrelevant abgestempelt, wird von Ihnen nur noch eins erwartet: mit dem Hintergrund zu verschmelzen. In vielen Zivilisationen wird Frauen in der Menopause die kalte Schulter gezeigt. Es ist an uns, diese erbärmliche veraltete Ausdrucksweise, und das, was sie impliziert, aufzugeben. Wir müssen keine archaischen Gesellschaftsnormen übernehmen, die uns vorschreiben, wann wir unser Leben gelebt haben, und was wir wert sind.

Alt zu werden ist eine unverrückbare Tatsache, doch die Art und Weise, wie wir es tun, muss sich verändern. Längst entscheidet das

Alter nicht mehr, wer wir sind und wie wir uns verhalten. Älter zu sein bedeutet nicht unbedingt, sich alt zu fühlen, und ist nicht mehr mit Gebrechlichkeit oder Schwäche gleichzusetzen. In den Vierzigern oder Fünfzigern – oder in jedem anderen Lebensjahrzehnt – zu sein, heißt nicht, dass wir uns gehen lassen müssen. Wir müssen diesen Lebensabschnitt auch nicht mehr im Krisenmodus oder von nun an eine stille, zurückgezogene Existenz führen, in der wir nur noch stricken oder Kuchen backen. Diese Zeiten sind vorbei. Haben Sie also den Mut und das Selbstvertrauen, Ihre Leidenschaften zu verfolgen und die nächsten Schritte unerschrocken zu gehen, egal wie alt Sie sind! Was wir tun wollen, ist allein *unsere* Sache und *unsere* Entscheidung.

Als ich den Begriff *Dauerblüherinnen* als Alternative zu *Frauen im mittleren Alter* oder *ältere Frauen* hörte, war ich sofort überzeugt. Das Wort eignet sich perfekt, um eine neue Generation von Menschen zu beschreiben, die ihr Leben unabhängig von ihrem offiziellen Alter gestalten, und sich nicht damit zufriedengeben, von nun an das Mauerblümchen zu spielen. Immer in voller Blüte zu stehen, bedeutet im Hier und Jetzt zu leben, sich darüber zu informieren, was in der Welt geschieht, und mit einer Vielzahl von Menschen, Gleichgesinnten wie Andersdenkenden, zu interagieren. Es bedeutet, neugierig, kreativ und leidenschaftlich zu sein und etwas zu riskieren, selbst wenn die Welt einem etwas anderes einreden möchte. Ein dauerblühender Mensch lässt sich nicht ins Aus drängen.

Ich weiß nicht, wie es Ihnen geht, aber ich würde mich immer für die Vorteile des Dauerblühens gegenüber der alten Idee des frühen Verwelkens entscheiden. Was wir in unseren späten Jahren erreichen, ist nicht weniger wichtig als alles zuvor. Und das will etwas heißen, wenn man bedenkt, was wir bereits geleistet haben. Unsere innere Haltung dahingehend zu verändern, dass wir unser bestes Leben führen, egal zu welchem Zeitpunkt, wirkt sich nicht nur auf unser eigenes Glück und unsere eigene Erfüllung aus, sondern wir sind damit auch ein Vorbild für unsere Töchter.

Um das zu ermöglichen, müssen wir »Nein« zu geschlechterspezifischer Altersdiskriminierung sagen und damit gleichzeitig die Menopause von ihrem Bild als Lebensabschnitt der Resignation befreien. Nein danke, wir werden nicht unglücklich altern und verblassen. Im Grunde geht es darum, das Stigma, das dieser Lebensphase anhaftet, loszuwerden – dem Versuch der Gesellschaft zu trotzen, die Hälfte der Menschheit kleinzuhalten.

Stellen wir uns eine Gesellschaft vor, in der die Tatsache, dass Sie eine Frau in der Menopause sind, nicht mehr ignoriert, sondern wahrgenommen, wertgeschätzt und gepriesen wird. Stellen Sie sich eine Kultur vor, die Frauen erlaubt, ihre verschiedenen Metamorphosen in Frieden und Respekt anzunehmen. Auch wenn uns alte »Wahrheiten« etwas anderes vermitteln, wir sind eine vielstimmige, gemeinschaftliche Kraft, mit der die Welt zu rechnen hat. Wir beenden dieses Kapitel mit der Aussicht auf ein besseres Morgen, eine Zeit, in der es mehr und mehr verlässliche Informationen und eine maßgeschneiderte Gesundheitsfürsorge für Frauen jeden Alters gibt. Meine Hoffnung ist, dass die Debatte um die Menopause sowohl im Elfenbeinturm der Wissenschaft als auch unter Frauen beim Kaffee fortgeführt wird, und dass Frauen in allen Kulturen Wege finden, diese Zeit des Übergangs anzunehmen und einen Sinn in ihr zu finden, während wir einen weiteren wohlverdienten Ring am Stamm unseres Lebensbaums wachsen lassen.

Zum Schluss lassen Sie uns zu der Frage zurückkehren, mit der dieses Buch begonnen hat. Verlieren Sie in der Menopause den Verstand? Nein, Sie *bekommen einen brandneuen.*

DANK

Allen, deren Input und Unterstützung dieses Buch zum Leben erweckt haben, seien es Einzelpersonen oder Gemeinschaften, schulde ich meinen tiefsten Dank.

Caroline Sutton, meiner Lektorin bei Avery/Penguin Random House, und ihrem herausragenden Team aus Assistent*innen, Korrekturleser*innen, Designer*innen und Publizist*innen, besonders Anne Kosmoski und Farin Schlussel – ihre Führung und Expertise waren ungeheuer wertvoll.

Katinka Matson, meiner Literaturagentin, bin ich auch dieses Mal wieder unendlich dankbar, dass sie hinter meiner Vision stand und mich dabei begleitet hat, sie umzusetzen.

Großer Dank gilt darüber hinaus meinem Team beim Women's Brain Initiative and Alzheimer's Prevention Program am Weill / Cornell Medicine / NewYork-Presbyterian. Ohne euch alle wäre die Forschung, die diesem Buch zugrunde liegt, nicht möglich gewesen. Besonderer Dank geht an unseren Vorstand Dr. Matthew E. Fink für die Möglichkeit, das Programm ins Leben zu rufen, und an unsere zahlreichen internen und externen Kolleg*innen und Partnerinstitutionen. Einige seien hier hervorgehoben: Schantel Williams, Dr. Susan Loeb-Zeitlin und Dr. Yelena Havryulik, das Institut für Frauenheilkunde, das Biomedical Imaging Center und die Abteilung für Biostatistik am Weill Cornell sowie Dr. Alberto Pupi und Valentina Berti vom Institut für Nuklearmedizin an der Universität Florenz. Unsere Forschung war nur durchführbar durch den großzügigen finanziellen Beitrag des National Institute of Health / National

Institute on Aging, von Maria Shrivers Women's Alheimer's Movement, dem Cure Alzheimer's Fund und den vielen privaten Spenderinnen und Spendern, die dazu beigetragen haben, unser Programm zu ermöglichen.

Von ganzem Herzen danke ich meiner Freundin und Mentorin Dr. Roberta Diaz Brinton, einer wahren Pionierin auf dem Gebiet der Menopause. Ihre Weisheit, ihr Wissen und ihre Unterstützung waren meine ganze bisherige Laufbahn hindurch unerschöpflich.

Auch Maria Shriver bin ich unendlich dankbar: Ihr unaufhörlicher Scharfsinn und Kampfgeist sind für unsere Arbeit von unschätzbarem Wert und motivieren uns, noch mehr zu erreichen und besser zu werden. Ich fühle mich zweifach gesegnet, dass sie erneut ein Vorwort für ein Buch von mir geschrieben hat. Ein tief empfundener Dank an die stets hilfreiche Sandy Gleysteen aus Marias Team, deren Begeisterung und Effizienz für ihren tollen Charakter sprechen.

Ein gewaltiger Dank an die zahlreichen Freund*innen und Kolleg*innen weltweit, die mich fortwährend mit ihrem Wissen, ihrer Erfahrung und ihrer leidenschaftlichen Arbeit für die Frauengesundheit inspirieren. Eure Perspektiven haben wesentlich zur Herausbildung der Ideen für dieses Buch beigetragen. An alle Menschen, insbesondere Frauen, die für ihresgleichen einstehen, gesellschaftliche Normen infrage stellen und helfen, Tabus rund um die Menopause und die Gesundheit des weiblichen Gehirns zu demontieren – euer Mut und eure Mühen erschaffen eine Welt, in denen alle Phasen im Leben einer Frau honoriert und verstanden werden.

Ich danke Veronica Wasson, Jessi Hempel, Evan Hempel und Kyle für ihr Feedback und ihre Gedanken. Eure Sensibilität und eure differenzierte Herangehensweise haben einen wichtigen Anteil daran, dass dieses Buch die vielfältigen Erfahrungen und Perspektiven der Community widerspiegelt. Meghan Howson, meine persönliche Assistentin, war während des Schreibens mein organisatorischer Rettungsanker. Meine amerikanische Seelenschwester Susan Verrilli

Dutilh hat mit ihrem professionellen Input dem Manuskript Wärme, Stil und Zusammenhang verliehen.

Zu guter Letzt bin ich unendlich dankbar für die unerschütterliche Liebe und das Engagement meiner Familie. Meinen Eltern, Angela und Bruno, von denen ich den Wert harter Arbeit und Hingabe gelernt habe; meinem Mann Kevin, meinem größten Cheerleader, meinem Resonanzraum und Motivator; und unserer Tochter Lily, deren Zukunft hoffentlich Respekt, Unterstützung, ja, Bewunderung für alle Frauen bringen wird.

Ich danke euch allen aus tiefstem Herzen.

Anmerkungen

1 Sie sind nicht verrückt

1 Mindy S. Christianson, Jennifer A. Ducie, Kristiina Altman et al., »Menopause Education: Needs Assessment of American Obstetrics and Gynecology Residents«, *Menopause* 20, Nr. 11 (2013): S. 1120–1125.

2 Vgl. dazu https://www.bvf.de/aktuelles-presse/artikel/verbesserung-der-versorgung-in-der-menopause-chancen-durch-bestehende-strukturen-in-der-gynaekologischen-praxis-und-qualifizierte-ansaetze-nutzen/

3 Lisa Mosconi, Valentina Berti, Crystal Quinn et al., »Sex Differences in Alzheimer Risk: Brain Imaging of Endocrine vs Chronologic Aging«, *Neurology* 89, Nr. 13 (2017): S. 1382–1390.

4 Lisa Mosconi, Valentina Berti, Jonathan Dyke et al., »Menopause Impacts Human Brain Structure, Connectivity, Energy Metabolism, and Amyloideta Deposition«, *Scientific Reports* 11 (2021), Artikel 10 867.

2 Klartext: Bias gegen Frauen und die Menopause

1 Charles Darwin, *The Descent of Man, and Selection in Relation to Sex* (London: John Murray, 1871).

2 George J. Romanes, »Mental Differences of Men and Women«, *Popular Science Monthly* 31 (1887).

3 Larry Cahill, »Why Sex Matters for Neuroscience«, *Nature Reviews Neuroscience* 7 (2006): S. 477–474.

4 Grace E. Kohn, Katherine M. Rodriguez und Alexander W. Pastuszak, »The History of Estrogen Therapy«, *Sexual Medicine Reviews* 7, Nr. 3 (2019): S. 416–421.

5 Susan Mattern, *The Slow Moon Climbs: The Science, History, and Meaning of Menopause* (Princeton, NJ: Princeton University Press, 2019).

6 Rodney J. Baber und J. Wright, »A Brief History of the International Menopause Society,« *Climacteric* 20, Nr. 2 (2017): S. 85–90.

7 Kohn, Rodriguez und Pastuszak, »The History of Estrogen Therapy«.
8 Robert A. Wilson, *Die vollkommene Frau* (München: Kindler, 1966).
9 Bruce S. McEwen, Stephen E. Alves, Karen Bulloch und Nancy Weiland, »Ovarian Steroids and the Brain: Implications for Cognition and Aging«, *Neurology* 48, Suppl. 7 (1997): S. 8S–15S.
10 E. L. Kinney, J. Trautmann, J. A. Gold et al., »Underrepresentation of Women in New Drug Trials«, *Annals of Internal Medicine* 95, Nr. 4 (1981): S. 495–499.
11 Ellen Pinnow, Pellavi Sharma, Ameeta Parekh et al., »Increasing Participation of Women in Early Phase Clinical Trials Approved by the FDA«, *Women's Health Issues* 19, Nr. 2 (2009): S. 89–93.
12 Tracey J. Shors, »A Trip Down Memory Lane About Sex Differences in the Brain«, *Philosophical Transactions of the Royal Society B: Biological Sciences* 371, Nr. 1688 (2016): 20 150 124.
13 Aneela Rahman, Hande Jackson, Hollie Hristov et al., »Sex and Gender Driven Modifiers of Alzheimer's: The Role for Estrogenic Control Across Age, Race, Medical, and Lifestyle Risks«, *Frontiers in Aging Neuroscience* 11 (2019): S. 315.
14 Lisa Mosconi, *Das weibliche Gehirn* (Hamburg: Rowohlt, 2024).
15 J. Hector Pope, Tom P. Aufderheide, Robin Ruthazer et al., »Missed Diagnoses of Acute Cardiac Ischemia in the Emergency Department«, *New England Journal of Medicine* 342, Nr. 16 (2000): S. 1163–1170.
16 Lanlan Zhang, Elizabeth A. Reynolds Losin, Yoni K. Ashar et al., »Gender Biases in Estimation of Others' Pain«, *Journal of Pain* 22, Nr. 9 (2021): S. 1048–1059.

3 Die Veränderungen, auf die Sie niemand vorbereitet hat

1 Soibán D. Harlow, Margery Gass, Janet E. Hall et al., »Executive Summary of the Stages of Reproductive Aging Workshop + 10: Addressing the Unfinished Agenda of Staging Reproductive Aging«, *Journal of Clinical Endocrinology and Metabolism* 97, Nr. 4 (2012): S. 1159–1168.
2 Patrizia Monteleone, Giulia Mascagni, Andrea Giannini, Andrea Genazzani et al., »Symptoms of Menopause – Global Prevalence, Physiology and Implications«, *Nature Reviews Endocrinology* 14, Nr. 4 (2018): S. 199–215.
3 Monteleone, Mascagni, Giannini, Genazzani et al., »Symptoms of Menopause – Global Prevalence, Physiology and Implications«.
4 Ibd.

5 Margaret Lock, »Menopause in Cultural Context«, *Experimental Gerontology* 29 (1994): S. 307–317.

6 Elizabeth Casiano Evans, Kristen A. Matteson, Francisco J. Orejuela et al., »Salpingo-ophorectomy at the Time of Benign Hysterectomy: A Systematic Review«, *Obstetrics and Gynecology* 128, Nr. 3 (2016): S. 476–485.

7 Vgl. Bayerisches Ärzteblatt, »S3-Leitlinie Hysterektomie, Indikation und Methodik«, https://www.bayerisches-aerzteblatt.de/inhalte/details/news/detail/News/s3-leitlinie-hysterektomie-indikation-und-methodik.html.

8 Evans, Matteson, Orejuela et al., »Salpingo-ophorectomy at the Time of Benign Hysterectomy: A Systematic Review«.

9 ACOG Committee Opinion Nr. 701, »Choosing the Route of Hysterectomy for Benign Disease«, *Obstetrics and Gynecology* 129, Nr. 6 (2017): e155–159.

10 ACOG Committee Opinion Nr. 701, »Choosing the Route of Hysterectomy for Benign Disease«.

11 William H. Parker, Michael S. Broder, Eunice Chang et al., »Ovarian Conservation at the Time of Hysterectomy and Long-Term Health Outcomes in the Nurses' Health Study«, *Obstetrics & Gynecology* 113, Nr. 5 (2009): S. 1027–1037.

12 ACOG Committee Opinion Nr. 701, »Choosing the Route of Hysterectomy for Benign Disease«.

4 Ihr Menopausengehirn ist keine Einbildung

1 Vgl. https://www.frauenaerzte-im-netz.de/aktuelles/meldung/wechseljahre-wissen-macht-cool/.

2 Monteleone, Mascagni, Giannini, Genazzani, et al., »Symptoms of Menopause – Global Prevalence, Physiology and Implications«.

3 Ibd.

4 Ping G. Tepper, Maria M. Brooks, John F. Randolph Jr. et al., »Characterizing the Trajectories of Vasomotor Symptoms Across the Menopausal Transition«, *Menopause* 23, Nr. 10 (2016): S. 1067–1074.

5 Monteleone, Mascagni, Giannini, Genazzani et al., »Symptoms of Menopause – Global Prevalence, Physiology and Implications«.

6 Rebecca C. Thurston, Yuefang Chang, Emma Barinas-Mitchell et al., »Physiologically Assessed Hot Flashes and Endothelial Function Among Midlife Women«, *Menopause* 25, Nr. 11 (2018): S. 1354–1361.

7 Rebecca C. Thurston, Howard J. Aizenstein, Carol A. Derby et al., »Menopausal Hot Flashes and White Matter Hyperintensities«, *Menopause* 23, Nr. 1 (2016): S. 27–32.

8 Katherine M. Reding, Peter J. Schmidt und David R. Rubinow, »Perimeno-

pausal Depression and Early Menopause: Cause or Consequence?«, *Menopause* 24, Nr. 12 (2017): S. 1333–1335.

9 Adam J. Krause, Eti Ben Simon, Bryce A. Mander et al., »The Sleep-Deprived Human Brain«, *Nature Reviews Neuroscience* 18, Nr. 7 (2017): S. 404–418.

10 NIH State-of-the-Science Panel, »National Institutes of Health State-of-the-Science Conference Statement: Management of Menopause-Related Symptoms«, *Annals of Internal Medicine* 142 (2005): S. 1003–1013.

11 Eric Suni und Nilong Vyas, »How Is Sleep Different for Men and Women?«, National Sleep Foundation, letztes Update am 7. März 2023, https://www.sleepfoundation.org/how-sleep-works/how-is-sleep-different-for-men-and-women.

12 Anjel Vahratian, »Sleep Duration and Quality Among Women Aged 40–59, by Menopausal Status«, National Center for Health, Statistische Kurzinformation Nr. 286, September 2017, https://www.cdc.gov/nchs/products/databriefs/db286.htm.

13 Martin R. Cowie, »Sleep Apnea: State of the Art«, *Trends in Cardiovascular Medicine* 27, Nr. 4 (2017): S. 280–289.

14 Gail A. Greendale, Arun S. Karlamangla und Pauline M. Maki, »The Menopause Transition and Cognition«, *JAMA* 323, Nr. 15 (2020): S. 1495–1496.

15 Ellen B. Gold, Barbara Sternfeld, Jennifer L. Kelsey et al., »Relation of Demographic and Lifestyle Factors to Symptoms in a Multi-Racial/Ethnic Population of Women 40–55 Years of Age«, *American Journal of Epidemiology* 152, Nr. 5 (2000): S. 463–473.

16 Pauline M. Maki und Victor W. Henderson, »Cognition and the Menopause Transition«, *Menopause* 23, Nr. 7 (2016): S. 803–805.

17 Gail A. Greendale, M-H. Huang, R. G. Wight et al., »Effects of the Menopause Transition and Hormone Use on Cognitive Performance in Midlife Women«, *Neurology* 72, Nr. 21 (2009): S. 1850–1857.

18 Dorene M. Rentz, Blair K. Weiss, Emily G. Jacobs et al., »Sex Differences in Episodic Memory in Early Midlife: Impact of Reproductive Aging«, *Menopause* 24, Nr. 4 (2017): S. 400–408.

19 Jan L. Shifren, Brigitta U. Monz, Patricia A. Russo et al., »Sexual Problems and Distress in United States Women: Prevalence and Correlates«, *Obstetrics & Gynecology* 112, Nr. 5 (2008): S. 970–978.

20 Shifren, Monz, Russo et al., »Sexual Problems and Distress in United States Women: Prevalence and Correlates«.

21 Ibd.

22 Nancy E. Avis, Sarah Brockwell, John F. Randolph et al., »Longitudinal Changes in Sexual Functioning as Women Transition Through Menopause:

Results from the Study of Women's Health Across the Nation«, *Menopause* 16, Nr. 3 (2009): S. 442–452.

5 Gehirn und Eierstöcke: gemeinsam durch dick und dünn

1 Lisa Yang, Alexander N. Comninos und Waljit S. Dhillo, »Intrinsic Links Among Sex, Emotion, and Reproduction«, *Cellular and Molecular Life Sciences* 75, Nr. 12 (2018): S. 2197–2210.
2 Eugenia Morselli, Roberta de Souza Santos, Alfredo Criollo et al., »The Effects of Oestrogens and Their Receptors on Cardiometabolic Health«, *Nature Reviews Endocrinology* 13, Nr. 6 (2017): S. 352–354.
3 Stavros C. Manolagas, Charles A. O'Brien und Maria Almeida, »The Role of Estrogen and Androgen Receptors in Bone Health and Disease«, *Nature Reviews Endocrinology* 9, Nr. 12 (2013): S. 699–712; Morselli, Santos, Criollo et al., »The Effects of Oestrogens and Their Receptors on Cardiometabolic Health«.
4 Jamaica A. Rettberg, Jia Yao und Roberta Diaz Brinton, »Estrogen: A Master Regulator of Bioenergetic Systems in the Brain and Body«, *Frontiers in Neuroendocrinology* 35, Nr. 1 (2014): S. 8–30.
5 Deena Khan und S. Ansar Ahmed, »The Immune System Is a Natural Target for Estrogen Action: Opposing Effects of Estrogen in Two Prototypical Autoimmune Diseases«, *Frontiers in Immunology* 6 (2015): S. 635.
6 Claudia Barth, Arno Villringer und Julia Sacher, »Sex Hormones Affect Neurotransmitters and Shape the Adult Female Brain During Hormonal Transition Periods«, *Frontiers in Neuroscience* 9 (2015): S. 37.
7 Sandra Zárate, Tinna Stevnsner und Ricardo Gredilla, »Role of Estrogen and Other Sex Hormones in Brain Aging. Neuroprotection and DNA Repair«, *Frontiers in Aging Neuroscience* 9 (2017): S. 430.
8 Lisa Mosconi, Valentina Berti, Jonathan Dyke et al., »Menopause Impacts Human Brain Structure, Connectivity, Energy Metabolism, and Amyloid-Beta Deposition«, *Scientific Reports* 11 (2021): Artikel 10 867.
9 Mosconi, Berti, Dyke et al., »Menopause Impacts Human Brain Structure, Connectivity, Energy Metabolism, and Amyloid-Beta Deposition«.

6 Menopause im Kontext: die drei Umbruchphasen

1 T. Beking, R. H. Geuze, M. van Faassen et al., »Prenatal and Pubertal Testosterone Affect Brain Lateralization«, *Psychoneuroendocrinology* 88 (2018): S. 78–91.

2 Larry Cahill, »Why Sex Matters for Neuroscience«, *Nature Reviews Neuroscience* 7, Nr. 6 (2006): S. 477–484.

3 Robin Gibb und Bryan Kolb (Hrsg.), *The Neurobiology of Brain and Behavioral Development* (Boston: Elsevier, 2017[1]).

4 Sarah-Jayne Blakemore, »The Social Brain in Adolescence«, *Nature Reviews Neuroscience* 9, Nr. 4 (2008): S. 267–277.

5 Jay N. Giedd, Jonathan Blumenthal, Neal O. Jeffries et al., »Brain Development During Childhood and Adolescence: A Longitudinal MRI Study«, *Nature Neuroscience* 2, Nr. 10 (1999): S. 861–863.

6 Sarah-Jayne Blakemore und Trevor W. Robbins, »Decision-Making in the Adolescent Brain«, *Nature Neuroscience* 15 (2012): S. 1184–1191.

7 Blakemore, »The Social Brain in Adolescence«.

8 Giedd, Blumenthal, Jeffries et al., »Brain Development During Childhood and Adolescence: A Longitudinal MRI Study«.

9 Nitin Gogtay, Jay N. Giedd, Leslie Lusk et al., »Dynamic Mapping of Human Cortical Development During Childhood Through Early Adulthood«, *PNAS* 101, Nr. 21 (2004): S. 8174–8179.

10 Cecilia I. Calero, Alejo Salles, Mariano Semelman und Mariano Sigman, »Age and Gender Dependent Development of Theory of Mind in 6-to 8-Years Old Children«, *Frontiers in Human Neuroscience* 7 (2013): S. 281; Simon Baron-Cohen, Rebecca C. Knickmeyer und Matthew K. Belmonte, »Sex Differences in the Brain: Implications for Explaining Autism«, *Science* 310, Nr. 5749 (2005): 819–823; Sandra Bosacki, Flavia Pissoto Moreira, Valentina Sitnik et al., »Theory of Mind, Self-Knowledge and Perceptions of Loneliness in Emerging Adolescents«, *Journal of Genetic Psychology* 181, Nr. 1 (2020): S. 14–31.

11 Baron-Cohen, Knickmeyer und Belmonte, »Sex Differences in the Brain: Implications for Explaining Autism«.

12 S. Woolley und B. S. McEwen, »Estradiol Mediates Fluctuation in Hippocampal Synapse Density During the Estrous Cycle in the Adult Rat«, *Journal of Neuroscience* 12, Nr. 7 (1992): S. 2549–2554.

13 Claudia Barth, Christopher J. Steele, Karsten Mueller et al., »In-Vivo Dynamics of the Human Hippocampus Across the Menstrual Cycle«, *Scientific Reports* 6, Nr. 1 (2016): 32 833; Manon Dubol, C. Neill Epperson, Julia Sacher

et al., »Neuroimaging the Menstrual Cycle: A Multimodal Systematic Review«, *Frontiers in Neuroendocrinology* 60 (2021): 100 878.

14 Pauline M. Maki, Jill B. Rich und R. Shayna Rosenbaum, »Implicit Memory Varies Across the Menstrual Cycle: Estrogen Effects in Young Women«, *Neuropsychologia* 40, Nr. 5 (2002): S. 518–529.

15 Kimberly Ann Yonkers, P.M. Shaughn O'Brien und Elias Eriksson, »Premenstrual Syndrome«, *Lancet* 371, Nr. 9619 (2008): S. 1200–1210.

16 Tomáš Paus, Matcheri Keshavan und Jay N. Giedd, »Why Do Many Psychiatric Disorders Emerge During Adolescence?«, *Nature Reviews Neuroscience* 9 (2008): S. 947–957.

17 L. J. Baker und P. M. S. O'Brien, »Premenstrual Syndrome (PMS): A Peri-Menopausal Perspective«, *Maturitas* 72, Nr. 2 (2012): S. 121–125.

18 Yonkers, O'Brien und Eriksson, »Premenstrual Syndrome«.

19 David I. Miller und Diane F. Halpern, »The New Science of Cognitive Sex Differences«, *Trends in Cognitive Science* 18, Nr. 1 (2014): S. 37–45; Martin Asperholm, Sanket Nagar, Serhiy Dekhtyar und Agneta Herlitz, »The Magnitude of Sex Differences in Verbal Episodic Memory Increases with Social Progress: Data from 54 Countries Across 40 Years«, *PLoS One* 14, Nr. 4 (2019): e0214945.

20 Sara N. Burke und Carol A. Barnes, »Neural Plasticity in the Ageing Brain«, *Nature Reviews Neuroscience* 7 (2006): S. 30–40.

21 Elseline Hoekzema, Erika Barba-Müller, Cristina Pozzobon et al., »Pregnancy Leads to Long-Lasting Changes in Human Brain Structure«, *Nature Neuroscience* 20, Nr. 2 (2017): S. 287–296.

22 Hoekzema, Barba-Müller, Pozzobon et al., »Pregnancy Leads to Long-Lasting Changes in Human Brain Structure«.

23 Ibd.

24 Eileen Luders, Florian Kurth, Malin Gingnell et al., »From Baby Brain to Mommy Brain: Widespread Gray Matter Gain After Giving Birth«, *Cortex* 126 (2020): S. 334–342.

25 M. Kaitz, A. Good, A. M. Rokem und A. I. Eidelman, »Mothers' Recognition of Their Newborns by Olfactory Cues«, *Developmental Psychobiology* 20, Nr. 6 (1987): S. 587–591.

26 Megan Galbally, Andrew James Lewis, Marinus van Ijzendoorn und Michael Permezel, »The Role of Oxytocin in Mother-Infant Relations: A Systematic Review of Human Studies«, *Harvard Review of Psychiatry* 19, Nr. 1 (2011): S. 1–4.

27 Oliver J. Bosch, Simone L. Meddle, Daniela I. Beiderbeck et al., »Brain Oxytocin Correlates with Maternal Aggression: Link to Anxiety«, *Journal of Neuroscience* 25, Nr. 29 (2005): S. 6807–6815.

28 Peter M. Brindle, Malcolm W. Brown, John Brown et al., »Objective and Subjective Memory Impairment in Pregnancy«, *Psychological Medicine* 21, Nr. 3 (1991): S. 647–653.
29 Ashleigh J. Filtness, Janelle MacKenzie und Kerry Armstrong, »Longitudinal Change in Sleep and Daytime Sleepiness in Postpartum Women«, *PLoS One* 9, Nr. 7 (2014): e103513.
30 Sasha J. Davies, Jarrad AG Lum, Helen Skouteris et al., »Cognitive Impairment During Pregnancy: A Meta-Analysis«, *Medical Journal of Australia* 208, Nr. 1 (2018): S. 35–40.
31 Hoekzema, Barba-Müller, Pozzobon et al., »Pregnancy Leads to Long-Lasting Changes in Human Brain Structure«.
32 Helen Christensen, Liana S. Leach und Andrew Mackinnon, »Cognition in Pregnancy and Motherhood: Prospective Cohort Study«, *British Journal of Psychiatry* 196, Nr. 2 (2010): 126–132.
33 Ellen W. Freeman, »Treatment of Depression Associated with the Menstrual Cycle: Premenstrual Dysphoria, Postpartum Depression, and the Perimenopause«, *Dialogues in Clinical Neuroscience* 4, Nr. 2 (2002): S. 177–191.
34 Katherine L. Wisner, Barbara L. Parry und Catherine M. Piontek, »Clinical Practice. Postpartum Depression«, *New England Journal of Medicine* 347, Nr. 3 (2002): S. 194–199.
35 Ian Brockington, »A Historical Perspective on the Psychiatry of Motherhood«, in: A. Riecher-Rössler und M. Steiner (Hrsg.), *Perinatal Stress, Mood and Anxiety Disorders: From Bench to Bedside*, Bibliotheca Psychiatrica No. 173 (Basel, Switzerland: Karger Publishers, 2005), S. 1–6.

7 Die guten Seiten der Menopause

1 Rebecca C. Thurston, James F. Luther, Stephen R. Wisniewski, et al., »Prospective Evaluation of Nighttime Hot Flashes During Pregnancy and Postpartum«, *Fertility and Sterility* 100, Nr. 6 (2013): S. 1667–1672.
2 Katherine E. Campbell, Lorraine Dennerstein, Mark Tacey und Cassandra E. Szoeke, »The Trajectory of Negative Mood and Depressive Symptoms over Two Decades«, *Maturitas* 95 (2017): S. 36–41.
3 Lotte Hvas, »Positive Aspects of Menopause: A Qualitative Study«, *Maturitas* 39, Nr. 1 (2001): S. 11–17.
4 Social Issues Research Centre, »Jubilee Women. Fiftysomething Women—Lifestyle and Attitudes Now and Fifty Years Ago«, https://pmc.ncbi.nlm.nih.gov/articles/PMC9819903/

5 Arthur A. Stone, Joseph E. Schwartz, Joan E. Broderick und Angus Deaton, »A Snapshot of the Age Distribution of Psychological Well-Being in the United States«, *PNAS* 107, no. 22 (2010): S. 9985–9990.
6 Campbell, Dennerstein, Tacey und Szoeke, »The Trajectory of Negative Mood and Depressive Symptoms over Two Decades.«
7 Nancy E. Avis, Alicia Colvin, Arun S. Karlamangla et al., »Change in Sexual Functioning over the Menopausal Transition: Results from the Study of Women's Health Across the Nation (SWAN)«, *Menopause* 24, Nr. 4 (2017): S. 379–390.
8 Campbell, Dennerstein, Tacey und Szoeke, »The Trajectory of Negative Mood and Depressive Symptoms over Two Decades.«
9 Lotte Hvas, »Menopausal Women's Positive Experience of Growing Older«, *Maturitas* 54, Nr. 3 (2006): S. 245–251.
10 Mara Mather, Turhan Canli, Tammy English et al., »Amygdala Responses to Emotionally Valenced Stimuli in Older and Younger Adults«, *Psychological Science* 15, Nr. 4 (2004): S. 259–263.
11 Alison Berent-Spillson, Courtney Marsh, Carol Persad et al., »Metabolic and Hormone Influences on Emotion Processing During Menopause«, *Psychoneuroendocrinology* 76 (2017): S. 218–225.
12 Ed O'Brien, Sara H. Konrath, Daniel Grühn und Anna Linda Hagen, »Empathic Concern and Perspective Taking: Linear and Quadratic Effects of Age Across the Adult Life Span«, *Journals of Gerontology, Series B, Psychological Sciences and Social Sciences* 68, Nr. 2 (2013): S. 168–175.
13 Cornelia Wieck und Ute Kunzmann, »Age Differences in Empathy: Multidirectional and Context-Dependent«, *Psychology and Aging* 30, Nr. 2 (2015): S. 407–419.
14 James K. Rilling, Amber Gonzalez und Minwoo Lee, »The Neural Correlates of Grandmaternal Caregiving«, *Proceedings of the Royal Society B: Biological Sciences* 288, Nr. 1963 (2021): 20 211 997.

8 Das *Warum* der Menopause

1 Charles Darwin, »Die Abstammung des Menschen und die geschlechtliche Zuchtwahl«, Band II (Stuttgart: E. Schweizerbart'sche Verlagshandlung, 3. Auflage), S. 305.
2 Alan A. Cohen, »Female Post-Reproductive Lifespan: A General Mammalian Trait«, *Biological Reviews of the Cambridge Philosophical Society* 79, Nr. 4 (2004): S. 733–750.
3 Hillard Kaplan, Michael Gurven, Jeffrey Winking et al., »Learning, Meno-

pause, and the Human Adaptive Complex«, *Annals of the New York Academy of Sciences* 1204 (2010): S. 30–42.
4 Kristen Hawkes, »Human Longevity: The Grandmother Effect«, *Nature* 428, Nr. 6979 (2004): S. 128–29.
5 Mike Takahashi, Rama S. Singh und John Stone, »A Theory for the Origin of Human Menopause«, *Frontiers in Genetics* 7 (2016): S. 222.
6 Kristen Hawkes, James F. O'Connell, Nicholas Blurton-Jones et al., »Grandmothering, Menopause, and the Evolution of Human Life Histories«, *PNAS* 95, Nr. 3 (1998): S. 1336–1339.
7 Michael A. Cant und Rufus A. Johnstone, »Reproductive Conflict and the Separation of Reproductive Generations in Humans«, *PNAS* 105, Nr. 14 (2008): S. 5332–5336.
8 Sarah Blaffer Hrdy und Judith M. Burkart, »The Emergence of Emotionally Modern Humans: Implications for Language and Learning«, *Philosophical Transactions of the Royal Society B: Biological Sciences* 375 (2020): 20 190 499.

9 Östrogentherapie in der Menopause

1 F. Grodstein, J. E. Manson, G. A. Colditz et al., »A Prospective, Observational Study of Postmenopausal Hormone Therapy and Primary Prevention of Cardiovascular Disease«, *Annals of Internal Medicine* 133, Nr. 12 (2000): S. 933–941.
2 Jacques E. Rossouw, Garnet L. Anderson, Ross L. Prentice et al., »Risks and Benefits of Estrogen Plus Progestin in Healthy Postmenopausal Women: Principal Results from the Women's Health Initiative Randomized Controlled Trial«, *JAMA* 288, Nr. 3 (2002): S. 321–333.
3 Garnet L. Anderson, Howard L. Judd, Andrew M. Kaunitz et al., »Effects of Estrogen Plus Progestin on Gynecologic Cancers and Associated Diagnostic Procedures: The Women's Health Initiative Randomized Trial«, *JAMA* 290, Nr. 13 (2003): S. 1739–1748.
4 Sally A. Shumaker, Claudine Legault, Stephen R. Rapp et al., »Estrogen Plus Progestin and the Incidence of Dementia and Mild Cognitive Impairment in Postmenopausal Women: The Women's Health Initiative Memory Study: A Randomized Controlled Trial«, *JAMA* 289, Nr. 20 (2003): S. 2651–2662.
5 Garnet L. Anderson, Marian Limacher, Annlouise R. Assaf et al., »Effects of Conjugated Equine Estrogen in Postmenopausal Women with Hysterectomy: The Women's Health Initiative Randomized Controlled Trial«, *JAMA* 291, Nr. 14 (2004): S. 1701–1712.

6 Andrea Z. LaCroix, Rowan T. Chlebowski, JoAnn E. Manson et al., »Health Outcomes After Stopping Conjugated Equine Estrogens Among Postmenopausal Women with Prior Hysterectomy: A Randomized Controlled Trial«, *JAMA* 305 (2011): S. 1305–1314.

7 Chrisandra L. Shufelt und JoAnn E. Manson, »Menopausal Hormone Therapy and Cardiovascular Disease: The Role of Formulation, Dose, and Route of Delivery«, *Journal of Clinical Endocrinology and Metabolism* 106, Nr. 5 (2021): S. 1245–1254.

8 Shufelt und Manson, »Menopausal Hormone Therapy and Cardiovascular Disease: The Role of Formulation, Dose, and Route of Delivery«.

9 Rossouw, Anderson, Prentice et al., »Risks and Benefits of Estrogen Plus Progestin in Healthy Postmenopausal Women: Principal Results from the Women's Health Initiative Randomized Controlled Trial«.

10 Shufelt und Manson, »Menopausal Hormone Therapy and Cardiovascular Disease: The Role of Formulation, Dose, and Route of Delivery«.

11 Vgl. https://endokrinologie-rhein-main.de/de/hormontherapie-bioidentisch-naturidentisch-synthetisch-oder-darf-es-etwas-vom-schwein-sein.

12 Roberta Diaz Brinton, »The Healthy Cell Bias of Estrogen Action: Mitochondrial Bioenergetics and Neurological Implications«, *Trends in Neurosciences* 31, Nr. 10 (2008): S. 529–537.

13 John H. Morrison, Roberta D. Brinton, Peter J. Schmidt und Andrea C. Gore, »Estrogen, Menopause, and the Aging Brain: How Basic Neuroscience Can Inform Hormone Therapy in Women«, *Journal of Neuroscience* 26, Nr. 41 (2006): S. 10 332–10 348.

14 Shelley R. Salpeter, Ji Cheng, Lehana Thabane et al., »Bayesian Meta-Analysis of Hormone Therapy and Mortality in Younger Postmenopausal Women«, *American Journal of Medicine* 122, Nr. 11 (2009): 1016–1022.e1011.

15 JoAnn E. Manson, Aaron K. Aragaki, Jacques E. Rossouw et al., »Menopausal Hormone Therapy and Long-Term All-Cause and Cause-Specific Mortality: The Women's Health Initiative Randomized Trials«, *JAMA* 318 (2017): S. 927–938.

16 NAMS 2022 Hormone Therapy Position Statement Advisory Panel, »The 2022 Hormone Therapy Position Statement of the North American Menopause Society«, *Menopause* 29, Nr. 7 (2022): S. 767–794.

17 Anderson, Limacher, Assaf et al., »Effects of Conjugated Equine Estrogen in Postmenopausal Women with Hysterectomy: The Women's Health Initiative Randomized Controlled Trial«.

18 LaCroix, Chlebowski, Manson et al., »Health Outcomes After Stopping Conjugated Equine Estrogens Among Postmenopausal Women with Prior Hysterectomy: A Randomized Controlled Trial«.

19 NAMS 2022 Hormone Therapy Position Statement Advisory Panel, »The 2022 Hormone Therapy Position Statement of the North American Menopause Society«.

20 Arbeitsgruppe zu hormonellen Faktoren bei Brustkrebs (*Collaborative Group on Hormonal Factors in Breast Cancer*), »Type and Timing of Menopausal Hormone Therapy and Breast Cancer Risk: Individual Participant Meta-Analysis of the Worldwide Epidemiological Evidence«, *Lancet* 394, Nr. 10 204 (2019): S. 1159–1168.

21 Roger A. Lobo, »Hormone-Replacement Therapy: Current Thinking«, *Nature Reviews Endocrinology* 13, Nr. 4 (2017): S. 220–231.

22 Lobo, »Hormone-Replacement Therapy: Current Thinking«.

23 Beratungsgremium der North American Menopause Society (NAMS) für das Positionspapier zur Hormonersatztherapie, »The 2022 Hormone Therapy Position Statement of the North American Menopause Society«.

24 »Joint Position Statement by the British Menopause Society, Royal College of Obstetricians and Gynaecologists and Society for Endocrinology on Best Practice Recommendations for the Care of Women Experiencing the Menopause«, https://thebms.org.uk/wp-content/uploads/2022/06/Optimising-the-menopause-transition-Joint-position-statement.pdf.

25 Beratungsgremium der North American Menopause Society (NAMS) für das Positionspapier zur Hormonersatztherapie, »The 2022 Hormone Therapy Position Statement of the North American Menopause Society«.

26 Ibd.

27 Ibd.

28 Ibd.

29 Ibd.

30 Vgl. dazu auch Deutsche Menopause Gesellschaft e. V., »Urogenitale Beschwerden«, https://www.menopause-gesellschaft.de/themen/urogenitale-beschwerden/.

31 Beratungsgremium der North American Menopause Society (NAMS) für das Positionspapier zur Hormonersatztherapie, »The 2022 Hormone Therapy Position Statement of the North American Menopause Society«.

32 David R. Rubinow, Sarah Lanier Johnson, Peter J. Schmidt et al., »Efficacy of Estradiol in Perimenopausal Depression: So Much Promise and So Few Answers«, *Depression & Anxiety Journal* 32, Nr. 8 (2015): S. 539–549.

33 Pauline M. Maki und Erin Sundermann, »Hormone Therapy and Cognitive Function«, *Human Reproduction Update* 15, Nr. 6 (2009): S. 667–681.

34 Steven Jett, Eva Schelbaum, Grace Jang et al., »Ovarian Steroid Hormones: A Long Overlooked but Critical Contributor to Brain Aging and Alzheimer's Disease«, *Frontiers in Aging Neuroscience* 14 (2022): 948 219.

35 Jett, Schelbaum, Jang et al., »Ovarian Steroid Hormones: A Long Overlooked but Critical Contributor to Brain Aging and Alzheimer's Disease«.
36 Erin S. LeBlanc, Jeri Janowsky, Benjamin K. S. Chan und Heidi D. Nelson, »Hormone Replacement Therapy and Cognition: Systematic Review and Meta-Analysis«, *JAMA* 285 (2001): S. 1489–1499.
37 Brinton, »The Healthy Cell Bias of Estrogen Action: Mitochondrial Bioenergetics and Neurological Implications«.
38 Lon S. Schneider, Gerson Hernandez, Ligin Zhao et al., »Safety and Feasibility of Estrogen Receptor-Beta Targeted PhytoSERM Formulation for Menopausal Symptoms: Phase 1b/2a Randomized Clinical Trial«, *Menopause* 26 (2019): S. 874–884.

10 Andere hormonelle und hormonfreie Therapien

1 Vgl. https://www.gesundheitsinformation.de/fezolinetant-veoza-bei-hitzewallungen-in-den-wechseljahren.html.
2 Rebecca Glaser und Constantine Dimitrakakis, »Testosterone Therapy in Women: Myths and Misconceptions«, *Maturitas* 74, Nr. 3 (2013): S. 230–234.
3 Glaser und Dimitrakakis, »Testosterone Therapy in Women: Myths and Misconceptions«.
4 Rakibul M. Islam, Robin J. Bell, Sally Green et al., »Safety and Efficacy of Testosterone for Women: A Systematic Review and Meta-Analysis of Randomised Controlled Trial Data«, *Lancet Diabetes & Endocrinology* 7, Nr. 10 (2019): S. 754–766.
5 Beratungsgremium der North American Menopause Society (NAMS) für das Positionspapier zur Hormonersatztherapie, »The 2022 Hormone Therapy Position Statement of the North American Menopause Society«, *Menopause* 29, Nr. 7 (2022): S. 767–794.
6 Ibd.
7 Susan R. Davis, Sonia L. Davison, Maria Gavrilescu et al., »Effects of Testosterone on Visuospatial Function and Verbal Fluency in Postmenopausal Women: Results from a Functional Magnetic Resonance Imaging Pilot Study«, *Menopause* 21 (2014): S. 410–414.
8 Susan R. Davis und Sarah Wahlin-Jacobsen, »Testosterone in Women – The Clinical Significance«, *Lancet Diabetes & Endocrinology* 3, Nr. 12 (2015): S. 980–992.
9 Davis und Wahlin-Jacobsen, »Testosterone in Women – The Clinical Significance«.

10 Ibd.
11 A. M. Kaunitz, »Oral Contraceptive Use in Perimenopause«, *American Journal of Obstetrics & Gynecology* 185, Suppl. 2 (2001): S32–S37; July Guerin, Alexandra Engelmann, Meena Mattamana und Laura M. Borgelt, »Use of Hormonal Contraceptives in Perimenopause: A Systematic Review«, *Pharmacotherapy* 42 (2022): S. 154–164.
12 Kaunitz, »Oral Contraceptive Use in Perimenopause«.
13 Charlotte Wessel Skovlund, Lina Steinrud Mørch, Lars Vedel Kessing und Øjvind Lidegaard, »Association of Hormonal Contraception with Depression«, *JAMA Psychiatry* 73, Nr. 11 (2016): S. 1154–1162.
14 Jett, Malviya, Schelbaum et al., »Endogenous and Exogenous Estrogen Exposures: How Women's Reproductive Health Can Drive Brain Aging and Inform Alzheimer's Prevention«.
15 David R. Rubinow, Sarah Lanier Johnson, Peter J. Schmidt et al., »Efficacy of Estradiol in Perimenopausal Depression: So Much Promise and So Few Answers«, *Depression & Anxiety Journal* 32, Nr. 8 (2015): S. 539–549.
16 Vgl. https://www.gesundheitsinformation.de/fezolinetant-veoza-bei-hitzewallungen-in-den-wechseljahren.html.
17 Samuel Lederman, Faith D. Ottery, Antonio Cano et al., »Fezolinetant for Treatment of Moderate to Severe Vasomotor Symptoms Associated with Menopause (SKYLIGHT 1): A Phase 3 Randomized Controlled Study«, *Lancet* 401 (2023): S. 1091–1102.

11 Krebstherapien und das »Chemobrain«

1 Farin Kamangar, Graça M. Dores und William F. Anderson, »Patterns of Cancer Incidence, Mortality, and Prevalence Across Five Continents: Defining Priorities to Reduce Cancer Disparities in Different Geographic Regions of the World«, *Journal of Clinical Oncology* 24, Nr. 14 (2006): S. 2137–2150.
2 Monica Arnedos, Cecile Vicier, Sherene Loi et al., »Precision Medicine for Metastatic Breast Cancer – Limitations and Solutions«, *Nature Reviews Clinical Oncology* 12, Nr. 12 (2015): S. 693–704.
3 Arnedos, Vicier, Loi et al., »Precision Medicine for Metastatic Breast Cancer – Limitations and Solutions«.
4 Ursula A. Matulonis, Anil K. Sood, Lesley Fallowfield et al., »Ovarian Cancer«, *Nature Reviews Disease Primers* 2 (2016): 16 061.
5 Elizabeth Casiano Evans, Kristen A. Matteson, Francisco J. Orejuela et al., »Salpingo-Oophorectomy at the Time of Benign Hysterectomy: A Systematic Review«, *Obstetrics and Gynecology* 128, Nr. 3 (2016): S. 476–485.

6 Evans, Matteson, Orejuela et al., »Salpingo-Oophorectomy at the Time of Benign Hysterectomy: A Systematic Review«.
7 Steven Jett, Niharika Malviya, Eva Schelbaum et al., »Endogenous and Exogenous Estrogen Exposures: How Women's Reproductive Health Can Drive Brain Aging and Inform Alzheimer's Prevention«, *Frontiers in Aging Neuroscience* 14 (2022): 831807.
8 Michiel de Ruiter, Liesbeth Reneman, Willem Boogerd et al., »Late Effects of High-Dose Adjuvant Chemotherapy on White and Gray Matter in Breast Cancer Survivors: Converging Results from Multimodal Magnetic Resonance Imaging«, *Human Brain Mapping* 33, Nr. 12 (2012): 2971–2983.
9 Jeffrey S. Wefel, Shelli R. Kesler, Kyle R. Noll und Sanne B. Schagen, »Clinical Characteristics, Pathophysiology, and Management of Noncentral Nervous System Cancer-Related Cognitive Impairment in Adults«, *CA: A Cancer Journal for Clinicians* 65, Nr. 2 (2015): S. 123–138.
10 Wefel, Kesler, Noll und Schagen, »Clinical Characteristics, Pathophysiology, and Management of Noncentral Nervous System Cancer-Related Cognitive Impairment in Adults«.
11 Wilbert Zwart, Huub Terra, Sabine C. Linn und Sanne B. Schagen, »Cognitive Effects of Endocrine Therapy for Breast Cancer: Keep Calm and Carry On?«, *Nature Reviews Clinical Oncology* 12, Nr. 10 (2015): S. 597–606.
12 Zwart, Terra, Linn und Schagen, »Cognitive Effects of Endocrine Therapy for Breast Cancer: Keep Calm and Carry On?«.
13 Gregory L. Branigan, Maira Soto, Leigh Neumayer et al., »Association Between Hormone-Modulating Breast Cancer Therapies and Incidence of Neurodegenerative Outcomes for Women with Breast Cancer«, *JAMA Network Open* 3 (2020): e201541–e201541.
14 Branigan, Soto, Neumayer et al., »Association Between Hormone-Modulating Breast Cancer Therapies and Incidence of Neurodegenerative Outcomes for Women with Breast Cancer«.
15 Beratungsgremium der North American Menopause Society (NAMS) für das Positionspapier zur Hormonersatztherapie, »The 2022 Hormone Therapy Position Statement of the North American Menopause Society«, *Menopause* 29, Nr. 7 (2022): S. 767–794.
16 Vgl. Leitlinienprogramm Onkologie, »Interdisziplinäre S3-Leitlinie für die Früherkennung, Diagnostik, Therapie und Nachsorge des Mammakarzinoms«, https://www.leitlinienprogramm-onkologie.de/fileadmin/user_upload/Downloads/Leitlinien/Mammakarzinom_4_0/Version_4.4/LL_Mammakarzinom_Langversion_4.4.pdf.
17 »Joint Position Statement by the British Menopause Society, Royal College of Obstetricians and Gynaecologists, and Society for Endocrinology on

Best Practice Recommendations for the Care of Women Experiencing the Menopause«; Beratungsgremium der North American Menopause Society (NAMS) für das Positionspapier zur Hormonersatztherapie, »The 2022 Hormone Therapy Position Statement of the North American Menopause Society«.

18 Beratungsgremium der North American Menopause Society (NAMS) für das Positionspapier zur Hormonersatztherapie, »The 2022 Hormone Therapy Position Statement of the North American Menopause Society«.

19 Ibd.

20 Lon S. Schneider, Gerson Hernandez, Liqin Zhao et al., »Safety and Feasibility of Estrogen Receptor-Beta Targeted PhytoSERM Formulation for Menopausal Symptoms: Phase 1b/2a Randomized Clinical Trial«, *Menopause* 26 (2019): S. 874–884.

21 Beratungsgremium der North American Menopause Society (NAMS) für das Positionspapier zur Hormonersatztherapie, »The 2022 Hormone Therapy Position Statement of the North American Menopause Society«.

22 Joanne Kotsopoulos, Jacek Gronwald, Beth Y. Karlan et al., »Hormone Replacement Therapy After Oophorectomy and Breast Cancer Risk Among *BRCA1* Mutation Carriers«, *JAMA Oncology* 4, Nr. 8 (2018): S. 1059–1066.

12 Geschlechtsangleichende Hormontherapie

1 Jaime M. Grant, Lisa A. Mottet, Justin Tanis et al., *Injustice at Every Turn: A Report of the National Transgender Discrimination Survey* (Washington: National Center for Transgender Equality and National Gay and Lesbian Task Force, 2011).

2 Grant, Mottet, Tanis et al., *Injustice at Every Turn: A Report of the National Transgender Discrimination Survey.*

3 Sam Winter, Milton Diamond, Jamison Green et al., »Transgender People: Health at the Margins of Society«, *Lancet* 388, Nr. 10 042 (2016): S. 390–400.

4 Karen I. Fredriksen-Goldsen, Loree Cook-Daniels, Hyun-Jun Kim et al., »Physical and Mental Health of Transgender Older Adults: An At-Risk and Underserved Population«, *Gerontologist* 54, Nr. 3 (2014): S: 488–500.

5 Winter, Diamond, Green et al., »Transgender People: Health at the Margins of Society«.

6 Michael S. Irwig, »Testosterone Therapy for Transgender Men«, *Lancet Diabetes & Endocrinology* 5, Nr. 4 (2017): S. 301–311.

7 Hilleke E. Hulshoff Pol, Peggy T. Cohen-Kettenis, Neeltje E. M. Van Haren et al., »Changing Your Sex Changes Your Brain: Influences of Testosterone

and Estrogen on Adult Human Brain Structure«, *European Journal of Endocrinology* 155, Nr. 1 (2006): S107–S114; Leire Zubiaurre-Elorza, Carme Junque, Esther Gómez-Gil und Antonio Guillamon, »Effects of Cross-Sex Hormone Treatment on Cortical Thickness in Transsexual Individuals,« *Journal of Sexual Medicine* 11, Nr. 5 (2014): S. 1248–1261; Giancarlo Spizzirri, Fábio Luis Souza Duran, Tiffany Moukel Chaim-Avancini et al., »Grey and White Matter Volumes Either in Treatment-Naïve or Hormone-Treated Transgender Women: A Voxel-Based Morphometry Study«, *Scientific Reports* 8, Nr. 1 (2018): S. 736.

8 Maiko Schneider, Poli M. Spritzer, Luciano Minuzzi et al., »Effects of Estradiol Therapy on Resting-State Functional Connectivity of Transgender Women After Gender-Affirming Related Gonadectomy«, *Frontiers in Neuroscience* 13 (2019): S. 817.

9 Pol, Cohen-Kettenis, Van Haren et al., »Changing Your Sex Changes Your Brain: Influences of Testosterone and Estrogen on Adult Human Brain Structure«; Zubiaurre-Elorza, Junque, Gómez-Gil und Guillamon, »Effects of Cross-Sex Hormone Treatment on Cortical Thickness in Transsexual Individuals«.

10 Antonio Guillamon, Carme Junque und Esther Gómez-Gil, »A Review of the Status of Brain Structure Research in Transsexualism«, *Archives of Sexual Behavior* 45 (2016): S. 1615–1618.

11 Rebecca Seguin, David M. Buchner, Jingmin Liu et al., »Sedentary Behavior and Mortality in Older Women: The Women's Health Initiative«, *American Journal of Preventive Medicine* 46, Nr. 2 (2014): S. 122–135.

12 Bao und Swaab, »Sexual Differentiation of the Human Brain: Relation to Gender Identity, Sexual Orientation and Neuropsychiatric Disorders«.

13 Maria A. Karalexi, Marios K. Georgakis, Nikolaos G. Dimitriou et al., »Gender-Affirming Hormone Treatment and Cognitive Function in Transgender Young Adults: A Systematic Review and Meta-Analysis«, *Psychoneuroendocrinology* 119 (2020): 104721.

14 Karalexi, Georgakis, Dimitriou et al., »Gender-Affirming Hormone Treatment and Cognitive Function in Transgender Young Adults: A Systematic Review and Meta-Analysis«.

13 SPORT UND BEWEGUNG

1 Vgl. etwa das Sportsatellitenkonto des Bundesministeriums für Wirtschaft und Energie (BMWi) und des Bundesinstituts für Sportwissenschaft (BISp), online unter: https://www.bisp-sportinfrastruktur.de/SharedDocs/Downloads/

DE/Sportentwicklung/who_empfehlung.pdf?__blob=publicationFile&v=1&utm_source=chatgpt.com.

2 Natalia Grindler und Nanette F. Santoro, »Menopause and Exercise«, *Menopause* 22, Nr. 12 (2015): S. 1351–1358.

3 Grindler und Santoro, »Menopause and Exercise«.

4 Barbara Sternfeld, Hua Wang, Charles P. Quesenberry Jr. et al., »Physical Activity and Changes in Weight and Waist Circumference in Midlife Women: Findings from the Study of Women's Health Across the Nation«, *American Journal of Epidemiology* 160, Nr. 9 (2004): S. 912–922.

5 Barbara Sternfeld, Aradhana K. Bhat, Hua Wang et al., »Menopause, Physical Activity, and Body Composition / Fat Distribution in Midlife Women«, *Medicine & Science in Sports & Exercise* 37, Nr. 7 (2005): S. 1195–1202.

6 Sternfeld, Bhat, Wang, et al., »Menopause, Physical Activity, and Body Composition / Fat Distribution in Midlife Women«.

7 JiWon Choi, Yolanda Guiterrez, Catherine Gilliss und Kathryn A. Lee, »Physical Activity, Weight, and Waist Circumference in Midlife Women«, *Health Care for Women International* 33, Nr. 2 (2012): S. 1086–1095.

8 Jing Zhang, Guiping Chen, Weiwei Lu et al., »Effects of Physical Exercise on Health-Related Quality of Life and Blood Lipids in Perimenopausal Women: A Randomized Placebo-Controlled Trial«, *Menopause* 21, Nr. 12 (2014): S. 1269–1276.

9 Andrés F. Loaiza-Betancur, Iván Chulvi-Medrano, Víctor A. Díaz-López, und Cinta Gómez-Tómas, »The Effect of Exercise Training on Blood Pressure in Menopause and Postmenopausal Women: A Systematic Review of Randomized Controlled Trials«, *Maturitas* 149 (2021): S. 40–55.

10 JoAnn E. Manson, Philip Greenland, Andrea Z. LaCroix et al., »Walking Compared with Vigorous Exercise for the Prevention of Cardiovascular Events in Women«, *New England Journal of Medicine* 347, Nr. 10 (2002): S. 716–725.

11 Candyce H. Kroenke, Bette J. Caan, Marcia L. Stefanick et al., »Effects of a Dietary Intervention and Weight Change on Vasomotor Symptoms in the Women's Health Initiative«, *Menopause* 19, Nr. 9 (2011): S. 980–988.

12 Juan E. Blümel, Juan Fica, Peter Chedraui et al., »Sedentary Lifestyle in Middle-Aged Women Is Associated with Severe Menopausal Symptoms and Obesity«, *Menopause* 23, Nr. 5 (2016): S. 488–493.

13 Janet R. Guthrie, Anthony M. A. Smith, Lorraine Dennerstein und Carol Morse, »Physical Activity and the Menopause Experience: A Cross-Sectional Study«, *Maturitas* 20, Nr. 2–3 (1994): S. 71–80.

14 Tom G. Bailey, N. Timothy Cable, Nabil Aziz et al., »Exercise Training Reduces the Frequency of Menopausal Hot Flushes by Improving Thermoregulatory Control«, *Menopause* 23, Nr. 7 (2016): S. 708–718.

15 Maya J. Lambiase und Rebecca C. Thurston, »Physical Activity and Sleep Among Midlife Women with Vasomotor Symptoms«, *Menopause* 20, Nr. 9 (2013): S. 946–952; Kirsi Mansikkamäki, Jani Raitanen, Clas-Håkan Nygard et al., »Sleep Quality and Aerobic Training Among Menopausal Women – Randomized Controlled Trial«, *Maturitas* 72, Nr. 4 (2012): S. 339–345; Jacobo Á Rubio-Arias, Elena Marín-Cascales, Domingo J. Ramos-Campo et al., »Effect of Exercise on Sleep Quality and Insomnia in Middle-Aged Women: A Systematic Review and Meta-Analysis of Randomized Controlled Trials«, *Maturitas* 100 (2017): S. 49–56.

16 Lily Stojanovska, Vasso Apostolopoulos, Remco Polman und Erika Borkoles, »To Exercise, or, Not to Exercise, During Menopause and Beyond«, *Maturitas* 77, Nr. 4 (2014): S. 318–323.

17 Faustino R. Pérez-López, Samuel J. Martínez-Domínguez, Héctor Lajusticia, Peter Chedraui und das Health Outcomes Systematic Analyses Project, »Effects of Programmed Exercise on Depressive Symptoms in Midlife and Older Women: A Meta-Analysis of Randomized Controlled Trials«, *Maturitas* 106 (2017): S. 38–47.

18 Nikolaos Scarmeas, Jose A. Luchsinger, Nicole Schupp et al., »Physical Activity, Diet and Risk of Alzheimer Disease«, *JAMA* 302, Nr. 6 (2009): S. 627–637.

19 Helena Hörder, Lena Johansson, XinXin Guo et al., »Midlife Cardiovascular Fitness and Dementia: A 44-Year Longitudinal Population Study in Women«, *Neurology* 90, Nr. 15 (2018): e1298–e1305.

20 Miia Kivipelto, Francesca Mangialasche und Tiia Ngandu, »Lifestyle Interventions to Prevent Cognitive Impairment, Dementia and Alzheimer Disease«, *Nature Reviews Neurology* 14, Nr. 11 (2018): S. 653–666.

21 Mahdieh Shojaa, Simon von Stengel, Daniel Schoene et al., »Effect of Exercise Training on Bone Mineral Density in Post-Menopausal Women: A Systematic Review and Meta-Analysis of Intervention Studies«, *Frontiers in Physiology* 11 (2020): S. 652.

22 Rebecca Seguin, David M. Buchner, Jingmin Liu et al., »Sedentary Behavior and Mortality in Older Women: The Women's Health Initiative«, *American Journal of Preventive Medicine* 46 (2014): S. 122–135.

23 Seguin, Buchner, Liu et al., »Sedentary Behavior and Mortality in Older Women: The Women's Health Initiative«.

24 B. Rockhill, W. C. Willett, J. E. Manson et al., »Physical Activity and Mortality: A Prospective Study Among Women«, *American Journal of Public Health* 91, Nr. 4 (2001): S. 578–583.

25 Rockhill, Willett, Manson et al., »Physical Activity and Mortality: A Prospective Study Among Women«.

26 Janet W. Rich-Edwards, Donna Spiegelman, Miriam Garland et al., »Physical Activity, Body Mass Index, and Ovulatory Disorder Infertility«, *Epidemiology* 13, Nr. 2 (2002): S. 184–190.

27 Hmwe Kyu, Victoria F. Bachman, Lily T. Alexander et al., »Physical Activity and Risk of Breast Cancer, Colon Cancer, Diabetes, Ischemic Heart Disease, and Ischemic Stroke Events: Systematic Review and Dose-Response Meta-Analysis for the Global Burden of Disease Study 2013«, *BMJ* 354 (2016): i3857.

28 Seth A. Creasy, Tracy E. Crane, David O. Garcia et al., »Higher Amounts of Sedentary Time Are Associated with Short Sleep Duration and Poor Sleep Quality in Postmenopausal Women«, *Sleep* 42, Nr. 7 (2019): zsz093.

29 Jennifer L. Copeland, Leslie A. Consitt und Mark S. Tremblay, »Hormonal Responses to Endurance and Resistance Exercise in Females Aged 19–69 Years«, *Journals of Gerontology Series A: Biological Sciences and Medical Sciences* 57, Nr. 4 (2002): B158–165.

30 Bailey, Cable, Aziz et al., »Exercise Training Reduces the Frequency of Menopausal Hot Flushes by Improving Thermoregulatory Control«.

31 Zhang, Chen, Lu et al., »Effects of Physical Exercise on Health-Related Quality of Life and Blood Lipids in Perimenopausal Women: A Randomized Placebo-Controlled Trial«.

32 Ibd.

33 Kirk I. Erickson, Michelle W. Voss, Ruchika Shaurya Prakash et al., »Exercise Training Increases Size of Hippocampus and Improves Memory«, *PNAS* 108, Nr. 7 (2011): S. 3017–3022.

34 Verônica Colpani, Karen Oppermann und Poli Mara Spritzer, »Association Between Habitual Physical Activity and Lower Cardiovascular Risk in Premenopausal, Perimenopausal, and Postmenopausal Women: A Population-Based Study«, *Menopause* 20, Nr. 5 (2013): S. 525–531.

35 Jennifer S. Rabin, Hannah Klein, Dylan R. Kirn et al., »Associations of Physical Activity and Beta-Amyloid with Longitudinal Cognition and Neurodegeneration in Clinically Normal Older Adults«, *JAMA Neurology* 76 (2019): S. 1203–1210.

36 Stojanovska, Apostolopoulos, Polman und Borkoles, »To Exercise, or, Not to Exercise, During Menopause and Beyond«.

37 Justin C. Strickland und Mark A. Smith, »The Anxiolytic Effects of Resistance Exercise«, *Frontiers in Psychology* 5 (2014): S. 753.

38 Claudia Gil Araujo, Christina Grüne de Souza e Silva, Jari Antero Laukkanen et al., »Successful 10-Second One-Legged Stance Performance Predicts Survival in Middle-Aged and Older Individuals«, *British Journal of Sports Medicine* 56, Nr. 17 (2022).

39 Gil Araujo, Grüne de Souza e Silva, Laukkanen et al., »Successful 10-Second One-Legged Stance Performance Predicts Survival in Middle-Aged and Older Individuals«.

14 Ernährung und Gesundheit

1 Lisa Mosconi, *Brain Food* (New York: Avery, 2018).
2 Elizabeth Gould, »How Widespread Is Adult Neurogenesis in Mammals?«, *Nature Reviews Neuroscience* 8, Nr. 6 (2007): S. 481–488.
3 Cinta Valls-Pedret, Aleix Sala-Vila, Mercè Serra-Mir et al., »Mediterranean Diet and Age-Related Cognitive Decline: A Randomized Clinical Trial«, *JAMA Internal Medicine* 175, Nr. 7 (2015): S. 1094–2003.
4 Ramon Estruch, Miguel Angel Martínez-González, Dolores Corella et al., »Effects of a Mediterranean-Style Diet on Cardiovascular Risk Factors: A Randomized Trial«, *Annals of Internal Medicine* 145, Nr. 1 (2006): S. 1–11; Rui Huo, Tingting Du, Y. Xu et al., »Effects of Mediterranean-Style Diet on Glycemic Control, Weight Loss and Cardiovascular Risk Factors Among Type 2 Diabetes Individuals: A Meta-Analysis«, *European Journal of Clinical Nutrition* 69, Nr. 11 (2014): S. 1200–1208.
5 Kyungwon Oh, Frank B. Hu, JoAnn E. Manson et al., »Dietary Fat Intake and Risk of Coronary Heart Disease in Women: 20 Years of Follow-up of the Nurses' Health Study«, *American Journal of Epidemiology* 161, Nr. 7 (2005): S. 672–679.
6 Weiyao Yin, Marie Löf, Ruoqing Chen et al., »Mediterranean Diet and Depression: A Population-Based Cohort Study«, *International Journal of Behavioral Nutrition and Physical Activity* 18, Nr. 1 (2021): S. 153.
7 Estefanía Toledo, Jordi Salas-Salvadó, Carolina Donat-Vargas et al., »Mediterranean Diet and Invasive Breast Cancer Risk Among Women at High Cardiovascular Risk in the PREDIMED Trial: A Randomized Clinical Trial«, *JAMA Internal Medicine* 175 (2015): S. 1752–1760.
8 Gerrie-Cor, M. Herber-Gast und Gita D. Mishra, »Fruit, Mediterranean-Style, and High-Fat and -Sugar Diets Are Associated with the Risk of Night Sweats and Hot Flushes in Midlife: Results from a Prospective Cohort Study«, *American Journal of Clinical Nutrition* 97, Nr. 5 (2013): 1092–1099.
9 Yashvee Dunneram, Darren Charles Greenwood, Victoria J. Burley und Janet E. Cade, »Dietary Intake and Age at Natural Menopause: Results from the UK Women's Cohort Study«, *Journal of Epidemiology and Community Health* 72, Nr. 8 (2018): S. 733–740.

10 Gal Tsaban, Anat Yaskolka Meir, Ehud Rinott et al., »The Effect of Green Mediterranean Diet on Cardiometabolic Risk; A Randomised Controlled Trial«, *Heart* (2020), doi: 10.1136/heartjnl-020-17802.

11 Alon Kaplan, Hila Zelicha, Anat Yaskolka Meir et al., »The Effect of a High-Polyphenol Mediterranean Diet (Green-MED) Combined with Physical Activity on Age-Related Brain Atrophy: The Dietary Intervention Randomized Controlled Trial Polyphenols Unprocessed Study (DIRECT PLUS)«, *American Journal of Clinical Nutrition* 115, Nr. 5 (2022): S. 1270–1281.

12 B. R. Goldin, M. N. Woods, D. L. Spiegelman et al., »The Effect of Dietary Fat and Fiber on Serum Estrogen Concentrations in Premenopausal Women Under Controlled Dietary Conditions«, *Cancer* 74, Nr. 3 Suppl. (1994): S. 1125–1131.

13 Ellen B. Gold, Shirley W. Flatt, John P. Pierce et al., »Dietary Factors and Vasomotor Symptoms in Breast Cancer Survivors: The WHEL Study«, *Menopause* 13, Nr. 3 (2006): S. 423–433.

14 Russell Knight, Christopher G. Davis, William Hahn et al., »Livestock, Dairy, and Poultry Outlook: January 2021«, https://www.ers.usda.gov/publications/pub-details/?pubid=100262.

15 Vgl. Statista, »Fleischkonsum in Deutschland«, https://de.statista.com/themen/1315/fleisch/.

16 Vgl. Statista, »Pro-Kopf-Konsum von Gemüse in Deutschland in den Jahren 1950/51 bis 2022/23«, https://de.statista.com/statistik/daten/studie/176731/umfrage/pro-kopf-verbrauch-von-gemuese-in-deutschland/; Bundesinformationszentrum Landwirtschaft, »Pro-Kopf-Verbrauch ausgewählter Lebensmittel in Deutschland 2022«, https://www.landwirtschaft.de/infothek/infografiken/uebersicht-aller-infografiken/pro-kopf-verbrauch-ausgewaehlter-lebensmittel-in-deutschland-2022.

17 Deutsche Adipositas Gesellschaft, »Bekämpfung der Adipositas muss zentrales gesundheitspolitisches Anliegen werden«, https://adipositas-gesellschaft.de/bekaempfung-der-adipositas-muss-zentrales-gesundheitspolitisches-anliegen-werden/.

18 Miriam Adoyo Muga, Patrick Opiyo Owili, Chien-Yeh Hsu et al., »Dietary Patterns, Gender, and Weight Status Among Middle-Aged and Older Adults in Taiwan: A Cross-Sectional Study«, *BMC Geriatrics* 17 (2017): S. 268.

19 Candyce H. Kroenke, Bette J. Caan, Marcia L. Stefanick et al., »Effects of a Dietary Intervention and Weight Change on Vasomotor Symptoms in the Women's Health Initiative«, *Menopause* 19, Nr. 9 (2012): S. 980–988.

20 Zahra Aslani, Maryam Abshirini, Motahar Heidari-Beni et al., »Dietary Inflammatory Index and Dietary Energy Density Are Associated with Menopausal Symptoms in Postmenopausal Women: A Cross-Sectional Study«, *Menopause* 27, Nr. 5 (2020): S. 568–578.

21 Sarah J. O. Nomura, Yi-Ting Hwang, Scarlett Lin Gomez et al., »Dietary Intake of Soy and Cruciferous Vegetables and Treatment-Related Symptoms in Chinese-American and Non-Hispanic White Breast Cancer Survivors«, *Breast Cancer Research and Treatment* 168, Nr. 2 (2018): S. 467–479.

22 Herber-Gast und Mishra, »Fruit, Mediterranean-Style, and High-Fat and -Sugar Diets Are Associated with the Risk of Night Sweats and Hot Flushes in Midlife: Results from a Prospective Cohort Study«.

23 Elizabeth E. Devore, Jae Hee Kang, Monique M. B. Breteler und Francine Grodstein, »Dietary Intakes of Berries and Flavonoids in Relation to Cognitive Decline«, *Annals of Neurology* 72, Nr. 1 (2012): S. 135–143.

24 Simin Liu, Walter C. Willett, Meir J. Stampfer et al., »A Prospective Study of Dietary Glycemic Load, Carbohydrate Intake, and Risk of Coronary Heart Disease in US Women«, *American Journal of Clinical Nutrition* 71, Nr. 6 (2000): S. 1455–1461; Matthias B. Schulze, Simin Liu, Eric B. Rimm et al., »Glycemic Index, Glycemic Load, and Dietary Fiber Intake and Incidence of Type 2 Diabetes in Younger and Middle-Aged Women«, *American Journal of Clinical Nutrition* 80, Nr. 2 (2004): S. 348–356; James E. Gangwisch, Lauren Hale, Lorena Garcia et al., »High Glycemic Index Diet as a Risk Factor for Depression: Analyses from the Women's Health Initiative«, *American Journal of Clinical Nutrition* 102, Nr. 2 (2015): S. 454–463; Martha Clare Morris, Christy C. Tangney, Yamin Wang et al., »MIND Diet Associated with Reduced Incidence of Alzheimer's Disease«, *Alzheimer's & Dementia* 11, Nr. 9 (2015): S. 1007–1014; James E. Gangwisch, Lauren Hale, Marie-Pierre St-Onge et al., »High Glycemic Index and Glycemic Load Diets as Risk Factors for Insomnia: Analyses from the Women's Health Initiative«, *American Journal of Clinical Nutrition* 111 (2020): S. 429–439.

25 Song He, Hao Li, Zehui Yu et al., »The Gut Microbiome and Sex Hormone-Related Diseases«, *Frontiers in Microbiology* 12 (2021): 711137.

26 James M. Baker, Layla Al-Nakkash und Melissa M. Herbst-Kralovetz, »Estrogen-Gut Microbiome Axis: Physiological and Clinical Implications«, *Maturitas* 103 (2017): S. 45–53.

27 Marcus J. Claesson, Ian B. Jeffery, Susana Conde et al., »Gut Microbiota Composition Correlates with Diet and Health in the Elderly«, *Nature* 488, Nr. 7410 (2012): S. 178–184.

28 Claesson, Jeffery, Conde et al., »Gut Microbiota Composition Correlates with Diet and Health in the Elderly«.

29 Emily R. Leeming, Abigail J. Johnson, Tim D. Spector, Caroline I. Le Roy, »Effect of Diet on the Gut Microbiota: Rethinking Intervention Duration«, *Nutrients* 11, Nr. 12 (2019): 2682.

30 A. A. Franke, L. J. Custer, W. Wang und C. Y. Shi, »HPLC Analysis of Isoflavonoids and Other Phenolic Agents from Foods and from Human Fluids«, *Proceedings of the Society for Experimental Biology and Medicine* 217, Nr. 3 (1998): S. 263–273.

31 Valentina Echeverria, Florencia Echeverria, George E. Barreto et al., »Estrogenic Plants: to Prevent Neurodegeneration and Memory Loss and Other Symptoms in Women After Menopause«, *Frontiers in Pharmacology* 12 (2021): 644103.

32 Echeverria, Echeverria, Barreto et al., »Estrogenic Plants: to Prevent Neurodegeneration and Memory Loss and Other Symptoms in Women After Menopause«.

33 M-N. Chen, C-C. Lin und C-F. Liu, »Efficacy of Phytoestrogens for Menopausal Symptoms: A Meta-Analysis and Systematic Review«, *Climacteric* 18, Nr. 2 (2015): S. 260–269.

34 Patrizia Monteleone, Giulia Mascagni, Andrea Giannini et al., »Symptoms of Menopause – Global Prevalence, Physiology and Implications«, *Nature Reviews Endocrinology* 14, Nr. 4 (2018): S. 199–215.

35 Cheryl L. Rock, Colleen Doyle, Wendy Demark-Wahnefried et al., »Nutrition and Physical Activity Guidelines for Cancer Survivors«, *CA: A Cancer Journal for Clinicians* 62, Nr. 4 (2012): S. 243–274.

36 Sarah J. Nechuta, Bette J. Caan, Wendy Y. Chen et al., »Soy Food Intake After Diagnosis of Breast Cancer and Survival: An In-Depth Analysis of Combined Evidence from Cohort Studies of US and Chinese Women«, *American Journal of Clinical Nutrition* 96, Nr. 1 (2012): S. 123–132.

37 USDA, »Adoption of Genetically Engineered Crops in the U.S.«, https://www.ers.usda.gov/data-products/adoption-of-genetically-engineered-crops-in-the-us/recent-trends-in-ge-adoption.aspx.

38 Oscar H. Franco, Rajiv Chowdhury, Jenna Troup et al., »Use of Plant-Based Therapies and Menopausal Symptoms: A Systematic Review and Meta-Analysis«, *JAMA* 315, Nr. 23 (2016): S. 2554–2563.

39 Neal D. Barnard, Hana Kahleova, Danielle N. Holtz et al., »The Women's Study for the Alleviation of Vasomotor Symptoms (WAVS): A Randomized, Controlled Trial of a Plant-Based Diet and Whole Soybeans for Postmenopausal Women«, *Menopause* 28, Nr. 10 (2021): S. 1150–1156.

40 Vgl. Bundesministerium für Ernährung und Landwirtschaft, »Weniger trans-Fettsäuren in Lebensmitteln«, https://www.bmel.de/DE/themen/verbraucherschutz/lebensmittelsicherheit/rueckstaende-und-kontaminaten/transfettsaeuren.html.

41 Oh, Hu, Manson et al., »Dietary Fat Intake and Risk of Coronary Heart Disease in Women: 20 Years of Follow-up of the Nurses' Health Study«;

Martha Clare Morris und Christine C. Tangney, »Dietary Fat Composition and Dementia Risk«, *Neurobiology of Aging* 35, Suppl. 2 (2014): S59–S64.

42 Grace E. Giles, Caroline R. Mahoney und Robin B. Kanarek, »Omega-3 Fatty Acids Influence Mood in Healthy and Depressed Individuals«, *Nutrition Reviews* 71 (2013): S. 727–741; Marlene P. Freeman, Joseph R. Hibbeln, Michael Silver et al., »Omega-3 Fatty Acids for Major Depressive Disorder Associated with the Menopausal Transition: A Preliminary Open Trial«, *Menopause* 18, Nr. 3 (2011): S. 279–284.

43 F. B. Hu, M. J. Stampfer, J. E. Manson et al., »Frequent Nut Consumption and Risk of Coronary Heart Disease in Women: Prospective Cohort Study«, *BMJ* 317, Nr. 7169 (1998): S. 1341–1345.

44 Kay-Tee Khaw, Stephen J. Sharp, Leila Finikarides et al., »Randomised Trial of Coconut Oil, Olive Oil or Butter on Blood Lipids and Other Cardiovascular Risk Factors in Healthy Men and Women«, *BMJ Open* 8, Nr. 3 (2018): e020167.

45 Maryam S. Farvid, Eunyoung Cho, Wendy Y. Chen et al., »Dietary Protein Sources in Early Adulthood and Breast Cancer Incidence: Prospective Cohort Study«, *BMJ* 348 (2014): g3437.

46 Megan S. Rice, A. Heather Eliassen, Susan E. Hankinson et al., »Breast Cancer Research in the Nurses' Health Studies: Exposures Across the Life Course«, *American Journal of Public Health* 106 (2016): S. 1592–1598.

47 National Heart, Lung, and Blood Institute, »Blood Cholesterol: Causes and Risk Factors«, https://www.nhlbi.nih.gov/health/blood-cholesterol/causes.

48 Für Deutschland vgl. Deutsche Gesellschaft für Ernährung, »Wie wirken stark verarbeitete Lebensmittel auf die Gesundheit?«, https://www.dge.de/presse/meldungen/2023/wie-wirken-stark-verarbeitete-lebensmittel-auf-die-gesundheit/; Bundeszentrum für Ernährung, »Hoch verarbeitete Lebensmittel: Zuviel kann Gesundheit schaden«, https://www.bzfe.de/service/news/aktuelle-meldungen/news-archiv/meldungen-2022/september/hoch-verarbeitete-lebensmittel/.

49 Thibault Fiolet, Bernard Srour, Laury Sellem et al., »Consumption of Ultra-Processed Foods and Cancer Risk: Results from NutriNet-Santé Prospective Cohort«, *BMJ* 360 (2018): k322.

50 Renata Micha, Jose L. Peñalvo, Frederick Cudhea et al., »Association Between Dietary Factors and Mortality from Heart Disease, Stroke, and Type 2 Diabetes in the United States«, *JAMA* 317, Nr. 9 (2017): S. 912–924.

51 World Health Organization, IARC Working Group on the Evaluation of Carcinogenic Risks to Humans, *Red Meat and Processed Meat*, https://monographs.iarc.who.int/wp-content/uploads/2018/06/mono114.pdf.

52 Shaun K. Riebl und Brenda M. Davy, »The Hydration Equation: Update on

Water Balance and Cognitive Performance«, *ACSM's Health & Fitness Journal* 17, Nr. 6 (2013): S. 21–28.

53 Elizabeth E. Hatch, Lauren A. Wise, Ellen M. Mikkelsen et al., »Caffeinated Beverage and Soda Consumption and Time to Pregnancy«, *Epidemiology* 23, Nr. 3 (2012): S. 393–401.

54 Chanthawat Patikorn, Kiera Roubal, Sajeesh K. Veettil et al., »Intermittent Fasting and Obesity-Related Health Outcomes: An Umbrella Review of Meta-Analyses of Randomized Clinical Trials«, *JAMA Network Open* 4, Nr. 12 (2021): e2139558.

55 Rafael de Cabo und Mark P. Mattson, »Effects of Intermittent Fasting on Health, Aging, and Disease«, *New England Journal of Medicine* 381 (2019): S. 2541–2551.

15 Nahrungsergänzung und pflanzliche Heilmittel

1 Paul Posadzki, Myeong Soo Lee, T. W. Moon et al., »Prevalence of Complementary and Alternative Medicine (CAM) Use by Menopausal Women: A Systematic Review of Surveys«, *Maturitas* 75, Nr. 1 (2013): S. 34–43.

2 P. A. Komesaroff, C. V. Black, V. Cable und K. Sudhir, »Effects of Wild Yam Extract on Menopausal Symptoms, Lipids and Sex Hormones in Healthy Menopausal Women«, *Climacteric* 4, Nr. 2 (2001): S. 144–150.

3 Übersicht zum Thema Nahrungsergänzungsmittel: https://www.klartext-nahrungsergaenzung.de/

4 Oscar H. Franco, Rajiv Chowdhury, Jenna Troup et al., »Use of Plant-Based Therapies and Menopausal Symptoms: A Systematic Review and Meta-Analysis«, *JAMA* 315, Nr. 23 (2016): S. 2554–2563.

5 Francesca Borrelli und Edzard Ernst, »Alternative and Complementary Therapies for the Menopause«, *Maturitas* 66, Nr. 4 (2010): S. 333–343.

6 Wolfgang Wuttke, Hubertus Jarry, Jutta Haunschild et al., »The Non-Estrogenic Alternative for the Treatment of Climacteric Complaints: Black Cohosh (Cimicifuga or Actaea racemosa)«, *Journal of Steroid Biochemistry and Molecular Biology* 139 (2014): S. 302–310.

7 Franco, Chowdhury, Troup et al., »Use of Plant-Based Therapies and Menopausal Symptoms: A Systematic Review and Meta-Analysis.«

8 Ibd.

9 R. Chenoy, S. Hussain, Y. Tayob et al., »Effect of Oral Gamolenic Acid from Evening Primrose Oil on Menopausal Flushing«, *BMJ* 308, Nr. 6927 (1994): S. 501–503.

10 Sandhya Pruthi, Dietlind L. Wahner-Roedler, Carolyn J. Torkelson et al., »Vit-

amin E and Evening Primrose Oil for Management of Cyclical Mastalgia: A Randomized Pilot Study«, *Alternative Medicine Review* 15, Nr. 1 (2010): S. 59–67.

11 Myung-Sunny Kim, Hyun-Ja Lim, Hye Jeong Yang et al., »Ginseng for Managing Menopause Symptoms: A Systematic Review of Randomized Clinical Trials«, *Journal of Ginseng Research* 37, Nr. 1 (2013): S. 30–36.

12 Franco, Chowdhury, Troup et al., »Use of Plant-Based Therapies and Menopausal Symptoms: A Systematic Review and Meta-Analysis«.

13 Ibd.

14 Ibd.

15 Alessandra Crisafulli, Herbert Marini, Alessandra Bitto et al., »Effects of Genistein on Hot Flushes in Early Postmenopausal Women: A Randomized, Double-Blind EPT- and Placebo-Controlled Study«, *Menopause* 11, Nr. 4 (2004): S. 400–404.

16 De-Fu Ma, Lin-Qiang Qin, Pei-Yu Wang und Ryohei Katoh, »Soy Isoflavone Intake Increases Bone Mineral Density in the Spine of Menopausal Women: Meta-Analysis of Randomized Controlled Trials«, *Clinical Nutrition* 27, Nr. 1 (2008): S. 57–64.

17 Kenneth D. R. Setchell, Nadine M. Brown, Linda Zimmer-Nechemias et al., »Evidence for Lack of Absorption of Soy Isoflavone Glycosides in Humans, Supporting the Crucial Role of Intestinal Metabolism for Bioavailability«, *American Journal of Clinical Nutrition* 76, Nr. 2 (2002): S. 447–453.

18 Marcus Lipovac, Peter Chedraui, Christine Gruenhut et al., »The Effect of Red Clover Isoflavone Supplementation over Vasomotor and Menopausal Symptoms in Postmenopausal Women«, *Gynecological Endocrinology* 28, Nr. 3 (2012): S. 203–207.

19 An Pan, Danxia Yu, Wendy Demark-Wahnefried et al., »Meta-Analysis of the Effects of Flaxseed Interventions on Blood Lipids«, *American Journal of Clinical Nutrition* 90, Nr. 2 (2009): S. 288–297.

20 V. Darbinyan, A. Kteyan, A. Panossian et al., »*Rhodiola Rosea* in Stress Induced Fatigue – Double Blind Cross-Over Study of a Standardized Extract SHR-5 with a Repeated Low-Dose Regimen on the Mental Performance of Healthy Physicians During Night Duty«, *Phytomedicine* 7, Nr. 5 (2000): S. 365–371.

21 Klaus Linde, Michael Berner, Matthias Egger und Cynthia Mulrow, »St John's Wort for Depression: Meta-Analysis of Randomised Controlled Trials«, *British Journal of Psychiatry* 186 (2005): S. 99–107.

22 Franco, Chowdhury, Troup et al., »Use of Plant-Based Therapies and Menopausal Symptoms: A Systematic Review and Meta-Analysis«.

23 Wenyi Zhu, Yijie Du, Hong Meng et al., »A Review of Traditional Pharmacological Uses, Phytochemistry, and Pharmacological Activities of *Tribulus terrestris*«, *Chemistry Central Journal* J 11, Nr. 1 (2017): S. 60.

24 C. Stevinson und E. Ernst, »Valerian for Insomnia: A Systematic Review of Randomized Clinical Trials«, *Sleep Medicine* 1, Nr. 2 (2000): S. 91–99.
25 Nahid Yazdanpanah, M. Carola Zillikens, Fernando Rivadeneira et al., »Effect of Dietary B Vitamins on BMD and Risk of Fracture in Elderly Men and Women: The Rotterdam Study«, *Bone* 41, Nr. 6 (2007): S. 987–994.
26 Jasmine Mah und Tyler Pitre, »Oral Magnesium Supplementation for Insomnia in Older Adults: A Systematic Review & Meta-Analysis«, *BMC Complementary Medicine and Therapies* 21, Nr. 1 (2021): S. 125.
27 Mina Mohammady, Leila Janani, Shayesteh Jahanfar und Mahsa Sadat Mousavi, »Effect of Omega-3 Supplements on Vasomotor Symptoms in Menopausal Women: A Systematic Review and Meta-Analysis«, *European Journal of Obstetrics & Gynecology and Reproductive Biology* 228 (2018): S. 295–302; Yuhua Liao, Bo Xie, Huimin Zhang et al., »Efficacy of Omega-3 PUFAs in Depression: A Meta-Analysis«, *Translational Psychiatry* 9, Nr. 1 (2019): S. 190.
28 Alisa Johnson, Lynae Roberts und Gary Elkins, »Complementary and Alternative Medicine for Menopause«, *Journal of Evidence-Based Integrative Medicine* 24 (2019): 2515690X19829380.
29 D. L. Barton, C. L. Loprinzi, S. K. Quella et al., »Prospective Evaluation of Vitamin E for Hot Flashes in Breast Cancer Survivors«, *Journal of Clinical Oncology* 16, Nr. 2 (1998): S. 495–500.

16 Stressabbau und Schlafhygiene

1 American Psychological Association, »Stress in America Findings«, 9. November 2010, https://www.apa.org/news/press/releases/stress/2010/national-report.pdf.
2 E. Ron de Kloet, Marian Joëls und Florian Holsboer, »Stress and the Brain: From Adaptation to Disease«, *Nature Reviews Neuroscience* 6, Nr. 6 (2005): S. 463–475.
3 Justin B. Echouffo-Tcheugui, Sarah C. Conner, Jayandra J. Himali et al., »Circulating Cortisol and Cognitive and Structural Brain Measures: The Framingham Heart Study«, *Neurology* 91, Nr. 21 (2018): e1961–e1970.
4 Holger Cramer, Romy Lauche, Jost Langhorst und Gustav Dobos, »Effectiveness of Yoga for Menopausal Symptoms: A Systematic Review and Meta-Analysis of Randomized Controlled Trials«, *Evidence-Based Complementary and Alternative Medicine* 2012 (2012): 863905.
5 Katherine M. Newton, Susan D. Reed, Katherine A. Guthrie et al., »Efficacy of Yoga for Vasomotor Symptoms: A Randomized Controlled Trial«, *Menopause* 21, Nr. 4 (2014): S: 339–346; Thi Mai Nguyen, Thi Thanh Toan Do, Tho

Nhi Tran und Jin Hee Kim, »Exercise and Quality of Life in Women with Menopausal Symptoms: A Systematic Review and Meta-Analysis of Randomized Controlled Trials«, *International Journal of Environmental Research and Public Health* 17, Nr. 19 (2020): 7049.

6 Madhav Goyal, Sonal Singh, Erica M.S. Sibinga et al., »Meditation Programs for Psychological Stress and Well-Being: A Systematic Review and Meta-Analysis«, *JAMA Internal Medicine* 174, Nr. 3 (2014): S. 357–368.

7 James Francis Carmody, Sybil Crawford, Elena Salmoirago- Blotcher et al., »Mindfulness Training for Coping with Hot Flashes: Results of a Randomized Trial«, *Menopause* 18, Nr. 6 (2011): S. 611–620.

8 Zindel V. Segal, Peter Bieling, Trevor Young et al., »Antidepressant Monotherapy vs Sequential Pharmacotherapy and Mindfulness-Based Cognitive Therapy, or Placebo, for Relapse Prophylaxis in Recurrent Depression«, *Archives of General Psychiatry* 67, Nr. 12 (2010): S. 1256–1264.

9 Dharma Singh Khalsa, »Stress, Meditation, and Alzheimer's Disease Prevention: Where the Evidence Stands«, *Journal of Alzheimer's Disease* 48 (2015): S. 1–2.

10 »Nonhormonal Management of Menopause-Associated Vasomotor Symptoms: 2015 Position Statement of the North American Menopause Society«, *Menopause* 22, Nr. 11 (2015): S. 1155–1172; Quiz S. 1173–1174.

11 Alisa Johnson, Lynae Roberts und Gary Elkins, »Complementary and Alternative Medicine for Menopause«, *Journal of Evidence-Based Integrative Medicine* 24 (2019): 2515690X19829380; Gary R. Elkins, William I. Fisher, Aimee K. Johnson et al., »Clinical Hypnosis in the Treatment of Postmenopausal Hot Flashes: A Randomized Controlled Trial«, *Menopause* 20, Nr. 3 (2013): S. 291–298.

12 »Nonhormonal Management of Menopause-Associated Vasomotor Symptoms: 2015 Position Statement of the North American Menopause Society«.

13 S. E. Taylor, L. C. Klein, B. P. Lewis et al., »Biobehavioral Responses to Stress in Females: Tend-and-Befriend, Not Fight-or-Flight«, *Psychological Review* 107, Nr. 3 (2000): S. 411–429.

17 Toxine und Östrogen-Disruptoren

1 World Health Organization, *State of the Science of Endocrine Disrupting Chemicals 2012*, 6. Juni 2012, https://www.who.int/publications/i/item/9789241505031.

2 World Health Organization, *State of the Science of Endocrine Disrupting Chemicals 2012*.

3 Ibd.
4 P. Grandjean und P. J. Landrigan, »Developmental Neurotoxicity of Industrial Chemicals«, *Lancet* 368, Nr. 9553 (2006): P2167–P2178.
5 Gill Livingston, Jonathan Huntley, Andrew Sommerlad et al., »Dementia Prevention, Intervention, and Care: 2020 Report of the Lancet Commission«, *Lancet* 396, Nr. 10 248 (2020): S. 413–446.
6 Evanthia Diamanti-Kandarakis, Jean-Pierre Bourguignon, Linda C. Giudice et al., »Endocrine-Disrupting Chemicals: An Endocrine Society Scientific Statement«, *Endocrine Reviews* 30, Nr. 4 (2009): S. 293–242.
7 American Academy of Pediatrics Policy Statement, »Food Additives and Child Health«, *Pediatrics* 142, Nr. 2 (2018): e20181408.
8 Manisalidis, Stavropoulou, Stavropoulos und Bezirtzoglou, »Environmental and Health Impacts of Air Pollution: A Review«.
9 In Deutschland sind es etwa 16 Millionen Raucherinnen und Raucher. Vgl. https://www.wsm.eu/de/themen/rauchen-in-deutschland/.
10 »Vital Signs: Disparities in Nonsmokers' Exposure to Secondhand Smoke—United States, 1999–2012«, *Morbidity and Mortality Weekly Report* 64 (2015): S. 103–108. Siehe auch https://www.cdc.gov/tobacco/php/data-statistics/adult-data-cigarettes/?CDC_AAref_Val=https://www.cdc.gov/tobacco/data_statistics/fact_sheets/adult_data/cig_smoking/index.htm.
11 A. Hyland, K. Piazza, K. M. Hovey et al., »Associations Between Lifetime Tobacco Exposure with Infertility and Age at Natural Menopause: The Women's Health Initiative Observational Study«, *Tobacco Control* 25, Nr. 6 (2016): S. 706–714.
12 Ellen B. Gold, Alicia Colvin, Nancy Avis et al., »Longitudinal Analysis of the Association Between Vasomotor Symptoms and Race / Ethnicity Across the Menopausal Transition: Study of Women's Health Across the Nation«, *American Journal of Public Health* 96, Nr. 7 (2006): S. 1226–1235.
13 Hyland, Piazza, Hovey et al., »Associations Between Lifetime Tobacco Exposure with Infertility and Age at Natural Menopause: The Women's Health Initiative Observational Study«.

18 Die Macht einer positiven Haltung

1 J. A. Winterich und D. Umberson, »How Women Experience Menopause: The Importance of Social Context«, *Journal of Women and Aging* 11, Nr. 4 (1999): S. 57–73.
2 Winterich und Umberson, »How Women Experience Menopause: The Importance of Social Context«.

3 Melissa K. Melby, Debra Anderson, Lynette Leidy Sievert und Carla Makhlouf Obermeye, »Methods Used in Cross-Cultural Comparisons of Vasomotor Symptoms and Their Determinants«, *Maturitas* 70, Nr. 2 (2011): S. 110–119.

4 Susanne Wurm, Manfred Diehl, Anna E. Kornadt et al., »How Do Views on Aging Affect Health Outcomes in Adulthood and Late Life? Explanations for an Established Connection«, *Developmental Review* 46 (2017): S. 27–43.

5 Beverley Ayers, Mark Forshaw und Myra S. Hunter, »The Impact of Attitudes Towards the Menopause on Women's Symptom Experience: A Systematic Review«, *Maturitas* 65, Nr. 1 (2010): S. 28–36.

6 Ayers, Forshaw und Hunter, »The Impact of Attitudes Towards the Menopause on Women's Symptom Experience: A Systematic Review«.

7 Amanda A. Deeks, »Psychological Aspects of Menopause Management«, *Best Practice & Research Clinical Endocrinology & Metabolism* 17, Nr. 1 (2003): S. 17–31.

8 David S. Yeager, Paul Hanselman, Gregory M. Walton et al., »A National Experiment Reveals Where a Growth Mindset Improves Achievement«, *Nature* 573, Nr. 7774 (2019): S. 364–369.

9 Antonis Hatzigeorgiadis, Nikos Zourbanos, Evangelos Galanis und Yiannis Theodorakis, »Self-Talk and Sports Performance: A Meta-Analysis«, *Perspectives on Psychological Science* 6, Nr. 4 (2011): S. 348–356; Farid Chakhssi, Jannis T. Kraiss, Marion Sommers-Spijkerman und Ernst Bohlmeijer, »The Effect of Positive Psychology Interventions on Well-Being and Distress in Clinical Samples with Psychiatric or Somatic Disorders: A Systematic Review and Meta-Analysis«, *BMC Psychiatry* 18, Nr. 1 (2018): S. 211.

10 Dexter Louie, Karolina Brook und Elizabeth Frates, »The Laughter Prescription: A Tool for Lifestyle Medicine«, *American Journal of Lifestyle Medicine* 10, Nr. 4 (2016): S. 262–267.

Alle Quellen können Sie auch online abrufen unter:

SCAN ME

Register